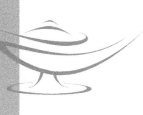

Enfermagem | essencial

Fundamentos de Enfermagem

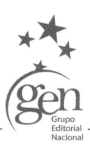

O GEN | Grupo Editorial Nacional – maior plataforma editorial brasileira no segmento científico, técnico e profissional – publica conteúdos nas áreas de ciências da saúde, exatas, humanas, jurídicas e sociais aplicadas, além de prover serviços direcionados à educação continuada e à preparação para concursos.

As editoras que integram o GEN, das mais respeitadas no mercado editorial, construíram catálogos inigualáveis, com obras decisivas para a formação acadêmica e o aperfeiçoamento de várias gerações de profissionais e estudantes, tendo se tornado sinônimo de qualidade e seriedade.

A missão do GEN e dos núcleos de conteúdo que o compõem é prover a melhor informação científica e distribuí-la de maneira flexível e conveniente, a preços justos, gerando benefícios e servindo a autores, docentes, livreiros, funcionários, colaboradores e acionistas.

Nosso comportamento ético incondicional e nossa responsabilidade social e ambiental são reforçados pela natureza educacional de nossa atividade e dão sustentabilidade ao crescimento contínuo e à rentabilidade do grupo.

Enfermagem | essencial

Fundamentos de Enfermagem

Terceira edição

Emilia Emi Kawamoto

Enfermeira Graduada e Mestre em Enfermagem pela Escola de Enfermagem da Universidade de São Paulo. Experiência profissional nas Áreas Hospitalar, de Ensino e de Consultoria Técnica.

Julia Ikeda Fortes

Enfermeira Graduada pela Escola de Enfermagem da Universidade de São Paulo. Experiência profissional nas Áreas Hospitalar, de Ensino e de Consultoria Técnica.

Atualizado por
Lucia Tobase

Enfermeira Graduada pela Escola de Enfermagem da Universidade de São Carlos. Mestre em Enfermagem pela Universidade de São Paulo. Experiência profissional nas Áreas de Atendimento Pré-hospitalar, Hospitalar, de Ensino e de Consultoria Técnica. Instrutora no Núcleo de Educação em Urgências do Serviço de Atendimento Móvel de Urgências (NEU/SAMU-SP/192).

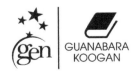

- As autoras deste livro e a EDITORA GUANABARA KOOGAN LTDA. empenharam seus melhores esforços para assegurar que as informações e os procedimentos apresentados no texto estejam em acordo com os padrões aceitos à época da publicação, *e todos os dados foram atualizados pelas autoras até a data da entrega dos originais à editora.* Entretanto, tendo em conta a evolução das ciências da saúde, as mudanças regulamentares governamentais e o constante fluxo de novas informações sobre terapêutica medicamentosa e reações adversas a fármacos, recomendamos enfaticamente que os leitores consultem sempre outras fontes fidedignas, de modo a se certificarem de que as informações contidas neste livro estão corretas e de que não houve alterações nas dosagens recomendadas ou na legislação regulamentadora.

- As autoras e a editora se empenharam para citar adequadamente e dar o devido crédito a todos os detentores de direitos autorais de qualquer material utilizado neste livro, dispondo-se a possíveis acertos posteriores caso, inadvertida e involuntariamente, a identificação de algum deles tenha sido omitida.

- **Atendimento ao cliente: (11) 5080-0751 | faleconosco@grupogen.com.br**

- Direitos exclusivos para a língua portuguesa
  Copyright © 2012 by
  EDITORA GUANABARA KOOGAN LTDA.
  Uma editora integrante do GEN | Grupo Editorial Nacional
  Travessa do Ouvidor, 11
  Rio de Janeiro – RJ – CEP 20040-040
  www.grupogen.com.br

- Reservados todos os direitos. É proibida a duplicação ou reprodução deste volume, no todo ou em parte, em quaisquer formas ou por quaisquer meios (eletrônico, mecânico, gravação, fotocópia, distribuição pela Internet ou outros), sem permissão, por escrito, da EDITORA GUANABARA KOOGAN LTDA.

- Capa: Bruno Sales
  Editoração eletrônica: Anthares
  Projeto gráfico: Editora Guanabara Koogan

- Ficha catalográfica

K32f
3.ed.

Kawamoto, Emilia Emi
Fundamentos de enfermagem / Emilia Emi Kawamoto, Julia Ikeda Fortes ; atualizado por Lucia Tobase. - 3.ed. - [Reimpr.]. - Rio de Janeiro : Guanabara Koogan, 2021.

ISBN 978-85-277-2060-1

1. Enfermagem. I. Fortes, Julia Ikeda. II. Tobase, Lucia. III. Título.

11-6460. CDD: 610.73
CDU: 616-083

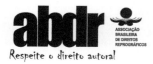

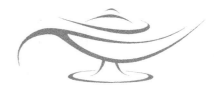

Colaborador

Marcos A. da Eira Frias
Enfermeiro. Mestre em Enfermagem.
Docente da Universidade Cidade de São Paulo (UNICID).

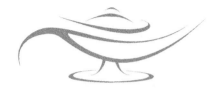

Prefácio

Em 1983, Emilia Emi Kawamoto e Julia Ikeda Fortes foram procuradas pela EPU | Editora Pedagógica e Universitária com a proposta de elaboração de um material didático que retratasse a vivência das autoras no contexto da Enfermagem brasileira. Naquela época, grande parte das escolas utilizava como recurso didático as apostilas elaboradas pelos docentes, adotavam livros de Enfermagem de autores americanos ou livros brasileiros para Medicina.

Esse convite mostra como a equipe da EPU percebeu, mais de duas décadas atrás, o importante papel da Enfermagem, o crescimento da quantidade de estudantes e a necessidade premente de equipar esse público com livros elaborados em acordo com a realidade nacional.

Aceito o desafio, "colocamos no papel" os fundamentos da prática da enfermagem alicerçados nos preceitos teóricos e nas experiências adquiridas como enfermeiras assistenciais e na docência.

A primeira edição, publicada em 1986, mostrou-nos que estávamos no caminho certo, pois nosso livro passou a contribuir na formação e no aprimoramento de estudantes e profissionais de enfermagem; também auxiliou os docentes na elaboração dos conteúdos a serem ministrados.

A elaboração da segunda edição de *Fundamentos de Enfermagem*, edição revista e atualizada, foi motivada pela necessidade de adequar o livro aos avanços tecnológicos e às exigências de novas habilidades.

E, finalmente, para esta terceira edição, convidamos Lucia Tobase, enfermeira com *expertise* nas áreas assistencial e pedagógica, para nos auxiliar no processo de avaliação e revisão do livro.

Em 2011 a EPU foi incorporada ao GEN | Grupo Editorial Nacional, do qual faz parte também a Guanabara Koogan, que deu à obra uma roupagem gráfica absolutamente nova, com recursos que auxiliam os leitores na compreensão do texto e estimulam a leitura. As ilustrações receberam um tratamento especial, tanto no aspecto técnico como estético; o texto mereceu minuciosa revisão de português que o adequou ao Acordo Ortográfico de 2009.

O rigor técnico que empreendemos desde a primeira edição permanece. Os capítulos iniciais apresentam uma visão panorâmica da Enfermagem, do sistema de saúde brasileiro nos contextos hospitalar e terapêutico, bem como do ser humano e de suas necessidades básicas. Os demais capítulos, por sua vez, não só abordam os princípios das técnicas e a descrição dos procedimentos a serem realizados, mas também relacionam o material que deverá ser utilizado.

Fundamentos de Enfermagem é um livro escrito por brasileiros orgulhosos da Enfermagem brasileira para brasileiros que escolheram essa profissão, quintessência da arte de cuidar.

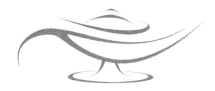

Sumário

1 Saúde, 1
Definição, 2
Doença, 2
Práticas de saúde, 2
Profissionais da saúde, 3

2 O Ser Humano, 5
Necessidades humanas básicas, 6

3 O Atendimento de Saúde, 21
Introdução, 22
Serviços de atendimento de saúde, 22
Características do atendimento de saúde, 23
Hospital, 24
O paciente e o ambiente terapêutico, 27
A equipe de saúde e as relações interpessoais no exercício da profissão, 27
Direitos do paciente, 28

4 Enfermagem, 32
Conceito, 33
Histórico, 33
Equipe de enfermagem, 35
Entidades de classe, 36
Instrumentos básicos de enfermagem, 36
Método de trabalho, 37

5 Princípios de Biossegurança, 40
Introdução, 41
Conceitos básicos, 42
Precauções-padrão, 44
Técnica de higienização das mãos, 45
Manuseio de material esterilizado, 46
Técnica de calçar luvas estéreis, 48

6 Sistema de Registro e Informação, 49
Prontuário do paciente, 50
Anotação de enfermagem, 51
Admissão, 53
Alta, 54
Transferência, 55

7 Ambiente e Unidade do Paciente, 56
Ação do meio ambiente sobre o paciente, 57
Organização e higiene da unidade, 58
Limpeza da unidade do paciente, 59
Limpeza terminal, 59
Limpeza concorrente, 61
Arrumação da cama, 61

8 Cuidados Higiênicos com o Paciente, 65
Introdução, 66
Higiene oral, 66
Higiene dos cabelos e do couro cabeludo, 67
Banho no leito, 69

9 Medidas de Conforto e Segurança do Paciente, 71
Introdução, 72
Prevenção de úlceras por pressão e deformidades, 73
Movimentação e transporte de paciente, 76
Medidas de contenção corporal, 77
Uso da "comadre" ou do "papagaio", 78

10 Procedimentos para o Diagnóstico, 80
Posições para exames, 81
Coleta de material para exames de laboratório, 84

11 Sinais Vitais e Controles, 87
Introdução, 88
Temperatura, 88
Locais para aferição da temperatura
  corporal, 89
Pulso, 91
Respiração, 93
Pressão arterial, 94
Dor, 96
Mensuração da altura e do peso, 99
Controle de eliminação intestinal, 100
Controle do débito urinário, 101
Controle hidreletrolítico, 101

12 Noções de Farmacologia, 103
Introdução, 104
Conceitos, 105
Origem dos medicamentos, 106
Ações dos medicamentos no organismo, 106
Apresentação dos medicamentos, 106
Classes terapêuticas, 107

13 Cálculo de Medicação, 160
Conceito, 161
Revisão de matemática, 161

14 Alimentação e Suporte Nutricional, 171
Introdução, 172
Alimentação do paciente, 172
Finalidades do suporte nutricional, 173
Fatores que afetam o apetite, 173
Classificação das dietas hospitalares, 173
Preparo do paciente e do ambiente
  para a refeição, 174
Cuidados de enfermagem quanto
  à hidratação, 175
Nutrição enteral, 175
Nutrição parenteral, 176

15 Procedimentos Terapêuticos, 179
Cuidados gerais no preparo e na
  administração de medicamentos, 180
Vias enterais, 182
Vias parenterais, 186
Venóclise, 200
Suporte hemoterápico, 203
Medicação tópica, 207
Via inalatória, 210

Aspiração das vias respiratórias, 212
Sondagem gástrica, 214
Sondagem enteral, 217
Sondagem vesical, 218
Aplicação de calor, 223
Aplicação de frio, 224

16 Tricotomia, 225
Conceito, 226
Indicações, 226
Procedimentos de enfermagem, 226
Áreas de tricotomia, 227

17 Curativo, 228
Introdução, 229
Fisiologia da cicatrização, 230
Curativos, 231
Soluções e coberturas mais utilizadas, 233
Técnica do curativo, 233
Retirada de pontos, 237

**18 Assistência ao Paciente Grave e
após a Morte, 238**
Introdução, 239
A morte e o morrer, 240
Tipos de óbito, 242
Cuidados com o corpo após a morte, 242

19 Termos Técnicos, 245
Estado geral, 246
Estado nutricional, 246
Estado hídrico, 246
Sensação dolorosa, 246
Sistema nervoso | Comportamento, 246
Sistema cardiocirculatório, 247
Sistema respiratório, 247
Sistema digestório, 248
Sistema urinário, 249
Sistema genital, 249
Pele | Temperatura, 249
Rosto | Cabelos, 250
Olhos, 251
Nariz | Ouvido | Fala, 251
Outros, 251

Bibliografia, 252

Índice Alfabético, 257

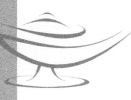

Fundamentos de Enfermagem

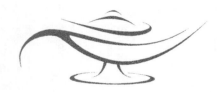

1
Saúde

Emilia Emi Kawamoto

- Definição, *2*
- Doença, *2*
- Práticas de saúde, *2*
- Profissionais da saúde, *3*

Definição

Saúde segundo a OMS
"Saúde é um estado de completo bem-estar físico, mental e social e não a mera ausência de moléstia ou enfermidade"

Segundo a Organização Mundial de Saúde (OMS), "saúde é um estado de completo bem-estar físico, mental e social e não a mera ausência de moléstia ou enfermidade". Nessa concepção, medir o nível de saúde da população é um processo complexo e vai além da ausência da doença porque as pessoas não permanecem constantemente em completo bem-estar, a satisfação das necessidades se modificam, a influência do meio externo é constante e as relações entre os seres e o ambiente se alteram de modo imprevisível.

No Brasil, a saúde é também um direito do cidadão e dever do Estado, e resulta da interface entre fatores sociais, econômicos e culturais como alimentação, habitação, educação, renda, meio ambiente, trabalho, transporte, emprego, lazer, liberdade, acesso e posse da terra, acesso aos serviços de saúde e políticas públicas. É um processo dinâmico em que o homem luta contra as forças que tendem a alterar o equilíbrio da sua saúde. Perkins definiu saúde como "um estado de relativo equilíbrio de forma e função do organismo que resulta de seu ajustamento dinâmico satisfatório às forças que tendem a perturbá-lo. Não é um inter-relacionamento passivo entre a matéria orgânica e as forças que agem sobre ela, mas uma resposta ativa do organismo no sentido de reajustamento".

Saúde segundo Perkins
"Um estado de relativo equilíbrio de forma e função do organismo que resulta de seu ajustamento dinâmico satisfatório às forças que tendem a perturbá-lo. Não é um inter-relacionamento passivo entre a matéria orgânica e as forças que agem sobre ela, mas uma resposta ativa do organismo no sentido de reajustamento"

A definição de Perkins, aceita por muitos anos, vem sendo substituída por outros paradigmas, pois a saúde não deve ser analisada de maneira fragmentada e independente porque cada parte envolve todas as outras. Na concepção holística, a saúde é considerada uma resultante da harmonia entre o meio ambiente, o corpo e a mente.

Doença

Doença
Estado de desequilíbrio entre o indivíduo e os ambientes externo e interno

A doença, em oposição à saúde, é um estado de desequilíbrio do indivíduo com as forças do ambiente externo e interno, ou seja, ocorre perda ou limitação da capacidade de adaptação ao meio ambiente.

Desse modo, acredita-se que a saúde e a doença não devem ser consideradas entidades separadas, mas gradações de uma escala. Esse binômio saúde-doença é decorrente da qualidade de vida e de determinantes endógenos e exógenos que influenciam no adoecimento e na morte, conforme a organização social, cultural, racial da população.

Práticas de saúde

Práticas de saúde
Práticas que objetivam promover a saúde ou enfrentar os problemas que a afetam

Em cada sociedade são observadas práticas de saúde distintas com o objetivo de promover a saúde ou enfrentar os problemas que a afetam.

Nessa promoção ou enfrentamento, a intervenção dos profissionais de saúde pode ser realizada de diferentes maneiras, inclusive por meio da medicina tradicional ou de práticas integrativas ou complementares.

Medicina tradicional ou alopática

> **Medicina alopática**
> Objetiva diagnosticar e combater sinais e sintomas com fármacos e métodos auxiliares no diagnóstico

A medicina alopática tem por objetivo o diagnóstico e o combate a sinais e sintomas. Para atingir esse propósito são utilizados medicamentos farmacológicos e métodos auxiliares no diagnóstico.

É o tipo de medicina mais praticado no Brasil, desenvolvido em hospitais, consultórios e outros recursos de saúde.

Práticas integrativas e complementares[1]

> **Práticas integrativas e complementares**
> Têm por objetivo considerar o ser humano de modo integral e promover a sua interação harmônica

Anteriormente denominadas práticas alternativas, as práticas integrativas e complementares têm por objetivo principal considerar o ser humano de modo integral e promover a sua interação harmônica. Estimulada pela OMS, abrange vários tipos de terapêutica e podem ser agrupadas, de acordo com a natureza ou base:

- *Farmacológica ou química*: homeopatia, fitoterapia, crenoterapia
- *Física*: massagens, banhos, exercícios
- *Energética*: acupuntura, do-in, reiki, toque terapêutico
- *Mental/espiritual/psicológica*: meditação, relaxamento psico-muscular.

■ Profissionais da saúde

> **Prescrição de Benson**
> Os profissionais lidam "mais com pessoas e menos com pacientes... mais com condições humanas e menos com patologias fixas... mais com riscos socioculturais do que biológicos... mais com um contínuo de atendimento, menos com episódios de doença"

Os profissionais da área da saúde devem ter em mente a prescrição de Benson (*in* Beland), segundo a qual os profissionais lidam "mais com pessoas e menos com pacientes... mais com condições humanas e menos com patologias fixas... mais com riscos socioculturais do que biológicos... mais com um contínuo de atendimento, menos com episódios de doença".

Além desses aspectos, os profissionais também devem atentar para os objetivos das profissões relacionadas com a área da saúde:

- Promoção da saúde
- Manutenção da saúde
- Recuperação da pessoa doente
- Prevenção da extensão da sequela da doença

---

[1]Portaria nº 971/2006. Aprova a Política Nacional de Práticas Integrativas e Complementares (PNPIC) no Sistema Único de Saúde e recomenda a adoção, a implantação e implementação das ações e serviços relativos a essas práticas, pelas Secretarias de Saúde dos estados, do Distrito Federal e dos municípios.

- Prevenção de complicações da doença e/ou seu tratamento clínico
- Prevenção de dependência nociva evitável, como consequência de doenças e/ou tratamento médico
- Prevenção de sofrimento evitável, perante doenças incuráveis ou irreversíveis
- Prevenção da morte, como uma consequência evitável de doenças, lesões ou tratamento médico.

De acordo com esses objetivos, cabe uma reflexão sobre os diversos aspectos que influenciam o alcance dessas metas, como o conhecimento científico e a educação permanente, primando pela competência técnica, mas de modo que a atenção humanizada supere o rigor de protocolos técnicos e rotinas, em prol do beneficiário do cuidado, da ética e da centralidade de um relacionamento, estabelecido com vínculos de confiança, zelo e atenção. Essa reflexão se estende pelo campo da realidade atual, cuja visão crítica perpassa as políticas públicas como importante determinante da transformação necessária, conduz o profissional na percepção de si como agente de transformação fundamental mais do que simples expectador no cenário da saúde.

2

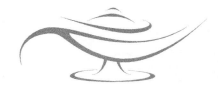

O Ser Humano

Julia Ikeda Fortes

▶ Necessidades humanas básicas, *6*

◼ Necessidades humanas básicas

Necessidades humanas básicas
Comuns a qualquer ser humano e intimamente interligadas, são consideradas em estado de equilíbrio dinâmico, permanecem em estado de latência e surgem com maior ou menor intensidade, dependendo do desequilíbrio instalado

Necessidades humanas básicas segundo Horta
"Estado de tensões, conscientes ou inconscientes, resultante dos desequilíbrios hemodinâmicos dos fenômenos vitais"

As necessidades humanas básicas são comuns a qualquer ser humano. Horta (1979) conceitua as necessidades humanas básicas como "estado de tensões, conscientes ou inconscientes, resultante dos desequilíbrios hemodinâmicos dos fenômenos vitais". Consideradas em estado de equilíbrio dinâmico, as necessidades humanas permanecem em estado de latência e surgem com maior ou menor intensidade, dependendo do desequilíbrio instalado. Maslow, em teoria da motivação humana, afirma que todo o ser humano tem necessidades comuns que motivam o seu comportamento organizados em cinco níveis distintos e hierarquizados:

- Necessidades fisiológicas
- Necessidade de segurança
- Necessidade de amor
- Necessidade de estima
- Necessidade de autorrealização.

Maslow concebe ainda que a necessidade de um nível precisa ser minimamente satisfeita para o indivíduo buscar a satisfação do nível seguinte. Por exemplo, um indivíduo que está faminto busca satisfazer esta necessidade e, ao saciar a fome, será motivado para satisfazer outra necessidade.

Segundo o referencial de João Mohana, aplicado na enfermagem, as necessidades humanas básicas podem ser classificadas em três níveis:

- Necessidades psicobiológicas

Tabela 2.1 Classificação das necessidades humanas básicas.

Necessidades psicobiológicas	Necessidades psicossociais
Oxigenação	Segurança
Hidratação	Amor
Nutrição	Liberdade
Eliminação	Comunicação
Sono e repouso	Criatividade
Exercício e atividades físicas	Aprendizagem
Sexualidade	Gregária
Abrigo	Recreação
Mecânica corporal	Lazer
Motilidade	Espaço
Cuidado corporal	Orientação no tempo e espaço
Integridade cutaneomucosa	Aceitação
Integridade física	Autorrealização
Regulação: térmica, hormonal, neurológica, hidreletrolítica, imunológica, crescimento celular, vascular	Autoestima
	Participação
Locomoção	Autoimagem
Percepção: olfatória, visual, auditiva, tátil, gustativa, dolorosa	Atenção
Ambiente	Necessidades psicoespirituais: religiosa ou teológica,
Terapêutica	ética ou de filosofia de vida

- Necessidades psicossociais
- Necessidades psicoespirituais.

A abordagem descritiva e sequencial das necessidades humanas básicas tem apenas caráter didático, pois na realidade o homem é um ser indivisível e as necessidades estão intimamente interligadas.

Necessidades psicobiológicas

As necessidades psicobiológicas são essenciais para a manutenção da vida e estão relacionadas com o equilíbrio e o bom funcionamento do organismo.

Necessidade de nutrição e hidratação

A alimentação e a hidratação interferem diretamente no desenvolvimento e no crescimento do indivíduo e na capacidade de trabalhos físico e intelectual. Os alimentos são compostos por elementos com funções biológicas diferenciadas, denominados nutrientes ou princípios nutritivos, como proteínas, gorduras, carboidratos, minerais, vitaminas e água. A maioria dos alimentos é formada por todos os nutrientes, variando apenas o teor de cada elemento na composição. As necessidades alimentares variam ao longo do ciclo vital e sofrem também influências de fatores como clima, estado emocional, gravidez, atividade, entre outros. Depois de ingeridos, os alimentos sofrem transformações no organismo e fornecem a energia necessária para desenvolver as atividades. Essa energia é medida em calorias (cal). A produção de calor nos níveis mais reduzidos da atividade corporal é denominada taxa de metabolismo basal.

Proteínas

Proteínas são nutrientes essenciais na formação de enzimas, hormônios e células, indispensáveis no processo de crescimento e regeneração dos tecidos. A carência desses nutrientes, principalmente em crianças, pode ocasionar a desnutrição.

Durante a digestão, as proteínas são desdobradas em partículas menores denominadas aminoácidos

- *Aminoácidos essenciais*: aqueles que o organismo é incapaz de sintetizar; devem ser fornecidos por meio de outras fontes como os alimentos
- *Aminoácidos não essenciais*: aqueles que o organismo é capaz de sintetizar a partir das substâncias ingeridas.

As proteínas originárias de fonte animal como leite e derivados, ovos, carnes bovina e suína, aves, peixes e crustáceos são consideradas proteínas de alto valor biológico, pois, em sua composição, apresentam todos os aminoácidos essenciais na proporção adequada.

Necessidades psicobiológicas
Essenciais para a manutenção da vida, estão relacionadas com o equilíbrio e o bom funcionamento do organismo

Proteínas
Nutrientes essenciais na formação de enzimas, hormônios e células e indispensáveis no processo de crescimento e regeneração de tecidos

As proteínas de baixo valor biológico apresentam deficiência de um ou mais aminoácidos essenciais ou se encontram em proporções inadequadas. São as proteínas existentes em vegetais como soja, feijão, ervilha, lentilha, arroz integral, milho, quinoa, amendoim, grão de bico, cereal integral, aveia, castanhas.

Gorduras

Gorduras, nutrientes com alta concentração energética e que promovem a absorção de vitaminas lipossolúveis (A, D, E, K), desdobram-se em ácidos graxos, cujo excesso fica armazenado no tecido adiposo.

São fontes de gordura:

- *Animal*: carnes gordas, toucinho, manteiga, creme de leite, banha de porco, entre outros
- *Vegetal*: óleos de arroz, semente de girassol, soja, algodão, milho, nozes, castanhas, coco.

Hidratos de carbono ou carboidratos

A função básica dos carboidratos é fornecer energia ao organismo. No processo digestivo, os hidratos de carbono são desdobrados em partículas e transformados em glicose, cujo excesso é armazenado em forma de glicogênio no fígado. São fontes de carboidratos: milho, trigo, batata, arroz, cana de açúcar, beterraba, mel, melado.

Minerais

Os minerais, importantes no funcionamento do organismo, são encontrados na composição de fluidos corporais e nos diversos tecidos. Nos alimentos, há quantidades suficientes de minerais, e uma dieta balanceada raramente acarreta déficit orgânico. Os principais minerais que compõem nosso organismo são cálcio, ferro, iodo, flúor, sódio e potássio.

- *Cálcio*: importante na constituição de ossos e dentes, participa da coagulação sanguínea, no funcionamento do tecido nervoso, na contração muscular e nas funções cardíacas. A maior necessidade de cálcio é observada em crianças, adolescentes, na gestação e na lactação. A carência de cálcio ocasiona raquitismo em crianças e osteomalacia nos adultos. São fontes de cálcio: leite e derivados, peixes e frutos do mar
- *Ferro*: mineral encontrado em vísceras, fígado e coração, carne vermelha, gema de ovo, cereais integrais, hortaliças de folhas verdes. O ferro é absorvido pelo intestino e via circulação, atinge a medula óssea e participa da formação da hemoglobina, um dos componentes do eritrócito. A hemoglobina é o pigmento vermelho, responsável pelo transporte de oxigênio e de dióxido de carbono (CO_2), entre as células do corpo e pulmões. O eritrócito tem vida média de aproximadamente 120 dias. Após a morte celular, o ferro

---

Gorduras
Nutrientes com alta concentração energética, promovem a absorção de vitaminas lipossolúveis

---

Carboidratos
Nutrientes cuja função básica é fornecer energia ao organismo

---

Minerais
Nutrientes importantes no funcionamento do organismo, são encontrados na composição de fluidos corporais e nos diversos tecidos

é reaproveitado pelo organismo. A diminuição de ferro no organismo ocorre principalmente pela ingestão insuficiente, espoliações crônicas, hemorragias e absorção intestinal inadequada. A carência de ferro causa anemia ferropriva

- *Iodo*: essencial na formação de hormônios da tireoide, tiroxina (T_4) e tri-iodotironina (T_3). A deficiência de iodo no organismo materno pode comprometer o desenvolvimento fetal, o que predispõe ao cretinismo congênito, e a ingestão insuficiente pode causar bócio simples ou endêmico. O sal iodado e os frutos do mar são considerados fontes de iodo
- *Flúor*: importante na formação de ossos e dentes e na prevenção de cárie dental, é encontrado em água potável quando a rede de abastecimento de água utiliza a fluoretação
- *Sódio*: principal cátion do fluido extracelular, é essencial na manutenção da pressão osmótica do sangue e dos fluidos intercelulares. A deficiência aguda de sódio pode provocar letargia, fraqueza, convulsão e morte
- *Potássio*: participa da síntese de proteínas e metabolismo dos carboidratos. Atua na contração do miocárdio, e a deficiência desse mineral pode provocar arritmias cardíacas.

Vitaminas

O termo vitamina surgiu em 1911, resultado da junção da palavra latina *vita* (vida) e o sufixo *amina*, pois acreditava-se que as aminas eram nutrientes naturais, essenciais à vida. Necessárias ao bom funcionamento do organismo, a maioria das vitaminas é fornecida com a alimentação variada, entretanto algumas podem ser sintetizadas pelo organismo. São classificadas em lipo e hidrossolúveis.

- *Vitaminas lipossolúveis*: solúveis em gorduras, a absorção ocorre no intestino humano e são transportadas para diferentes partes do corpo. O organismo humano é capaz de armazenar maior quantidade de vitaminas lipossolúveis do que de hidrossolúveis:
  - *Vitamina A (retinol, caroteno)*: atua no processo visual, na formação dos tecidos epiteliais e na estrutura óssea. A carência de vitamina A pode provocar cegueira noturna, lesões de córnea, pele ressecada, áspera e seca, malformação óssea, queratose folicular.

    É encontrada nos vegetais como pró-vitamina A, denominada caroteno. Principais fontes: manteiga, gema de ovo, queijo, cenoura, couve, espinafre, agrião, acelga, brócolis, mamão, manga, folhas de beterraba e nabo
  - *Vitamina D (calciferol)*: importante na formação da estrutura óssea, é encontrada na pele como pró-vitamina D, a qual, pela ação de raios ultravioleta, transforma-se em vitamina D. Principais fontes: leite, manteiga, fígado, gema de ovo. A carência dessa vitamina em crianças provoca o raquitismo

---

Vitaminas
Nutrientes essenciais ao bom funcionamento do organismo, são fornecidas com alimentação variada, embora algumas possam ser sintetizadas pelo organismo

- Vitamina E (tocoferol): com ação antioxidante, protege as células contra os danos causados pelos radicais livres. A deficiência dessa vitamina provoca dores musculares, alterações hepáticas, anemia hemolítica em recém-nascidos. Principais fontes: óleos de girassol, palma, milho, soja e oliva; nozes, semente de girassol, kiwi e germe de trigo, grãos integrais
  - Vitamina K: elemento importante na síntese dos fatores de coagulação sanguínea. A principal forma é a vitamina K_1 (filoquinona ou fitomenadiona), encontrada em plantas, principalmente em folhas verdes. A vitamina K_2 (menaquinona) resulta da ação bacteriana no trato intestinal. A vitamina K_3 (menadiona) é um composto lipossolúvel sintético biologicamente mais potente que as vitaminas K_1 e K_2. A carência da vitamina K acentua a tendência a hemorragias e pode ser causa de doença hemolítica do recém-nascido. Principais fontes: hortaliças folhosas verdes e fígado
- **Vitaminas hidrossolúveis**: são vitaminas solúveis em água. A absorção ocorre no intestino, são transportadas via circulação para os tecidos e armazenadas no organismo em quantidade limitada, pois é excretada na urina:
  - Vitamina B_1 (tiamina): interfere no metabolismo dos carboidratos, e a carência pode desencadear a beribéri. Fontes: cereais integrais, carnes, vísceras, hortaliças de folhas verdes e leguminosas
  - Vitamina B_2 (riboflavina): atua no metabolismo de carboidratos, gorduras e proteínas e na manutenção dos tecidos e da fisiologia ocular. A carência pode provocar lesões de mucosa labial, língua, nariz e olhos, ardor e fadiga ocular, conjuntivite. Fontes: leite, queijo, fígado, ovos, carnes, hortaliças de folhas verdes, leguminosas, cereais integrais
  - Vitamina B_3 (niacina): participa no metabolismo de carboidratos, gorduras, proteínas, e a carência pode causar pelagra. Fontes: fígado, aves, peixes, leguminosas, leite e ovos
  - Vitamina B_6 (piridoxina): importante na manutenção da integridade funcional do cérebro e no metabolismo de aminoácidos, carboidratos e lipídios, o cozimento reduz o teor dessa vitamina nos alimentos. A carência pode provocar irritabilidade, depressão, neurite periférica, anemia hipocrômica, glossite, estomatite. Fontes: cereais, carnes, frutas e verduras
  - Vitamina B_9 (ácido fólico): importante para a síntese do DNA, a carência pode provocar irritabilidade, anorexia, perda de peso, glossite, diarreia, má absorção, leucopenia, dermatite. Fontes: fígado, vegetais de folha verde-escura, feijão, germe de trigo, levedura, gema de ovo, laranja e pão de trigo integral
  - Vitamina B_{12} (cianocobalamina): importante na formação de eritrócitos, a absorção dessa vitamina depende de uma substância denominada fator intrínseco secretada pela mucosa gástrica. A carência pode provocar anemia perniciosa. Fígado e alimentos de origem animal são as principais fontes

Capítulo 2 | O Ser Humano

○ *Vitamina C (ácido ascórbico)*: essencial à integridade das paredes dos capilares sanguíneos, síntese do colágeno, manutenção dos tecidos, a carência pode causar o escorbuto. Fontes: frutas cítricas, goiaba, caju, mamão, tomate, morango, hortaliças cruas em geral.

Água

Água
Principal constituinte do organismo, representa 70% do peso corpóreo

Principal constituinte do organismo, a água representa 70% do peso corpóreo. É elemento essencial ao metabolismo, pois a maioria das reações químicas ocorre nesse meio. As necessidades hídricas dependem do clima, de atividades e vestuário, que determinam maior ou menor perda; em condições físicas e ambientais normais, o adulto necessita ingerir cerca de 1 a 2 ℓ de líquidos por dia. As perdas de água ocorrem através da pele (suor e evaporação), dos pulmões (expiração), do trato urinário (urina) e do intestino (fezes). Perdas adicionais podem decorrer de vômitos, hemorragias, queimaduras.

A maioria dos alimentos apresenta água em sua composição. Pequena parcela de água é originária de reações metabólicas (água endógena). O restante é obtido com a ingestão de água potável, sucos, chás, sopas, entre outros.

Necessidade de eliminação

A eliminação de resíduos e substâncias tóxicas formadas durante o processo metabólico é tão importante quanto a ingestão e assimilação de alimentos. Algumas estruturas orgânicas desempenham a função de excreção:

* pulmões: eliminam o dióxido de carbono
* glândulas sudoríparas: eliminam o suor
* aparelho urinário: elimina a urina
* intestino: elimina fezes.

Eliminação urinária

Sistema urinário
Sistema com papel fundamental na manutenção do equilíbrio hidreletrolítico e na eliminação de água, resíduos de produtos nitrogenados e certos sais orgânicos

O sistema urinário, particularmente os rins, desempenha papel fundamental na manutenção do equilíbrio hidreletrolítico e na eliminação de água, resíduos de produtos nitrogenados e certos sais orgânicos.

Os rins estão localizados ao lado da coluna vertebral e na face posterior da cavidade abdominal; cada rim é constituído de aproximadamente 1 milhão de néfrons, responsáveis pela filtração do sangue e formação de urina. A urina atravessa os ureteres, alcança a bexiga, constituída por uma bolsa de músculo liso, reservatório que armazena a urina. Da bexiga, a urina segue o trajeto pela uretra e atinge o meio externo, através de uma abertura denominada meato urinário.

O processo de esvaziamento da bexiga é denominado micção; no indivíduo adulto, o reflexo miccional é estimulado com volume acumulado, em média, de 300 mℓ. O indivíduo adulto elimina cerca de 1.000 a 2.000 mℓ de urina nas 24 h, porém a quantidade é variável e condicionada a fatores diversos.

A urina apresenta características próprias como:

- *pH*: ligeiramente ácido
- *Cor*: amarelo dourado ou âmbar. A urina concentrada é mais escura
- *Odor*: característico
- *Densidade*: a pesquisa bibliográfica tem mostrado uma variação muito grande quanto aos valores relativos a esse item: 1.003 a 1.030 (Atkinson), 1.005 a 1.025 (Brunner), 1.010 a 1.020 (Kawamoto)
- *Constituintes inorgânicos*: cloreto de sódio, fósforo, enxofre, sódio, potássio, cálcio e magnésio em combinação com o oxigênio
- *Constituintes orgânicos*: ureia, ácido úrico, creatinina
- *Pigmentos*: urobilinogênio
- *Outras*: transparente e límpida, porém, quando coletada e fria, pode parecer turva devido à precipitação de uratos e fosfatos, com mudança do pH da urina de ácida para alcalina.

Eliminação intestinal

> **Produto residual**
> Produto eliminado após a digestão

Durante o processo da digestão, os alimentos ingeridos são transformados, absorvidos e o produto residual não aproveitado é eliminado.

Na boca o alimento sofre a ação mecânica da mastigação, sendo triturado pelos dentes em partículas menores. A saliva produzida pelas glândulas salivares umedece os alimentos e inicia a digestão química sobre os amidos devido à enzima denominada ptialina. A língua é essencial para a percepção do sabor dos alimentos e atua na deglutição.

Saindo da cavidade oral, o bolo alimentar passa pela faringe, pelo esôfago até chegar ao estômago por meio de movimentos peristálticos. No estômago, o bolo alimentar sofre a ação de suco gástrico composto de ácido clorídrico, muco e enzimas, é transformado em quimo e lançado ao duodeno, onde sofre a ação de suco pancreático e da bile. Nessa fase, o produto alimentar líquido é denominado quilo, e, no trajeto pelo intestino delgado, a maior parte dos nutrientes é absorvida.

No intestino grosso ocorrem a absorção de água e a formação de fezes, que são eliminadas pelo mecanismo da defecação. Além das fezes, são formados, diariamente, cerca de 400 a 700 mℓ de gases (flatos).

A defecação é um ato reflexo originado pela presença de fezes no reto. A contração voluntária dos músculos da parede abdominal, a inspiração profunda e o fechamento da glote aumentam a pressão intra-abdominal; os músculos do assoalho pélvico se contraem, permitindo a expulsão das fezes através do ânus. As fezes normais são constituídas de resíduos de alimentos não digeridos, bactérias, produtos da descamação da mucosa intestinal, pigmentos biliares e pequena quantidade de sais. A consistência das fezes, em geral, é semissólida e de cor marrom devido à presença de pigmentos biliares. A frequência das evacuações é variável, porém observa-se que a maioria das pessoas evacua 1 vez/dia. Os hábitos intestinais estão relacionados com aspectos culturais (privacidade, higiene e limpeza), estado psicológico, atividades físicas, entre outros.

Integridade cutaneomucosa

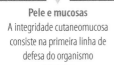

Pele e mucosas
A integridade cutaneomucosa consiste na primeira linha de defesa do organismo

Pele e mucosas íntegras constituem a primeira linha de defesa do organismo contra agressões físicas, químicas e biológicas.

A pele é constituída de:
- *Epiderme*: camada mais externa, formada de tecido epitelial estratificado, onde se encontram poros das glândulas sudoríparas e bulbos pilosos
- *Derme*: camada localizada abaixo da epiderme, formada por tecido conjuntivo, nervos, folículos pilosos, glândulas sudoríparas e sebáceas, vasos sanguíneos e linfáticos
- *Hipoderme*: camada mais interna, localizada abaixo da derme, é composta de tecido subcutâneo ou gorduroso.

Funções da pele
Consistem em: proteção de órgãos e tecidos adjacentes contra agressões externas, excreção e secreção, termorregulação e sensação

As seguintes funções são atribuídas à pele:
- *Proteção de órgãos e tecidos adjacentes contra agressões externas*: a solução de continuidade na pele e mucosa constitui grave ameaça de infecção, como porta de entrada para os microrganismos; permite

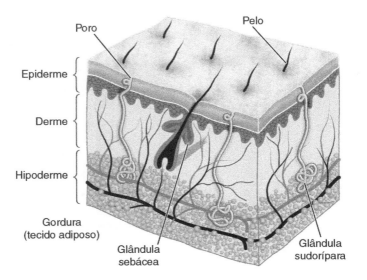

Figura 2.1 Constituição da pele.

perdas líquidas e de eletrólitos, em extensas áreas lesionadas, como em casos de queimaduras

- *Excreção e secreção*: a secreção de substâncias produzidas na pele tem efeito protetor sobre o organismo. O sebo produzido pelas glândulas sebáceas lubrifica a pele e os pelos, mantendo a elasticidade e a textura da pele; o cerume produzido pelas glândulas ceruminosas protegem os canais auditivos; o suor secretado pelas glândulas sudoríparas elimina substâncias como sódio, e orgânicas como ureia, ácido úrico e amônia
- *Termorregulação*: além de constituir importante meio de eliminação, o suor atua na regulação do calor do organismo. Em temperatura ambiente elevada, as glândulas sudoríparas eliminam maior quantidade de suor, que se evaporam na superfície da pele. O processo de transformação do estado líquido para o estado gasoso promove a diminuição da temperatura corporal. Em dias frios, a eliminação de suor é mínima
- *Sensação*: a pele apresenta receptores sensoriais a dor, tato, temperatura e pressão, favorecendo a distinção de sensações como o frio, o calor e a dor.

Manter a pele e as mucosas saudáveis e íntegras depende de diversos fatores, destacando-se a alimentação, a hidratação, a higiene pessoal e a circulação sanguínea adequada. Células bem nutridas e devidamente hidratadas têm maior capacidade de resistir ou de se recuperar de lesões.

Apesar da variação dos hábitos individuais, a higiene pessoal executada de maneira conveniente e suficiente é importante para manter a higidez da pele.

Sono e repouso

Sono
Estado de inconsciência relativa caracterizada por ciclos de sono profundo e sono superficial

O sono é um estado de inconsciência relativa caracterizada por ciclos de sono profundo e sono superficial, necessário para o organismo refazer-se das atividades desenvolvidas no estado de vigília.

O sono e a vigília relacionam-se com o movimento de rotação da terra no período de 24 h. Nos indivíduos, a relação sono e vigília depende de fatores sociais como trabalho, lazer, hábitos, diferenças pessoais e das necessidades que variam ao longo do ciclo vital. É cientificamente comprovado que o sono não é uniforme ao longo do período de repouso; pelo contrário, apresenta estágios bem distintos:

- sono de movimentos oculares não rápidos ou sono ortodoxo (N-REM)
- sono de movimentos oculares rápidos ou sono paradoxal (REM). Esses ciclos se alternam várias vezes durante o sono.

Os recém-nascidos dormem, em média, 18 a 20 h por dia, e lactentes necessitam, em média, de 12 a 14 h de sono. À medida que a criança vai crescendo, os condicionamentos sociais vão interferindo nos hábitos e nas necessidades de sono, e uma criança de 2 anos passa a dormir, em média, 10 h por dia. Em circunstâncias normais, 8 h por dia de sono são reparadoras ao adulto; já pessoas idosas costumam apresentar variações significativas no padrão de sono. Os indivíduos que conseguem relaxar e se refazer facilmente do cansaço em estado de vigília geralmente se sentem bem com menos horas de sono.

O sono promove diminuição do metabolismo, da frequência cardíaca, da temperatura e da pressão arterial. Por isso, a privação ou a mudança no ciclo do sono pode ocasionar alterações pressóricas, irritabilidade, depressão e comprometimento das atividades intelectual e laborativa, da concentração e da memória.

Ambiente calmo e silencioso, penumbra, cama e colchão confortáveis e vestuário adequado favorecem o sono. Situações de estresse e de ansiedade, ao contrário, dificultam o relaxamento e o repouso. Relaxar significa diminuir as tensões, condição necessária para promover o sono.

A enfermidade e a hospitalização podem gerar um nível de tensão suficiente para interferir no sono e no repouso. Mal-estar da doença, ambiente hospitalar cercado de regras e normas, ruídos e odores estranhos, além de inúmeros procedimentos terapêuticos a qualquer hora do dia se somam aos conflitos pessoais do paciente. É nesse contexto que a enfermagem deve estabelecer medidas para proporcionar o atendimento da necessidade de sono e repouso do paciente.

Exercício e atividades físicas

A atividade física é fundamental para a saúde do indivíduo. O movimento contribui para o desenvolvimento normal dos músculos, estimula o apetite, facilita a digestão, o peristaltismo e a eliminação intestinal, reduz o tecido adiposo, ativa a circulação sanguínea, melhora a capacidade pulmonar e favorece o padrão de sono e as funções mentais. É necessário manter o equilíbrio entre os exercícios e o repouso. A falta de exercícios leva à diminuição do tônus muscular e pode ocasionar atrofia das áreas afetadas.

A necessidade de exercício e movimento varia ao longo do ciclo vital. Ao nascimento, o recém-nascido tem movimentos reflexos. No segundo trimestre de vida, o bebê senta, inclina o corpo para a frente e apoia-se com as mãos; desenvolve o movimento de preensão e segura objetos pequenos. No segundo semestre, a criança engatinha e fica em pé com auxílio. No segundo ano de vida, a criança se movimenta andando com facilidade. Na idade pré-escolar, desenvolve atividades físicas como saltar, correr e andar de triciclo, e gradativamente adquire maior habilidade motora. O jovem adulto costuma desenvolver atividades físicas mais intensas. Na senescência, em razão de diminuição

---

Atividade física

Fundamental para a saúde do indivíduo, o movimento contribui para o desenvolvimento normal dos músculos, estimula o apetite, facilita a digestão, o peristaltismo e a eliminação intestinal, reduz o tecido adiposo, ativa a circulação sanguínea, melhora a capacidade pulmonar e favorece o padrão de sono e as funções mentais

da mobilidade e do equilíbrio e alentecimento dos reflexos, a atividade física é realizada com menor intensidade.

Os exercícios e o movimento também dependem do bom funcionamento de músculos, ossos e sistema nervoso. Qualquer processo traumático ou patológico que afete um ou o conjunto deles pode ocasionar limitação temporária ou permanente da mobilidade. A reabilitação é importante na prevenção ou na recuperação da perda funcional.

Outra situação frequente que compromete a atividade motora é a manifestação da dor. O indivíduo tende a permanecer imóvel e/ou adquirir postura corporal inadequada como mecanismo de defesa para controlar melhor a dor.

As condições de habitação e as características de trabalho também são fatores que interferem na atividade corporal. Nos grandes centros urbanos, as pessoas dispõem de menor espaço para moradia, e a realização de exercícios tende a ser limitada pelas dificuldades de acesso às áreas de lazer. Os idosos e as crianças são os mais afetados pelo não atendimento dessa necessidade humana básica.

Mecânica corporal

> **Mecânica corporal**
> Utilização eficiente e correta de todos os segmentos do corpo que previne deformidade e limitação ou perda de função do sistema musculoesquelético

Mecânica corporal consiste na utilização eficiente e correta de todos os segmentos do corpo e visa a prevenção de deformidade e da limitação ou perda de função do sistema musculoesquelético.

O conhecimento sobre a postura e os princípios de física é fundamental para a compreensão da mecânica corporal. Entende-se por postura o alinhamento natural do corpo ou de um segmento, tanto em repouso quanto em movimento, seja na posição sentada, deitada ou em pé.

Manter uma boa postura vertical constitui um esforço atenuado com a utilização adequada de leis da Física, como a lei da gravidade, relacionado com o equilíbrio.

Assim, três pontos importantes devem ser considerados:
- *Centro de gravidade do indivíduo ou do objeto*: ponto no qual a massa está concentrada. O centro de gravidade de um indivíduo, em pé, localiza-se entre o umbigo e a sínfise púbica
- *Linha de gravidade*: linha vertical imaginária que passa pelo centro de gravidade e a linha de base do corpo ou objeto
- *Base de suporte*: é a base na qual o corpo ou objeto se apoia.

Esses fatores influenciam a estabilidade e o equilíbrio do ser humano; quanto maior a base de apoio, melhor será o equilíbrio corporal da pessoa. No trabalho, a associação dos princípios ergonômicos contribuem na prevenção de danos causados, principalmente na coluna, por ser o eixo de sustentação corporal. A distribuição do peso

Oxigenação

O oxigênio (O_2) é um gás inodoro e incolor que compõe o ar atmosférico. A necessidade fisiológica de oxigenação compreende atividades básicas relacionadas com a ventilação, a difusão de gases e o transporte de O_2 dos capilares pulmonares para as células. Na inspiração, o ar passa pelas vias respiratórias superiores (nariz, faringe, laringe) e pelas vias respiratórias inferiores (traqueia, brônquio, bronquíolo não respiratório) e chega ao parênquima pulmonar (bronquíolo respiratório, sacos alveolares e capilares). No processo denominado hematose ocorre a troca gasosa entre capilares e alvéolos, em que o oxigênio passa para a corrente sanguínea e é distribuído a todas as células do organismo, participando da combustão dos alimentos e produzindo energia; forma-se o gás carbônico (CO_2), que alcança os pulmões, através da corrente sanguínea, e é eliminado para o meio ambiente pela expiração. Para assegurar oxigenação capaz de manter a saúde do indivíduo, é primordial que os sistemas respiratório, circulatório e hematológico estejam em boas condições de funcionamento. Entretanto, fatores extrínsecos ao organismo como poluição ambiental, diminuição da umidade relativa do ar, baixa concentração de oxigênio no ar podem afetar a respiração.

Situações que comprometem a respiração, como obstrução das vias respiratórias superiores, acúmulo de secreção brônquica e lesões traumáticas do tórax constituem sérias ameaças à vida do indivíduo. A deficiência na oxigenação em uma área do corpo, em consequência de circulação e perfusão sanguínea inadequadas, provoca graus variados de isquemia ou necrose. O sistema nervoso central (SNC) é muito sensível às variações de concentração de oxigênio no organismo e a oxigenação insuficiente, mesmo que seja por pouco tempo, pode ser fatal, conforme verificado em situações de emergência, durante a parada cardiorrespiratória.

Sexualidade

É comum associar a sexualidade apenas aos aspectos orgânicos, como mecanismo de reprodução e perpetuação da espécie ou atos meramente físicos. Fatores sociais e culturais como crenças, valores e a própria organização social condicionam o atendimento das necessidades relativas à sexualidade.

A manifestação da sexualidade ocorre de maneira diferente ao longo do ciclo vital. Durante a infância, a criança vai descobrindo o

---

Oxigenação
Compreende as atividades básicas relacionadas com a ventilação, a difusão de gases e o transporte de O_2 dos capilares pulmonares para as células

Hematose
Troca gasosa entre capilares e alvéolos, em que o oxigênio (O_2) passa para a corrente sanguínea e é distribuído pelo organismo, participando da combustão dos alimentos e produzindo energia. Ocorre formação de gás carbônico (CO_2), que alcança os pulmões, através da corrente sanguínea, e é eliminado para o meio ambiente pela expiração

Sexualidade
Além de aspectos orgânicos, como mecanismo de reprodução e perpetuação da espécie ou atos meramente físicos, o atendimento às necessidades relativas à sexualidade inclui fatores sociais e culturais como crenças, valores e a própria organização social

próprio corpo e identificando-se sexualmente, em geral idealizando o modelo masculino ou feminino representado pelo pai ou a mãe. Na fase de adolescência, a elevação na produção hormonal provoca o aumento do desejo e atração sexual, expressados na necessidade de estabelecer relacionamentos afetivos. Na fase adulta, os impulsos sexuais são mais controlados, em geral com a manifestação da necessidade de constituir família e ter uma vida estável. Na menopausa, a mulher perde a capacidade de reprodução, porém o desejo continua a existir e muitas encaram a atividade sexual com mais tranquilidade pela ausência de riscos de gravidez indesejada. Já o homem continua com capacidade reprodutiva e interesse sexual até idade avançada, porém em intensidade diferente de quando era mais jovem.

Higiene

> **Higiene**
> Cuidados do indivíduo em manter asseio corporal adequado e o vestuário limpo

A higiene está relacionada com os cuidados do indivíduo em manter asseio corporal adequado e o vestuário limpo. Compreende medidas para manter a pele limpa e íntegra, unhas aparadas e livres de sujidades, cuidados com os dentes, mucosas, cabelo e couro cabeludo. Os hábitos de higiene variam de acordo com a cultura, as crenças e os tabus.

Abrigo

> **Abrigo**
> Habitação e vestuário adequados conforme as condições climáticas

Abrigo compreende habitação e vestuário adequados conforme as condições climáticas. A habitação proporciona confortos físico, ao proteger das intempéries, e psíquico, ao proporcionar sensação de segurança. O ambiente deve ser livre de agentes agressores físicos, químicos e biológicos, provido de saneamento básico, iluminação, pavimentação, controle de insetos e roedores, coleta de lixo, enfim, de uma infraestrutura básica que permita ao cidadão viver dignamente.

Necessidades psicossociais

Gregarismo e liberdade

> **Gregarismo e liberdade**
> Necessidade do indivíduo de conviver, participar e integrar-se com outras pessoas

Gregarismo e liberdade consistem na necessidade do indivíduo de conviver, participar e integrar-se com outras pessoas. A liberdade é o ato de poder ou não executar uma atividade, de agir sem coação, porém respeitando o próximo.

Segurança

> **Segurança**
> Necessidade do indivíduo de sentir-se protegido, sem ameaças de ordem física, psíquica ou social

Segurança é a necessidade do ser humano de sentir-se protegido, sem ameaças de ordem física, psíquica ou social. Quando saudável, o indivíduo tem mais condições de se proteger das agressões, mas, se enfermo, além das limitações impostas pela condição da doença, sente-se inseguro ao perceber a vida ameaçada. Atender a necessidade de segurança do paciente é muito importante e é responsabilidade de toda a equipe de saúde. Adotar medidas para prevenir danos e auxiliar o paciente a superar o temor em relação à internação, aos procedimentos terapêuticos e diagnósticos proporciona segurança no cuidado.

Individualidade

Individualidade é a necessidade que o indivíduo manifesta em ser aceito por outras pessoas e ser respeitado assim como é, com suas qualidades e defeitos.

Individualidade
Necessidade de ser aceito e respeitado por outras pessoas

Amor

Amor é o sentimento de querer bem ao outro, de maneira desinteressada, com base na simpatia mútua e no respeito à individualidade.

Amor
Querer bem ao outro de modo desinteressado

Autoestima

Autoestima, um sentimento pessoal, refere-se à maneira pela qual um indivíduo vê a si próprio. Maslow considera dois aspectos na autoestima:

Autoestima
Maneira pela qual um indivíduo se percebe

- *Intrínseco à pessoa*: desejos de força, realização, competência, confiança, independência, ser adequado
- *Influência do meio*: dependente da interação social, prestígio, status, dignidade, apreciação.

O grau de autoestima de uma pessoa interfere no relacionamento interpessoal e na convivência com outras pessoas. Um indivíduo com baixa autoestima tem uma autoimagem negativa, não se atribui o devido valor. O acolhimento e a atenção humanizada contribuem na elevação dessa condição.

Lazer e recreação

Lazer e recreação são a necessidade de intercalar o trabalho ou atividade rotineira com atividades que propiciem divertimento e prazer como maneira de aliviar a tensão; pode ser individual ou coletiva.

Lazer e recreação
Individual ou coletiva, é a necessidade de intercalar o trabalho ou atividade rotineira com atividades que propiciem divertimento e prazer

Necessidades psicoespirituais

O homem é o único ser vivo que tem necessidades dessa ordem e complexidade. Busca a própria origem e questiona a sua natureza, o seu destino, a razão da própria existência; essas indagações vão além dos limites da vida material. O Brasil é um país laico e permite ampla liberdade religiosa. A Constituição Federal assegura o direito de escolha religiosa individual, determina o respeito desse direito pelos demais cidadãos e pelos poderes públicos. Assim, ninguém

Necessidades psicoespirituais
Busca da própria origem e questionamento sobre a sua natureza do homem, o seu destino, a razão da própria existência

pode ser discriminado por motivos religiosos nos serviços de saúde, mesmo aqueles que pertençam a religiões e congregações religiosas diferentes do pensamento religioso predominante no serviço de saúde, ambulatorial ou hospitalar. A lei garante a todo cidadão, quando internado em estabelecimento hospitalar, o direito ou a recusa à assistência religiosa.

3

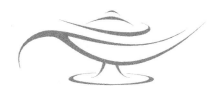

O Atendimento de Saúde

Julia Ikeda Fortes

- Introdução, *22*
- Serviços de atendimento de saúde, *22*
- Características do atendimento de saúde, *23*
- Hospital, *24*
- O paciente e o ambiente terapêutico, *27*
- A equipe de saúde e as relações interpessoais no exercício da profissão, *27*
- Direitos do paciente, *28*

Introdução

Binômio saúde-doença
Processo dinâmico e dependente das relações estabelecidas no âmbito da sociedade

Considerando que o binômio saúde-doença é um processo dinâmico e dependente das relações estabelecidas no âmbito da sociedade, é inquestionável a existência de limitações do setor de saúde na solução dos problemas da população. Influenciada pelas condições de alimentação, habitação, educação, renda, ecossistema estável, justiça social e equidade, paz, resultante de fatores determinantes e condicionantes sociais, políticos, econômicos, culturais, ambientais, comportamentais e biológicos que demandam medidas abrangentes de promoção à saúde, visando à melhoria das condições de vida da comunidade. Consequentemente impactam nos níveis de saúde da população, cuja responsabilidade não pode ser atribuída, exclusivamente, ao setor específico da saúde. Além da participação efetiva do governo, é necessária a mobilização e parceria entre os diversos setores, segmentos da sociedade e organizações não governamentais, assumindo a sua parcela de responsabilidade.

Serviços de atendimento de saúde

No contexto atual, uma pessoa procura assistência no campo da saúde por diversos motivos, entre eles, atendimento pré-natal, consulta pediátrica, imunizações, controle de doenças crônicas, situações de emergência e em razão de enfermidades que exigem internação hospitalar.

A grande maioria da população depende exclusivamente da assistência de saúde ofertada pelo Sistema Único de Saúde (SUS), direito assegurado na Constituição Federal em vigor que garante o acesso universal e igualitário ao sistema público de saúde.

Organização do SUS
• Serviços primários de saúde
• Serviços secundários
• Serviços terciários
• Serviços quaternários

O SUS está organizado, segundo a complexidade do nível de atendimento, em:

- Serviços primários de saúde:
  - Unidades de atenção básica à saúde: unidades básicas de saúde, centros de saúde, postos de saúde ou unidades sanitárias, estratégias de saúde da família
- Serviços secundários:
  - Hospital geral
  - Ambulatório de especialidades
- Serviços terciários:
  - Hospitais especializados
  - Hospitais universitários
- Serviços quaternários:
  - Hospitais especializados de alta complexidade: realizam procedimentos assistenciais de hemodinâmica, terapia renal substitutiva,

Capítulo 3 | O Atendimento de Saúde

radioterapia, quimioterapia, busca de órgãos para transplantes, ressonância magnética, medicina nuclear, radiologia intervencionista, tomografia computadorizada, medicamentos afins e genética.[1]

A organização do sistema de saúde, assim concebida, pressupõe a resolução de 80% dos problemas de assistência de saúde nos serviços primários de saúde. Outra parcela significativa da população brasileira também pode ser atendida em instituições privadas por meio de convênios com empresas operadoras de saúde para assistência médico-hospitalar.

Sistema de saúde
Sistema organizado em serviços primários, secundários, terciários e quaternários de saúde

---

■ Características do atendimento à saúde

As instituições de saúde desenvolvem ações em nível de atenção primária, secundária, terciária e quaternária, respectivamente de natureza preventiva, curativa, de reabilitação e intervenções de alta complexidade, fundamentadas na prevenção de iatrogenias e redução de intervenções excessivas.

A característica de ambulatórios e Unidades Básicas de Saúde (UBS) é o atendimento centrado em pacientes externos; essas unidades de atenção primária implementam os programas de saúde relacionados com a atenção à saúde da mulher, da criança e do adolescente, do adulto, do idoso, do trabalhador, saúde bucal e mental.

Já no atendimento hospitalar, além da atenção convencional, outro aspecto diferencial é o atendimento prestado por instituições denominadas hospital-dia. Criado inicialmente para atender pacientes com transtornos mentais, a concepção foi estendida aos demais, em que o paciente permanece no hospital durante o dia para tratamentos ou procedimentos e regressa ao domicílio ao término da terapêutica. Esse tipo de atendimento apresenta a vantagem de reduzir gastos relativos à hospitalização e garante o aconchego do lar ao paciente.

Essas vantagens e a redução dos riscos de infecção hospitalar também são atribuídas ao Programa de Atendimento Domiciliar que as instituições hospitalares vêm adotando com maior frequência e consiste basicamente em abreviar o tempo de internação hospitalar. Após deixar o hospital, o paciente mantém o tratamento na residência, atendido por uma equipe multiprofissional, de acordo com a necessidade e o plano terapêutico estabelecido.

Ações de saúde
Atendimento de saúde desenvolvido pelas instituições de naturezas preventiva, curativa, de reabilitação e intervenções de alta complexidade e de prevenção de iatrogenias e redução de intervenções excessivas

---

---

[1] Manual de atuação do Ministério Público Federal em defesa do direito à saúde. Disponível em http://www.prsp.mpf.gov.br/prdc/area-de-atuacao/deconsoccult/Manual%20de%20Atuacao%20 em%20Saude%20-%20GT.pdf.

Hospital

Definição

O Ministério da Saúde (MS) define o hospital como "parte integrante de uma organização médica e social, cuja função básica consiste em proporcionar à população assistência médica integral, curativa e preventiva, sob quaisquer regimes de atendimento, inclusive o domiciliar, constituindo-se também em centro de educação, capacitação de recursos humanos e de pesquisas em saúde, bem como de encaminhamento de pacientes, cabendo-lhe supervisionar e orientar os estabelecimentos de saúde a ele vinculados tecnicamente".

Funções do hospital

- *Prevenir a doença*: essa função se caracteriza pelas ações relativas a assistência pré-natal, atenção à saúde e prevenção de enfermidades crônicas, ao controle de moléstias transmissíveis, prevenção da invalidez física e mental, educação sanitária, higiene do trabalho
- *Restaurar a saúde*: é a função mais exercida pelo hospital por meio de ações de diagnóstico, tratamento de doenças ou agravos à saúde e readaptação física, mental e social do indivíduo. O nível atual de desenvolvimento tecnológico, científico e administrativo tem resultado no caráter mais dinâmico dos serviços hospitalares, com diagnóstico precoce das doenças e agilidade na aplicação de tratamento clínico, cirúrgico e procedimentos especiais, contribuindo na recuperação e reabilitação dos pacientes. Consequentemente, verifica-se a redução no tempo de permanência e aumento da capacidade de internação, diminuição de gastos com hospitalização, racionalização de custos, menor risco de infecções e pacientes menos sujeitos aos desgastes psicológicos
- *Promover atividades educativas e de pesquisa*: por meio de ações educativas em saúde, educação sanitária e práticas de saúde coletiva, visando ao paciente, à família e à comunidade. Sob o ponto de vista de formação e aperfeiçoamento de profissionais de saúde, o hospital exerce papel fundamental, pois é campo da prática dos conhecimentos e inovações técnico-científicas, nas diversas áreas de atividades.

Classificação dos hospitais[2]

- *Hospital geral*: destinado a prestar assistência sanitária a doentes, nas quatro especialidades básicas. Assistência sanitária é a modalidade de atuação realizada pela equipe de saúde, junto à população, na promoção e proteção da saúde e na recuperação e reabilitação de pacientes

---

Hospital segundo o MS
"Parte integrante de uma organização médica e social, cuja função básica consiste em proporcionar à população assistência médica integral, curativa e preventiva, sob quaisquer regimes de atendimento, inclusive o domiciliar, constituindo-se também em centro de educação, capacitação de recursos humanos e de pesquisas em saúde, bem como de encaminhamento de pacientes, cabendo-lhe supervisionar e orientar os estabelecimentos de saúde a ele vinculados tecnicamente"

Funções do hospital
Compreendem prevenir a doença, restaurar a saúde e promover atividades educativas e de pesquisa

---

Classificação dos hospitais
Podem ser classificados em: geral, especializado, oficial, particular ou privado, filantrópico, beneficente, de portes I, II, III e IV, pavilhonar, monobloco, hospital-dia e assistência hospitalar domiciliar

---

[2]Portaria nº 2.224/2002. Estabelece o Sistema de Classificação Hospitalar do SUS. Brasília, 2002.

- *Hospital especializado*: destinado a prestar assistência sanitária em determinada especialidade
- *Hospital oficial*: pertence a órgãos oficiais da administração direta ou indireta, federal, estadual ou municipal
- *Hospital particular ou privado*: pertence à pessoa jurídica de direito privado
- *Hospital filantrópico*: particular, de caráter não lucrativo, destina um percentual de leitos para assistir, gratuitamente, pacientes desprovidos de cobertura de saúde e de recursos. Não concede remuneração, gratificação, vantagem ou benefício de qualquer espécie e a qualquer título, a dirigentes superiores, diretores, sócios, irmãos ou outras pessoas, salvo aquelas com as quais mantém vínculos legais de empregador
- *Hospital beneficente*: particular, de caráter não lucrativo, destinado a assistir grupos específicos de pessoas, mantido pela contribuição de associados e da clientela que o utiliza, não distribui dividendo e reaplica os resultados financeiros, em benefício da instituição
- *Hospital de porte I*: é o que tem a capacidade instalada de até 49 leitos
- *Hospital de porte II*: tem a capacidade instalada de 50 a 149 leitos
- *Hospital de porte III*: capacidade instalada de 150 a 299 leitos
- *Hospital de porte IV*: capacidade superior a 300 leitos
- *Hospital pavilhonar*: é aquele cujos serviços estão distribuídos por edificações isoladas de pequeno porte que podem ou não estar interligadas
- *Hospital monobloco*: é aquele cujos serviços estão concentrados em um único edifício
- *Hospital-dia*: é o tipo de unidade com modalidade de assistência na qual o doente utiliza, com regularidade, os serviços e o leito hospitalar apenas durante o período diurno
- *Assistência hospitalar domiciliar*: é a prestação da assistência sob a responsabilidade do hospital ou instituição, ao paciente no domicílio.

Localização

> **Localização do hospital**
> Deve estar instalado em local de fácil acesso, livre de agitação e barulho

O hospital deve estar instalado em local de fácil acesso, livre da agitação e do barulho.

Organização

> **Organização do hospital**
> Departamentos com recursos materiais, humanos e serviços auxiliares que asseguram o funcionamento

Em geral, o hospital é subdividido em departamentos, dispondo de recursos materiais, humanos e serviços auxiliares que asseguram o funcionamento. Um exemplo de departamentalização é o hospital constituído de:

- Conselho diretivo
- Direção

- Corpo clínico
- Serviços técnicos: Enfermagem, Nutrição e Dietética, Serviço Social, Farmácia, Odontologia, Psicologia, Fisioterapia, Serviço de Arquivo Médico e Estatística (SAME), entre outros
- Serviços de apoio: serviços auxiliares de diagnóstico e tratamento
- Serviços de apoio administrativo: finanças, contabilidade, engenharia e manutenção hospitalar, lavanderia, zeladoria, transporte, entre outros.

Elementos do hospital

O elemento do hospital corresponde à área ou dependência que compõe uma unidade do hospital, como:[3]

- *Unidade de internação*: conjunto de elementos destinado à acomodação do paciente internado e à prestação dos cuidados necessários ao atendimento
- *Quarto hospitalar*: compartimento da unidade de internação destinado a acomodar um ou dois pacientes
- *Enfermaria*: compartimento da unidade de internação destinado a acomodar três ou mais pacientes
- *Leito hospitalar*: cama destinada à internação do paciente no hospital
- *Posto de enfermagem*: local da unidade de internação destinado ao comando e controle técnico e administrativo das atividades aí desenvolvidas
- *Sala de serviço*: local da unidade de internação destinado a preparo, guarda e distribuição do material e medicamentos utilizados nos cuidados ao paciente
- *Sala de expurgo*: local da unidade de internação destinado à coleta e higienização do material utilizado nos cuidados ao paciente.

Terminologia hospitalar

- *Internação*: é a admissão de um paciente para ocupar um leito hospitalar
- *Prontuário*: é o conjunto de documentos referentes aos registros dos cuidados prestados ao paciente pela equipe multiprofissional da instituição, desde a matrícula até a alta
- *Alta hospitalar*: é o encerramento da assistência prestada ao paciente do hospital. A alta pode ser definitiva ou provisória, por decisão médica, transferência, desistência do tratamento, disciplinar ou administrativa
- *Censo diário*: é o levantamento, a cada 24 h, do número de leitos ocupados e desocupados

---

Elemento do hospital
Área ou dependência que compõe uma unidade do hospital

---

[3]Brasil. Ministério da Saúde. Glossário. Disponível em http://www.saude.gov.br.

O paciente e o ambiente terapêutico

Ambiente terapêutico
O ambiente em que o paciente recebe assistência de saúde

O ambiente em que o paciente recebe assistência de saúde influencia o comportamento e o bem-estar; relaciona-se com instalação física e acomodações, regulamentos e normas institucionais e atenção humanizada da equipe multiprofissional.

Quanto à instalação física, além de garantir segurança quanto à exposição a agentes físicos (mecânicos, térmicos, radioativos), químicos, biológicos e de acidentes, há de se considerar as diferentes condições de mobilidade da clientela e favorecer a acessibilidade, dimensionadas desde o projeto arquitetônico até a adoção de dispositivos que favoreçam a locomoção, inclusive de portadores de necessidades especiais. É necessário proporcionar um ambiente aconchegante, confortável e atraente, em que o paciente se sinta bem.

A satisfação de necessidades humanas básicas, relacionadas com lazer e recreação, devem ser consideradas, principalmente em instituições nas quais os pacientes permanecem internados por período maior

Gradativamente, o aspecto frio e impessoal da cor branca hospitalar vem sendo criteriosamente substituído por cores suaves, com a adoção de adornos em paredes e mobiliários, alinhando-se ao conceito de atendimento personalizado e ambiente hospitalar mais acolhedor. Assim, a satisfação de necessidades humanas básicas, relacionadas com lazer e recreação, deve ser considerada, principalmente em instituições nas quais os pacientes permanecem internados por período maior.

A equipe de saúde e as relações interpessoais no exercício da profissão

Relações interpessoais
Nesse tipo de comunicação são fundamentais a percepção do outro, de si mesmo, dos sentimentos e atitudes e a palavra

A atuação na área da saúde exige do profissional compreensão acerca do seu objeto de trabalho, que é o próprio ser humano , sujeito a emoções e problemas idênticos aos que vivem os profissionais de saúde. Nas relações interpessoais, além da percepção do outro, de si mesmo, dos sentimentos e atitudes, a palavra tem papel fundamental, nessa comunicação. A maneira de falar, a entonação de voz e o uso adequado das palavras contribui para clarificação e validação das mensagens, manifestando o respeito e o acolhimento; saber ouvir o outro com atenção é estar disponível, demonstrando a atenção para o indivíduo com quem se fala. A empatia, que é a capacidade de se colocar no lugar do outro, sem preconceito e sem impor os próprios valores acerca do que o interlocutor manifesta. Conforme as características desse interlocutor, é necessário validar orientações, utilizar códigos ou signos que favoreçam a comunicação, de maneira clara e efetiva.

Outra condição importante é ponderar sobre o espaço de trabalho. Assim como um ambiente calmo e agradável facilita a comunicação e o relacionamento, é importante a conscientização de que a expressão facial e a postura corporal, a aparência pessoal, como traje e adornos também influenciam, pois expressam a coerência e a adequação do profissional no momento do trabalho, integrando a equipe multiprofissional. Na percepção do indivíduo, família e comunidade constituem o reflexo resultante da qualidade dos serviços prestados e da credibilidade da própria instituição, diante de uma sociedade cada vez mais crítica e exigente.

■ Direitos do paciente

> **Direitos do paciente**
> Segundo Fortes "existe componente de responsabilidade dos administradores de saúde na implementação de políticas e ações administrativas que resguardem os direitos dos usuários"

A conscientização cada vez maior dos pacientes a respeito de seus direitos e a participação no tratamento têm contribuído para mudanças nas normas disciplinares rígidas e inflexíveis outrora existentes, que tinham por função controlar o seu comportamento. Fortes afirma que "existe componente de responsabilidade dos administradores de saúde na implementação de políticas e ações administrativas que resguardem os direitos dos usuários".

Na luta pela garantia dos direitos dos pacientes, o Fórum de Patologias do Estado de São Paulo, representando diversas associações de defesa de pacientes portadores de patologias crônicas, juntamente com a Secretaria de Estado da Saúde/SP, com base no Código de Ética e Saúde, Declaração Universal dos Direitos Humanos (ONU, 1948) e Constituição da República Federativa do Brasil (5/10/88), elaborou e publicou a cartilha sobre Direitos do Paciente (1996).[4] Tendo em vista a importância do tema na formação dos profissionais de saúde, transcrevemo-la na íntegra:

Direitos do paciente

1. O paciente tem direito a atendimento humano, atencioso e respeitoso, por parte de todos os profissionais de saúde. Tem direito a um local digno e adequado para seu atendimento.
2. O paciente tem direito a ser identificado pelo nome e sobrenome. Não deve ser chamado pelo nome da doença ou do agravo à saúde, ou ainda de modo genérico ou por quaisquer outras maneiras impróprias, desrespeitosas ou preconceituosas.
3. O paciente tem direito a receber do funcionário adequado, presente no local, auxílio imediato e oportuno para a melhoria de seu conforto e bem-estar.
4. O paciente tem direito a identificar o profissional por crachá preenchido com nome completo, função e cargo.
5. O paciente tem direito a consultas marcadas, antecipadamente, de forma que o tempo de espera não ultrapasse a 30 min.

---

[4]Fortes PAC. Ética, cidadania e busca da qualidade na administração dos serviços de saúde. *Saúde em Debate*, 1996; 49(50): 48-52.

Capítulo 3 | O Atendimento de Saúde

6. O paciente tem direito de exigir que todo o material utilizado seja rigorosamente esterilizado, ou descartável e manipulado segundo normas de higiene e prevenção.
7. O paciente tem direito de receber explicações claras sobre o exame a que vai ser submetido e para qual finalidade irá ser coletado o material para exame de laboratório.
8. O paciente tem direito a informações claras, simples e compreensivas, adaptadas à sua condição cultural, sobre as ações diagnósticas e terapêuticas, o que pode decorrer delas, a duração do tratamento, a localização de sua patologia, se existe necessidade de anestesia, qual o instrumental a ser utilizado e quais regiões do corpo serão afetadas pelos procedimentos.
9. O paciente tem direito a ser esclarecido se o tratamento ou diagnóstico é experimental ou faz parte de pesquisa, e se os benefícios a serem obtidos são proporcionais aos riscos e se existe probabilidade de alteração das condições de dor, sofrimento e desenvolvimento da sua patologia.
10. O paciente tem direito de consentir ou recusar a ser submetido à experimentação ou pesquisas. No caso de impossibilidade de expressar sua vontade, o consentimento deve ser dado por escrito por seus familiares ou responsáveis.
11. O paciente tem direito a consentir ou recusar procedimentos, diagnósticos ou terapêuticos, a serem nele realizados. Deve consentir de forma livre, voluntária, esclarecida com adequada informação. Quando ocorrerem alterações significantes no estado de saúde inicial ou da causa pela qual o consentimento foi dado, este deverá ser renovado.
12. O paciente tem direito de revogar o consentimento anterior, a qualquer instante, por decisão livre, consciente e esclarecida, sem que lhe sejam imputadas sanções morais ou legais.
13. O paciente tem direito de ter seu prontuário médico elaborado de forma legível e de consultá-lo a qualquer momento. Este prontuário deve conter o conjunto de documentos padronizados do histórico do paciente, princípio e evolução da doença, raciocínio clínico, exames, conduta terapêutica e demais relatórios e anotações clínicas.
14. O paciente tem direito a ter seu diagnóstico e tratamento por escrito, identificado com o nome do profissional de saúde e seu registro no respectivo Conselho Profissional, de forma clara e legível.
15. O paciente tem direito de receber medicamentos e equipamentos de alto custo, que mantenham a vida e a saúde.
16. O paciente tem direito de receber os medicamentos acompanhados de bula impressa de forma compreensível e clara e com data de fabricação e prazo de validade.
17. O paciente tem direito de receber as receitas com o nome genérico do medicamento (Lei do Genérico), e não em código, datilografadas ou em letras de forma, ou com caligrafia perfeitamente legível, com assinatura e carimbo contendo o número do registro do respectivo Conselho Profissional.

18. O paciente tem direito de conhecer a procedência e verificar antes de receber sangue ou hemoderivados para a transfusão, se o mesmo contém carimbo nas bolsas de sangue atestando as sorologias efetuadas e sua validade.
19. O paciente tem direito, no caso de estar inconsciente, de ter anotado em seu prontuário, medicação, sangue ou hemoderivados, com dados sobre a origem, tipo e prazo de validade.
20. O paciente tem direito de saber com segurança e antecipadamente, por meio de testes ou exames, que não é diabético, portador de algum tipo de anemia, ou alérgico a determinados medicamentos (anestésicos, penicilina, sulfas, soro antitetânico) antes de lhe serem administrados.
21. O paciente tem direito a sua segurança e integridade física nos estabelecimentos de saúde, públicos ou privados.
22. O paciente tem direito de ter acesso às contas detalhadas referentes às despesas de seu tratamento, exames, medicação, internação e outros procedimentos médicos. (Ministério da Saúde. Portaria nº 1.286 de 26/10/93, arts. 8º e 74, de 4/5/94.)
23. O paciente tem direito de não sofrer discriminação nos serviços de saúde por ser portador de qualquer tipo de patologia, principalmente no caso de ser portador do HIV/AIDS ou doenças infectocontagiosas.
24. O paciente tem direito de ser resguardado de seus segredos, através da manutenção do sigilo profissional, desde que não acarrete riscos a terceiros ou à saúde pública. Os segredos do paciente correspondem a tudo aquilo que, mesmo desconhecido pelo próprio cliente, possa, o profissional de saúde, ter acesso e compreender, por meio das informações obtidas no histórico do paciente, exame físico, exames laboratoriais e radiológicos.
25. O paciente tem direito a manter sua privacidade para satisfazer suas necessidades fisiológicas, inclusive alimentação adequada e higiênica, quer quando atendido no leito, no ambiente onde está internado ou aguardando atendimento.
26. O paciente tem direito a acompanhante, se desejar, tanto nas consultas, como nas internações. As visitas de parentes e amigos devem ser disciplinadas em horários compatíveis, desde que não comprometam as atividades médico/sanitárias. Em caso de parto, a parturiente poderá solicitar a presença do pai.
27. O paciente tem direito de exigir que a maternidade, além dos profissionais comumente necessários, mantenha a presença de um neonatologista, por ocasião do parto.
28. O paciente tem direito de exigir que a maternidade realize o "teste do pezinho" para detectar a fenilcetonúria nos recém-nascidos.
29. O paciente tem direito à indenização pecuniária no caso de qualquer complicação em suas condições de saúde motivadas por imprudência, negligência ou imperícia dos profissionais de saúde.
30. O paciente tem direito à assistência adequada, mesmo em períodos festivos, feriados ou durante greves profissionais.

31. O paciente tem direito de receber ou recusar assistência moral, psicológica, social e religiosa.
32. O paciente tem direito a uma morte digna e serena, podendo optar ele próprio (desde que lúcido), a família ou responsável, por local ou acompanhamento e ainda se quer ou não o uso de tratamentos dolorosos e extraordinários para prolongar a vida.
33. O paciente tem direito à dignidade e respeito, mesmo após a morte. Os familiares ou responsáveis devem ser avisados imediatamente após o óbito.
34. O paciente tem o direito de não ter nenhum órgão retirado de seu corpo sem sua prévia aprovação.
35. O paciente tem direito a órgão jurídico de direito específico da saúde, sem ônus e de fácil acesso.

4

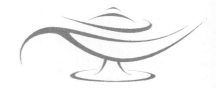

Enfermagem

Emilia Emi Kawamoto

- Conceito, *33*
- Histórico, *33*
- Equipe de enfermagem, *35*
- Entidades de classe, *36*
- Instrumentos básicos de enfermagem, *36*
- Método de trabalho, *37*

Conceito

> **Enfermagem**
> Segundo Horta "a ciência e a arte de assistir ao ser humano (indivíduo, família e comunidade), no atendimento de suas necessidades básicas; de torná-lo independente desta assistência, quando possível, pelo ensino do autocuidado, de recuperar, manter e promover sua saúde em colaboração com outros profissionais"

Segundo a Dra. Wanda de Aguiar Horta, Enfermagem é "a ciência e a arte de assistir ao ser humano (indivíduo, família e comunidade), no atendimento de suas necessidades básicas; de torná-lo independente desta assistência, quando possível, pelo ensino do autocuidado, de recuperar, manter e promover sua saúde em colaboração com outros profissionais".

"Assistir, em enfermagem, é fazer pelo ser humano tudo aquilo que ele não pode fazer por si mesmo; ajudá-lo ou auxiliá-lo quando parcialmente impossibilitado de se autocuidar; orientá-lo ou ensiná-lo, supervisioná-lo ou encaminhá-lo a outros profissionais."

Histórico

Por muitos séculos, a enfermagem foi exercida de maneira empírica por mães, sacerdotes, feiticeiros e religiosos; entretanto, em quase todas as civilizações antigas, não é mencionado o trabalho do enfermeiro no cuidado aos doentes.

> Os ensinamentos de amor e fraternidade transformaram não somente a sociedade, mas também o desenvolvimento da enfermagem, marcando, ideologicamente, a prática de cuidar do outro e modelando comportamentos que atendessem a esses ensinamentos

Com o Cristianismo, São Pedro organizou os diáconos para socorrerem os enfermos e pobres, mas a qualidade dos cuidados era inconstante, devido às perseguições religiosas que terminaram com o Edito de Milão, do Imperador Constantino. Essa liberdade de a Igreja exercer suas atividades estimulou a fundação de hospitais e, assim, a enfermagem passou a ser executada, em sua maioria, por religiosos e pessoas de espírito cristão. O cuidado dos enfermos foi uma das muitas maneiras de caridade adotadas pela igreja e que se conjuga a história da enfermagem. Os ensinamentos de amor e fraternidade transformaram não somente a sociedade, mas também o desenvolvimento da enfermagem, marcando, ideologicamente, a prática de cuidar do outro e modelando comportamentos que atendessem a esses ensinamentos. Posteriormente, a enfermagem como profissão sofreria influência direta desses ensinamentos, traduzida pelo conceito de altruísmo introduzido pelos primeiros cristãos, no sentido de pensar no outro e interessar-se pelo próximo.[1]

No período entre o final do século XIII e o início do século XVI, verificou-se a evolução das práticas de saúde em razão da retomada da ciência, do progresso social e intelectual da Renascença e das universidades, mas isso não constituiu fator decisivo no crescimento da Enfermagem.

---

[1]Padilha MICS; Mancia JR. Florence Nightingale e as irmãs de caridade: revisitando a história. *Rev Bras Enferm* 2005; 58(6): 723-726.

Nesse período, várias pessoas procuraram melhorar o padrão de atendimento aos doentes, destacando-se Francisco de Assis e Vicente de Paulo.

Francisco de Assis, na tentativa de melhorar o espírito cristão, fundou a Ordem dos Franciscanos, Ordem das Clarissas e Ordem Terceira, na Itália. Vicente de Paulo, na França, promoveu obras de assistência social, fundou a Confraria da Caridade (orientando as senhoras a assistirem aos doentes) e as Irmãs de Caridade, que possuíam liberdade de ação e instrução especializada quanto às características e às funções da enfermagem. Por sua contribuição, é considerado o precursor da enfermagem moderna.

A enfermagem moderna foi impulsionada, em 1854, na Guerra da Crimeia, com a atuação de Florence Nightingale, que aliou os conhecimentos recebidos por sua educação privilegiada e a experiência anterior em trabalhos desenvolvidos junto às Irmãs de Caridade de São Vicente de Paulo, em Paris. Ao final da guerra, retornou à Inglaterra e fundou uma escola de enfermeiras no Hospital São Tomás, determinando três normas essenciais:

- Direção da escola por uma enfermeira
- Estabelecimento de uma metodologia para o ensino
- Seleção das candidatas sob os pontos de vista intelectual, moral, físico e de aptidão profissional.

As enfermeiras formadas pelo novo método difundiram esse sistema para todos os países.

No Brasil, a enfermagem foi exercida durante muitos anos por religiosos da Companhia de Jesus como Padre José de Anchieta, por Irmãs da Caridade, voluntários e outros leigos. No século XIX, durante a Guerra Brasil-Paraguai, Ana Néri foi cognominada "mãe dos brasileiros" pelo trabalho junto aos feridos de guerra.

Os fatores decisivos para o progresso da enfermagem brasileira, entre outros, foram:

- Fundação da Escola Alfredo Pinto no Rio de Janeiro, em 1890
- Programa de enfermeiras visitadoras, iniciado por Carlos Chagas e Fundação Rockefeller
- Fundação da Escola Ana Néri em 1923, sendo Rachel Haddock Lobo a primeira diretora brasileira. Em 1945, foi incorporada à Universidade do Brasil
- Determinação dos requisitos e funções dos profissionais de enfermagem por meio da regulamentação profissional.

Percebe-se que o fortalecimento da enfermagem como profissão recebeu a contribuição de atores oriundos de diversas áreas e, gradativamente, foi-se construindo um cenário de trabalho que deu visibilidade aos que realizavam o cuidado de enfermagem. Contemporaneamente, é mister que a importância da prática de enfermagem organizada, ba-

---

Enfermagem moderna

Exercida por muitos séculos de maneira empírica, a enfermagem moderna foi impulsionada, em 1854, na Guerra da Crimeia, pela atuação de Florence Nightingale, que aliou os conhecimentos recebidos por sua educação privilegiada e a experiência anterior em trabalhos desenvolvidos junto às Irmãs de Caridade de São Vicente de Paulo, em Paris

---

Escola de Enfermagem no Sistema Nightingale

Consistem em: direção da Escola de Enfermagem por uma enfermeira, estabelecimento de uma metodologia de ensino e seleção de candidatas sob os pontos de vista intelectual, moral, físico e de aptidão profissional

Equipe de enfermagem

seada em evidências científicas e imbuída do mais profundo altruísmo para cuidar do próximo, permeie o cotidiano das ações da equipe de enfermagem primado pela competência.

Equipe de enfermagem
É composta de: enfermeiros, técnicos de enfermagem e auxiliares de enfermagem

Cabe à equipe de enfermagem desenvolver um trabalho alinhado com as ações das equipes multiprofissionais, de modo interdisciplinar, com integração multissetorial; essa atuação não deverá ser realizada de maneira mecânica, mas deve ser baseada em evidências científicas, na capacidade de observação, rapidez de raciocínio e outros instrumentos de trabalho.

Antes de qualquer procedimento, o paciente deve ser orientado para diminuir a ansiedade e receber dele cooperação e confiança maiores.

Para o desenvolvimento da assistência ao paciente, os membros da equipe de enfermagem devem trabalhar em cooperação, respeitando as funções de cada um

Para o desenvolvimento da assistência ao paciente, os membros da equipe de enfermagem devem trabalhar em cooperação, respeitando as funções de cada um.

A Lei nº 7.498, de 25 de junho de 1986, regulamenta o exercício profissional da enfermagem; de acordo com esta lei, a enfermagem é exercida pelo:

- *Enfermeiro*: profissional de nível universitário que exerce todas as atividades de enfermagem, cabendo-lhe:
    - Privativamente: organização e direção dos serviços de enfermagem; planejamento, organização, coordenação, execução e avaliação dos serviços de assistência de enfermagem; consultoria, auditoria e emissão de parecer sobre assuntos de enfermagem; consulta e prescrição de enfermagem; cuidados diretos de enfermagem a pacientes graves; cuidados de enfermagem de maior complexidade técnica
    - Como integrante da equipe de saúde: participação no planejamento, execução e avaliação da programação de saúde e dos planos assistenciais de saúde; prescrição de medicamentos estabelecidos em programas de saúde pública e em rotina aprovada pela instituição de saúde; participação em projetos de construção ou reforma de unidades de internação; prevenção e controle sistemático de danos, da infecção hospitalar, de doenças transmissíveis; assistência de enfermagem à gestante, parturiente e puérpera; educação em saúde
- *Técnico de enfermagem*: com ensino médio completo, é um profissional de nível médio e exerce atividade, envolvendo orientação e acompanhamento do trabalho de enfermagem em grau auxiliar. Participa no planejamento da assistência de enfermagem, na execução de ações assistenciais de enfermagem, exceto as privativas do enfermeiro, na orientação e supervisão do trabalho de enfermagem em grau auxiliar

- *Auxiliar de enfermagem*: com ensino fundamental completo, exerce atividades de nível médio, de natureza repetitiva, envolvendo serviços auxiliares de Enfermagem sob supervisão, bem como a participação em nível de execução simples, em processos de tratamento, cabendo-lhe observar, reconhecer e descrever sinais e sintomas; executar ações de tratamento simples; prestar cuidados de higiene e conforto ao paciente.

■ Entidades de classe

Entidades de classe
No Brasil, essas entidades atuam de três maneiras distintas: órgão cultural, órgão disciplinador do exercício profissional e órgão reivindicatório

No Brasil, existem as entidades de classe atuam de três maneiras distintas:

- *Órgão cultural*: tem por objetivo principal promover o aprimoramento científico cultural e desenvolvimento profissional. É exercida pela Associação Brasileira de Enfermagem (ABEn), que congrega os profissionais de enfermagem. No caso dos Técnicos e Auxiliares de Enfermagem, a Associação Nacional dos Auxiliares e Técnicos de Enfermagem (ANATEN), busca congregar os profissionais de nível médio na luta pelo desenvolvimento e crescimento profissional, além da Associação de Auxiliares e Técnicos de Enfermagem do Brasil (ABRATE).
- *Órgão disciplinador do exercício profissional*: é uma autarquia vinculada ao Ministério do Trabalho, abrangendo o Conselho Federal de Enfermagem (COFEN) e o Conselho Regional de Enfermagem (COREN). É de inscrição obrigatória para enfermeiros, obstetrizes, técnicos de enfermagem e auxiliares de enfermagem. Os conselhos atuam na área disciplinar normativa, corretiva e fiscalizatória como:
  - Poder executivo: realizando procedimentos para prevenir a ocorrência de infrações no exercício da Enfermagem
  - Poder legislativo: elaborando as normas disciplinadoras que possuem força de lei para os inscritos no Conselho
  - Poder judiciário: julgando os profissionais, em processo ético, que transgrediram as normas do Código de Ética do COFEN
- *Órgão reivindicatório*: aos sindicatos de classe compete a responsabilidade por toda e qualquer situação relacionada com o trabalho; essas relações trabalhistas incluem reivindicações sobre regime de trabalho, carga horária, salários, folgas, registro em carteira, determinações em convenções coletivas do trabalho e negociações trabalhistas. Para os enfermeiros existe o Sindicato dos Enfermeiros; para os técnicos de enfermagem e auxiliares de enfermagem, o Sindicato dos Profissionais de Enfermagem, Técnicos, entre outros.

■ Instrumentos básicos de enfermagem

Cada membro da equipe de enfermagem deve utilizar conhecimentos, habilidades e atitudes na construção de competências que permitam um desempenho eficiente de suas funções.

Capítulo 4 | Enfermagem

▼

Instrumentos básicos de enfermagem
Os instrumentos mais utilizados são: aplicação dos princípios científicos, planejamento, avaliação, criatividade, destreza manual, comunicação e trabalho de equipe

---

Empregam-se esses instrumentos, em maior ou menor grau, de acordo com a complexidade das funções de cada um, mas todos os instrumentos devem ser observados durante o trabalho, como recursos fundamentais que permitem a realização do trabalho baseada na inter-relação pessoal, na aplicação dos princípios éticos e na ação integrada ao meio.

Os instrumentos básicos de enfermagem mais utilizados estão listados no boxe Observações.

Observação

Utilizam-se todos os órgãos dos sentidos (visão, audição, olfato, tato, gustação). Uma observação objetiva baseia-se em conhecimentos científicos; portanto, o profissional deve adquirir conhecimentos que o levem a compreender o que observa; resolução de problemas: perante um problema observado, deve-se defini-lo, apontar soluções práticas, submeter essas soluções a uma apreciação e aplicar as conclusões.

- *Aplicação dos princípios científicos*: utiliza-se nas tomadas de decisões, resolução de problemas, orientações, prestação de cuidados de enfermagem e outros
- *Planejamento*: compreende a seleção de objetivos e a determinação dos procedimentos, baseando-se nos dados coletados e avaliados. O planejamento deve ter unidade de ação, linha de continuidade, eficiência, precisão e flexibilidade
- *Avaliação*: por meio da observação fazem-se a apreciação e o controle do que foi planejado, da qualidade e da quantidade do trabalho executado. A avaliação deve ser objetiva e contínua
- *Criatividade*: comportamento novo para o indivíduo. Para demonstrá-la, são necessárias segurança psicológica, sensibilidade às mudanças, flexibilidade e autenticidade. Para a enfermagem, ela é importante no atendimento individual aos pacientes e na resolução de determinados problemas
- *Destreza manual*: capacidade de utilizar adequadamente as mãos na execução de um trabalho
- *Comunicação*: mecanismo pelo qual se desenvolvem as relações humanas por meio de mensagens verbais, escritas, gestuais, emotivas e outros. A interação profissional/paciente/família depende basicamente da comunicação e para que ela ocorra, é necessário bom relacionamento, pensamento objetivo, linguagem adequada, escolha do momento e local apropriados, demonstração de interesse, atenção na escuta ao paciente
- *Trabalho de equipe*: trabalho em grupo por um objetivo comum. A enfermagem trabalha em conjunto com as equipes multiprofissionais, em atuação interdisciplinar, compreendendo o processo de trabalho na dimensão intersetorial.

■ Método de trabalho

▼

Processo de enfermagem
Dinâmica das ações sistematizadas e inter-relacionadas que objetivam a assistência ao ser humano, de modo planejado, com um enfoque holístico

---

Para desenvolver um modelo que explicasse a natureza da enfermagem, definindo o campo de atuação e a metodologia de trabalho, Horta (1979) apresentou o processo de enfermagem como sendo a dinâmica das ações sistematizadas e inter-relacionadas, visando à assistência ao ser humano, de maneira planejada, com um enfoque holístico. A partir dessa concepção, a Resolução COFEN nº 272/2002, apresenta a

Sistematização da Assistência de Enfermagem (SAE)

Segundo a Resolução COFEN nº 272/2002, a SAE é uma "atividade privativa do enfermeiro que utiliza método e estratégia de trabalho científico para a identificação das situações de saúde/doença, subsidiando ações de assistência de Enfermagem que possam contribuir para a promoção, prevenção, recuperação e reabilitação da saúde do indivíduo, família e comunidade"

Diretrizes Internacionais

- NANDA
- NIC
- NOC
- CIPE

Sistematização da Assistência de Enfermagem (SAE) como uma "atividade privativa do enfermeiro que utiliza método e estratégia de trabalho científico para a identificação das situações de saúde/doença, subsidiando ações de assistência de Enfermagem que possam contribuir para a promoção, prevenção, recuperação e reabilitação da saúde do indivíduo, família e comunidade".

Deverá ser implementada em todos os serviços de saúde, público e privado, bem como nos serviços de assistência domiciliar e registrada formalmente no prontuário do paciente/cliente/usuário. É composta por Histórico de Enfermagem, Exame Físico, Diagnóstico de Enfermagem, Prescrição da Assistência de Enfermagem, Evolução da Assistência de Enfermagem, Relatório de Enfermagem.

A SAE é essencial para que o enfermeiro possa gerenciar e desenvolver, juntamente com a equipe, uma assistência de enfermagem organizada, segura, dinâmica e competente, utilizando informações corretas, fornecidas, entre outras fontes, pelo diagnóstico de enfermagem, direcionando a elaboração das intervenções, a partir das necessidades alteradas que os pacientes apresentam. São adotadas, por referência, diversas teorias científicas, como a Teoria das Necessidades Humanas Básicas, e diretrizes internacionais, como as orientadas pela Associação Norte-Americana de Diagnósticos de Enfermagem (NANDA), Classificação das Intervenções de Enfermagem (NIC), Classificação dos Resultados de Enfermagem (NOC), Classificação Internacional das Práticas de Enfermagem (CIPE), o que possibilita identificar os fatores de risco, descrever as características definidoras e fatores relacionados, favorecendo a estruturação da assistência de enfermagem, de maneira coerente e individualizada. Essa sistematização assegura que as intervenções sejam elaboradas para o indivíduo e não apenas em função da doença, colabora na identificação dos diagnósticos e na definição do tratamento dos agravos de saúde potenciais e vigentes, reduzindo custos pela diminuição da frequência e do tempo de internação hospitalar, melhora a comunicação, previne erros, omissões e repetições desnecessárias, elevando a qualidade da assistência e do serviço.

Ao prestar os cuidados de enfermagem, alguns princípios são respeitados bem como se aplicam técnicas que devem adequar-se aos procedimentos. Justifica-se a aplicação das técnicas básicas de enfermagem, pois elas objetivam:

- Fornecer um roteiro de trabalho para que os elementos da equipe de enfermagem possam prestar uma assistência com segurança, agilidade e respeito aos princípios científicos, com planejamento e organização na sistematização
- Prevenir ou diminuir a infecção relacionada com a assistência à saúde, seja infecção hospitalar ou comunitária, respeitando as técnicas assépticas

- Evitar erros e acidentes provocados por falta de atenção, de conhecimento ou descaso, por atos de imprudência, imperícia ou negligência
- Proporcionar conforto e segurança ao paciente
- Otimizar recursos, tempo e esforço na gestão e realização dos procedimentos.

A qualidade da assistência ao paciente depende, também, da capacidade de auto-organização da equipe e de cada profissional de enfermagem. Ao estabelecer métodos próprios, gerenciando o espaço de trabalho, os profissionais devem estar atentos quanto aos seguintes aspectos:

- *Paciente*: considerá-lo dentro do contexto biopsicoespiritual, orientá-lo antes de iniciar qualquer procedimento e quando necessário, determinar prioridades no atendimento, observar sinais e sintomas, promover condições de privacidade e segurança, colocá-lo em posição confortável, mas compatível para a execução do procedimento
- *Ambiente*: mantê-lo limpo, organizado, iluminado, arejado, sem odor forte ou desagradável, sem ruído desnecessário, aconchegante
- *Procedimento*: adequação quanto à realidade local e especificidades do paciente, higienizar as mãos antes e após o procedimento, selecionar e organizar o material necessário, respeitar a sequência e os princípios científicos da técnica, na realização da assistência e gestão dos recursos. Ao final da assistência, deixar o paciente confortável, providenciar a limpeza e ordem do material e do ambiente
- *Anotação de enfermagem*: registrar os cuidados e observações realizadas, conforme a orientação institucional ou de órgão competente (COREN)
- *Profissional*: ser competente, cumprir as normas da ética profissional, respeitar os princípios ergonômicos e postura corporal correta, agir com rapidez e segurança, transmitir confiança, executar o trabalho com atenção, ter boa capacidade de comunicação, relacionamento interpessoal e trabalho em equipe; apresentar-se de modo discreto, com higiene pessoal adequada, unhas curtas e limpas; discrição na aparência e vestuário; moderação no uso de fragrâncias e perfumes.

A adoção desses aspectos deve ser considerada ao longo da leitura, inclusive na execução dos procedimentos a serem elencados nos capítulos subsequentes.

Qualidade da assistência ao paciente

Depende da capacidade de auto-organização da equipe e de cada profissional de enfermagem

---

Aspectos da assistência ao paciente

- Paciente
- Ambiente
- Procedimento
- Anotação de enfermagem
- Profissional

5

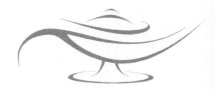

Princípios de Biossegurança

Emilia Emi Kawamoto

- ▶ Introdução, *41*
- ▶ Conceitos básicos, *42*
- ▶ Precauções-padrão, *44*
- ▶ Técnica de higienização das mãos, *45*
- ▶ Manuseio de material esterilizado, *46*
- ▶ Técnica de calçar luvas estéreis, *48*

Capítulo 5 | Princípios de Biossegurança

■ Introdução

Infecções relacionadas com a assistência à saúde
Decorrentes de incontáveis microrganismos no ambiente, justificam a aplicação de técnicas que reduzem a quantidade desses microrganismos, propiciando maior segurança ao paciente e à equipe de saúde

A existência de incontáveis microrganismos no ambiente justifica a aplicação de técnicas que reduzem esse número, propiciando maior segurança ao paciente e à equipe de saúde, inclusive na prevenção, tratamento e recuperação de infecções relacionadas com a assistência à saúde (IRAS).[1]

A transmissão dos microrganismos, nessa cadeia, pode ocorrer por via:

- *Direta*: dispensa a participação de veículos, pode ser pelo beijo, relações sexuais, contato com a pele, por meio de secreções oronasais (ao falar, tossir, espirrar)
- *Indireta*: a transmissão ocorre por meio de:
  - Materiais ou objetos contaminados: brinquedos, louças, talheres, roupas de cama, instrumentos cirúrgicos
  - Alimentos, água, soro, sangue contaminados
  - Ar: poeira e núcleos infecciosos (pequenos resíduos de evaporação de gotículas expelidas pelo hospedeiro infectado)
  - Vetor: organismo vivo (mosquito, carrapato, rato).

Para evitar ou diminuir a disseminação de organismos patogênicos de um indivíduo para outro, no cotidiano, durante as atividades no trabalho, no cuidado ao paciente e ao meio ambiente, são adotadas medidas:

Medidas de prevenção de disseminação de microrganismos
Para evitar ou diminuir a disseminação de organismos patogênicos de um indivíduo para outro, no cotidiano, durante as atividades no trabalho e no cuidado ao paciente e ao meio ambiente, são adotadas medidas individuais, coletivas ou hospitalares

- *Individuais*: cada indivíduo deverá utilizar medidas com a finalidade de se proteger e evitar ser o disseminador de microrganismos. As principais são:
  - Higienizar as mãos com frequência ao prestar a assistência, após chegar da rua, após assoar o nariz, antes das refeições, após eliminações
  - Cobrir a boca ao tossir ou espirrar
  - Não compartilhar objetos de uso individual (toalha, escova de dente) usados por outras pessoas
- *Coletivas*: métodos que visam atender à comunidade. Por exemplo: saneamento básico, desinfestação (eliminação de insetos e roedores), sanificação (higiene ambiental)
- *Hospitalares*: práticas especiais que abrangem medidas gerais como isolamento de pessoas com moléstias transmissíveis, limpeza terminal e concorrente, não sentar nas camas dos pacientes, não colocar materiais diretamente no chão (comadre, papagaio, bacia).

As infecções podem ser causadas por agentes presentes no meio ambiente, no material, no paciente e na própria equipe que o atende transmitidos durante o procedimento.

---

[1] Anvisa. Controle de infecção em serviços de saúde. Infecção relacionada com a assistência à saúde (IRAS). Disponível em http://www.anvisa.gov.br/servicosaude/controle/iras.htm Acesso em 12/03/2010.

Portanto, o conhecimento de conceitos básicos e o emprego correto das técnicas são fundamentais no controle de infecções relacionadas com a assistência à saúde, pois contribuem para a quebra dessa cadeia.

■ Conceitos básicos[2]

Limpeza

> **Limpeza**
> Remoção de sujidades e redução de microrganismos em material, equipamento ou ambiente utilizando água e sabão ou soluções detergentes

Limpeza consiste na remoção de sujidades e na redução de microrganismos em material, equipamento ou ambiente utilizando água e sabão ou soluções detergentes. Constitui a etapa inicial de todas as ações referentes ao processamento de material, embora conforme a condição do material ou equipamento, previamente à limpeza manual ou mecânica, pode ser imerso em solução para descontaminação e/ou desincrustação, visando, respectivamente, à proteção do profissional na manipulação e à remoção de substâncias orgânicas aderidas, antecedendo ao processo de lavagem, enxágue e secagem. Isoladamente, o método da limpeza é empregado em artigo não crítico.

Cabe salientar que descontaminação e desinfecção não são sinônimas. A descontaminação tem por finalidade reduzir o número de microrganismos presentes nos artigos sujos, de modo a torná-los seguros para manuseio, com menor risco ocupacional. O uso de agentes químicos desinfetantes como glutaraldeído, formaldeído, hipoclorito de sódio e outros no processo de descontaminação não tem fundamentação. A solução desinfetante se liga com as moléculas de proteínas da matéria orgânica e o agente químico não penetra os microrganismos, oferecendo "falsa segurança" no manuseio do material descontaminado. Além disso, o uso do desinfetante na prática da descontaminação provoca uma aderência de matéria orgânica precipitada, prejudicando a limpeza posterior do artigo.

Desinfecção

> **Desinfecção**
> Método que promove eliminação ou destruição de todos os microrganismos na forma vegetativa, independentemente de serem patogênicos ou não, presentes em material inerte, ou seja, artigos e objetos inanimados

A desinfecção é método que promove eliminação ou destruição de todos os microrganismos na forma vegetativa, independentemente de serem patogênicos ou não, presentes em material inerte, ou seja, artigos e objetos inanimados. A destruição de algumas bactérias esporulada também pode ocorrer, mas não se tem o controle nem a garantia desse resultado. Precedido pela limpeza, o processo de desinfecção química de equipamento, material ou superfície, utiliza diversos tipos de soluções químicas com ação desinfetante, conforme o nível

---

[2]Anvisa. Curso Básico de Controle de Infecção Hospitalar. Caderno C. Métodos de Proteção Anti-Infecciosa. Disponível em http://www.cvs.saude.sp.gov.br/pdf/CIHCadernoC.pdf

de desinfecção desejado (baixo, intermediário ou alto nível) como álcool a 70%, hipoclorito de sódio, glutaraldeído, ácido peracético e compostos fenólicos. Esse método é empregado no processamento de artigos semicrítico e crítico, conforme as características do artigo e o nível de desinfecção desejado. Na escolha do desinfetante mais adequado, considere algumas características: amplo espectro de ação antimicrobiana, inativação rápida dos microrganismos, não ser corrosivo para metais, não danificar artigos, sofrer pouca interferência na sua atividade, de matéria orgânica; não ser irritante para a pele e as mucosas, apresentar baixa toxicidade, tolerar pequenas variações de temperatura e de pH, ter ação residual sobre superfícies quando aplicado no ambiente; ser estável quando concentrado ou diluído, compatível com sabões e detergentes, manter a atividade mesmo sofrendo pequenas diluições, ser um bom agente umectante, fácil uso, inodoro ou de odor agradável, baixo custo.

Esterilização

Esterilização
Destruição ou eliminação de todos os microrganismos na forma vegetativa ou esporulada

A esterilização consiste na destruição ou na eliminação de todos os microrganismos na forma vegetativa ou esporulada. Conforme as características, o material ou o equipamento limpo e seco poderá ser esterilizado por meio de vapor saturado sob pressão (autoclave), radiação (raio gama), gás (óxido de etileno, plasma de peróxido de hidrogênio ou soluções químicas (glutaraldeído, ácido peracético). A esterilização é empregada no processamento de artigo crítico.

Degermação

Degermação
Método para a remoção ou a redução do número de bactérias na pele por meio de aplicação de substância química, sabão ou detergente, associada a produto antisséptico

Degermação é o método aplicado para a remoção ou a redução do número de bactérias na pele por meio de aplicação de substância química, sabão ou detergente, associada a produto antisséptico, antes de iniciar o procedimento invasivo.

Assepsia

Assepsia
Conjunto de medidas adotadas para impedir a introdução de agentes patogênicos no organismo

Segundo o MS, assepsia é o conjunto de medidas adotadas para impedir a introdução de agentes patogênicos no organismo. Entre essas medidas, são utilizadas as técnicas assépticas, em referência a uma série de procedimentos que evitam a contaminação. Além das técnicas assépticas, é importante respeitar as normas estabelecidas em relação às precauções-padrão e a manipulação de material esterilizado.

Antissepsia

Antissepsia
Conjunto de meios empregados para impedir a proliferação microbiana

Segundo o MS, antissepsia é o conjunto de meios empregados para impedir a proliferação microbiana.

Tabela 5.1 Antissépticos mais utilizados.

Antissépticos		Indicações	Observações
Álcool	Gel	Antissepsia das mãos	Gel e Solução: 70% Não apresenta efeito residual
	Solução	Antissepsia da pele, venopunção	Tem ação antisséptica e desinfetante
Gliconato de clorexidina		Antissepsia cirúrgica de mãos e antebraços no pré-operatório Degermação do campo cirúrgico Demarcação da pele no campo operatório Antissepsia em pele e mucosas	Solução degermante: 2%; 4% Solução alcoólica: 0,5% Solução aquosa: 0,2% Efeito residual: 6 h Amplo espectro de ação, baixa toxicidade e menor índice de reação alérgica
Iodóforos São complexos formados entre a combinação do iodo e agente solubilizante Por exemplo: PVP-I (polivinilpirrolidona iodo)			Solução degermante, alcoólica e aquosa: 10% com 1% de iodo livre Efeito residual: 2 a 4 h Provoca irritação, alergia, inativado em presença de matéria orgânica

Utiliza-se o termo quando se empregam na pele e nas mucosas soluções antissépticas germicidas, de baixa causticidade e hipoalergênicas.

▼
Antissépticos
Soluções que podem ser degermantes, tópicas, em tintura ou em gel
---

Os antissépticos podem ser do tipo:

- *Degermante*: formulação associada a um agente detergente, tensoativo
- *Tópico*: formulação em veículo aquoso
- *Tintura*: formulação em veículo alcoólico
- *Gel*: formulação contendo antissépticos, em base de gel.

▪ Precauções-padrão

Na ausência ou na indefinição diagnóstica, o paciente pode ser considerado transmissor de infecção, e, ainda que desconhecida, isso justifica a importância de utilizar medidas de proteção, reivindicar condições adequadas de trabalho e inteirar-se das normas legislativas sobre o assunto, como a NR32.

▼
Medidas de precauções-padrão
Consistem em higienização das mãos, uso de luvas, avental, máscar, óculos e protetor facial, descarte de material perfurocortante, descontaminação da superfície e vacinação do profissional
---

Para não colocar em risco a saúde dos profissionais, recomenda-se a adoção de precauções básicas (universais ou padrão), ou seja, medidas de proteção ao risco de contaminação ocupacional com material biológico como sangue e fluidos corpóreos, evitando a transmissão de doenças durante o cuidado com todos os pacientes.

Segundo a Anvisa, as medidas de precauções-padrão incluem:

- *Higienização das mãos*: antes e após contato com paciente, realização de procedimentos (ver na descrição da técnica de higienização das mãos)

- *Uso de luvas*: em risco de contato com sangue, fluidos corporais, secreção, excreções ou materiais potencialmente infectantes
- *Uso de avental*: em possibilidade de contato da pele ou de roupas do profissional de saúde com sangue ou líquidos corporais
- *Uso de máscara, óculos e protetor facial*: em possibilidade de respingos de sangue ou líquidos corporais atingirem a face do profissional
- *Descarte de material perfurocortante*: utilizar recipientes específicos para descarte, dispostos em locais visíveis e de fácil acesso. É proibido reencapar agulhas e desconectar agulha no descarte da seringa
- *Descontaminação de superfície*: em presença de sangue ou líquidos corporais em superfícies
- *Vacinação do profissional*, como medida profilática de hepatite B, difteria e tétano, é recomendação incluída na NR32.

■ Técnica de higienização das mãos

Finalidades

- Diminuir a quantidade de microrganismos na flora transitória
- Eliminar sujidades e resíduos de substâncias tóxicas e medicamentosas
- Evitar a disseminação de doenças
- Proteger a saúde dos clientes e profissionais.

Indicações

No ambiente de trabalho, as mãos devem ser higienizadas:

- Ao iniciar o turno de trabalho
- Antes de manipular material estéril e realizar técnica asséptica
- Antes e após o cuidado ao paciente
- Em presença de sujeira visível nas mãos
- Após a utilização do banheiro e manipulação de material sujo ou contaminado
- Ao término do dia de trabalho.

Conforme a NR32, o estabelecimento de saúde deve dispor de dispensadores com sabão líquido, e a torneira deve ter dispositivo de acionamento que evita o contato direto das mãos ao abrir e fechar.

Procedimentos de enfermagem

- Conferir o material necessário: sabão líquido, toalha de papel, lixeira
- Retirar adornos, dobrar os punhos se estiver usando vestuário com manga longa
- Manter distância da pia ou do lavabo antes de abrir a torneira

Fundamentos de Enfermagem

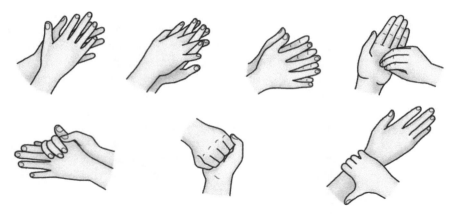

Figura 5.1 Sequência das etapas para higienização das mãos.

- Molhar as mãos, ensaboar as mãos e os punhos e friccionar bem, conforme a ilustração da sequência, na Figura 5.1:
  - Palma a palma
  - Palma sobre o dorso com dedos entrelaçados e repetir na outra mão
  - Entrelaçar os dedos com fricção interdigital
  - Fricção da palma com a polpa digital e repetir na outra mão
  - Envolver e higienizar os polegares
  - Entrelaçar as pontas dos dedos fechados e friccionar o leito ungueal, as unhas e extremidades
  - Finalizar em movimentos circulares, em volta de cada punho
- Enxaguar as mãos ligeiramente inclinadas para cima
- Secar as mãos com toalha de papel e desprezar na lixeira após o uso.

Observações

- Evite encostar-se na pia ou no lavabo – é área contaminada
- Se necessário, repetir o procedimento após enxaguar as mãos
- Usar preparações alcoólicas (gel ou solução) na higienização das mãos até três vezes consecutivas em substituição à higienização das mãos:
  - na ausência de sujidade evidente
  - no cuidado entre os pacientes
  - no cuidado ao mesmo paciente entre sítio corporal limpo e contaminado.

■ Manuseio de material esterilizado

Ao manusear um produto esterilizado com técnica asséptica, algumas normas devem ser respeitadas para evitar contaminação do material:

- Trabalhar em ambiente limpo, calmo, seco, sem ventilação excessiva
- Higienizar as mãos com água e sabão antes de manusear o material esterilizado
- Verificar se a embalagem está íntegra, seca, sem manchas, com identificação (tipo de material, data da esterilização ou da validade)
- Trabalhar de frente para o material
- Manter distância entre o seu corpo e o material a ser manipulado
- Evitar tossir, espirrar, falar sobre o material exposto
- Não fazer movimentos sobre a área ou material estéril.

A seguir serão listadas algumas normas para manuseio e abertura de material esterilizado:

Manuseio e abertura de material esterilizado
Ao manusear um produto esterilizado com técnica asséptica algumas normas devem ser respeitadas para evitar contaminação do material

- *Pacote acondicionado em campo*:
  - Posicionar o pacote tocando na parte externa do campo, de modo que, ao abri-lo, inicie pela extremidade oposta ao manipulador
  - Em seguida, abrir as extremidades laterais
  - Por último, abrir a extremidade em direção ao manipulador
  - Não tocar a parte interna do pacote
  - Após aberto, ainda que não utilizado, o pacote não pode ser considerado e armazenado, novamente, como material esterilizado
- *Seringa descartável*:
  - Abrir os invólucros no local indicado pelo fabricante, próximo do êmbolo
  - Segurar no corpo da seringa, sem tocar a parte interna do êmbolo, a parte interna do cilindro e a ponta da seringa (bico).
- *Agulha descartável*:
  - Abrir o invólucro no local indicado pelo fabricante, próximo ao canhão
  - Adaptar a ponta da seringa ao canhão da agulha
  - Manter a agulha protegida até o momento do uso
  - Evitar tocar no canhão da agulha, segure-a na parte externa do protetor.

Quanto às dimensões da agulha, na indicação 30 × 8, por exemplo, o comprimento refere-se a 30 mm (ou 3 cm) e o diâmetro a 0,8 mm.

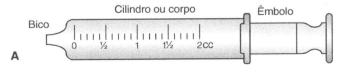

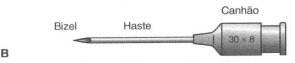

Figura 5.2 (**A**) Seringa. (**B**) Agulha.

▪ Técnica de calçar luvas estéreis

Luvas estéreis
Seu uso é indicado para manuseio de material esterilizado e ao utilizar técnica asséptica

O uso de luvas estéreis é indicado ao manusear material esterilizado e ao utilizar técnica asséptica.

Os procedimentos de enfermagem são (Figura 5.3):
- Selecionar o material conforme o tamanho adequado
- Retirar adornos e higienizar as mãos
- Posicionar o material em superfície segura
- Abrir o pacote de luva, sem tocar nas luvas
- Com a mão dominante, retirar a luva pegando pela parte interna do punho
- Calçar a luva na mão não dominante atentando para não contaminar a parte externa
- Colocar a mão enluvada dentro da dobra do punho da outra luva
- Calçar a luva na mão não dominante atentando para não contaminar a mão enluvada
- Ajeitar as luvas externamente com as mãos enluvadas
- Após o uso, retirar a luva de uma das mãos puxando-a, externamente pelo punho, sobre a mão, virando-a pelo avesso. Quanto à outra luva, segurá-la pela parte interna do punho, puxando-a e virando-a pelo avesso.

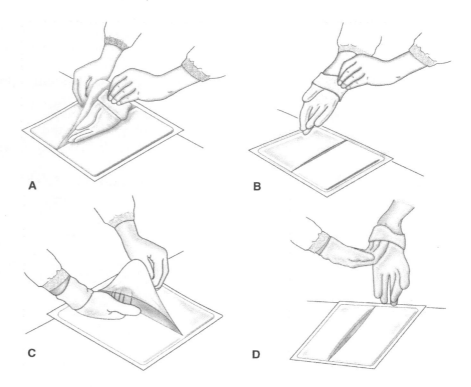

Figura 5.3 (**A** a **D**) Sequência da técnica de calçar as luvas.

6

Sistema de Registro e Informação

Julia Ikeda Fortes

- Prontuário do paciente, *50*
- Anotação de enfermagem, *51*
- Admissão, *53*
- Alta, *54*
- Transferência, *55*

■ Prontuário do paciente

A gestão em informação na saúde é essencial para integrar os dados do paciente, a evolução no tratamento, as ações assistenciais realizadas, bem como as ações clínicas, administrativas utilizadas no delineamento das decisões e condutas da equipe multiprofissional. Entre os inúmeros dados a serem registrados, o prontuário é o acervo documental, padronizado e organizado, constituído de um conjunto de informações e imagens registradas referentes ao estado de saúde do paciente e à assistência prestada pelos elementos da equipe multiprofissional. É responsabilidade de todos os profissionais manter esse conjunto de documentos como uma fonte de informação disponível, correta, completa e segura que possibilita a comunicação entre os envolvidos no cuidado, favorecendo a continuidade da assistência prestada ao indivíduo isenta de riscos e danos. A documentação sobre os cuidados do paciente é complexa, não sendo mais possível tolerar registros pouco estruturados, incompletos e desordenados, como por vezes ocorre em algumas instituições.

Nesse cenário, o prontuário eletrônico oferece a melhor qualidade da informação e, de modo integrado, facilita a tomada de decisão nas condutas de maneira mais embasada, com menor risco ao paciente e menor custo para o serviço de saúde.

O avanço da tecnologia de informação e comunicação possibilitou a implantação de sistemas de arquivos computadorizados com o desenvolvimento de padrões de informação em saúde. Buscando a superação dos desafios na educação e treinamento de usuários, da equipe de suporte técnico e vencendo barreiras organizacionais, as instituições de saúde avançam para a utilização do prontuário eletrônico.[1]

Os objetivos do prontuário incluem: atender a legislação, garantir a continuidade da assistência segura, contribuir na auditoria e favorecer o ensino e a pesquisa.

É constituído basicamente de:

- informações da equipe multiprofissional relativas à história da doença atual, antecedentes pessoais e familiares, exame físico, diagnóstico, evolução da doença, descrição de cirurgia, ficha de anestesia, relatório médico
- prescrições médica e de enfermagem
- evoluções clínica e de enfermagem
- registro de avaliações e procedimentos efetuados
- resultados de exames complementares de diagnóstico.

> **Prontuário**
> Acervo documental, padronizado e organizado, constituído de um conjunto de informações e imagens registradas referentes ao estado de saúde do paciente e à assistência prestada pelos elementos da equipe multiprofissional

> **Prontuário eletrônico**
> Sistema de arquivos computadorizados que facilita a tomada de decisão nas condutas de maneira mais embasada, com menor risco ao paciente e menor custo para o serviço de saúde

---

[1]O prontuário eletrônico do paciente na assistência, informação e conhecimento médico. Edit: Eduardo Massad, Heimar de Fátima Marin, Raymundo Soares de Azevedo Neto. Col.: Antonio Carlos Onofre Lira. São Paulo: H. de F. Marin, 2003. Disponível em http://www.sbis.org.br/site/arquivos/prontuario.pdf

Capítulo 6 | Sistema de Registro e Informação

O prontuário é um documento legal, e, após a alta do paciente, fica arquivado no Serviço de Arquivo Médico e Estatística (SAME).

■ Anotação de enfermagem[2]

Anotação de enfermagem
Registro de informações relativas ao paciente organizado cronologicamente de modo a reproduzir a ordem de acontecimento dos fatos que permite identificar a evolução do paciente, detectar alterações, acompanhar a assistência prestada e avaliar os cuidados prescritos, comparando a resposta do paciente ao cuidado prestado
---

A anotação de enfermagem, registro de informações relativas ao paciente organizado cronologicamente de modo a reproduzir a ordem de acontecimento dos fatos, permite identificar a evolução do paciente, detectar alterações, acompanhar a assistência prestada e avaliar os cuidados prescritos, comparando a resposta do paciente ao cuidado prestado, fundamental para o desenvolvimento da Sistematização da Assistência de Enfermagem (SAE), o que assegura a continuidade da assistência.

Deve ser redigida de modo legível, simples, claro, objetivo e exato. A utilização de um roteiro facilita a elaboração. Os seguintes princípios devem ser considerados:

- Verificar o tipo de impresso utilizado na instituição e a rotina que orienta o preenchimento
- Preencher adequadamente o cabeçalho, inclusive a data do novo impresso ou certificar-se de que está de posse do impresso correspondente ao paciente certo
- Ler a anotação anterior antes de realizar o novo registro
- Indicar o horário antes de iniciar a anotação
- Evitar palavras desnecessárias como "paciente", pois a folha de anotação é individualizada e, portanto, já indica que é dele
- Registrar os dados à caneta e nunca a lápis, em letra legível e sem rasuras. Conforme a instituição são aceitas como padrão a redação com caneta azul para plantão diurno e a redação com caneta vermelha para o plantão noturno
- Proceder à anotação ao término da prestação do cuidado, logo após observação de intercorrências, informação recebida ou condutas tomadas, registrando a hora exata de cada evento
- Priorizar a descrição de características, como tamanho mensurado (cm, mm), quantidade (mℓ, ℓ), coloração e formato
- Registrar os fatos evitando julgamentos ou termos subjetivos, pouco específicos (bem, mal, pouco, muito, normal)
- Evitar entrelinha, espaço em branco, parágrafo entre as anotações
- Utilizar a terminologia adequada, evitando abreviaturas, exceto as previstas em literatura
- Evitar rasuras devido ao caráter legal de toda a documentação do paciente. Não utilize corretor para retificar erros. Nesse caso,

---
[2]COREN-SP. Disponível em http://inter.coren-sp.gov.br/sites/default/files/anotacoes_enfermagem.pdf.

recomenda-se a utilização da palavra digo entre vírgulas, redigindo em seguida a informação correta. Por exemplo: "Tomou banho de aspersão com auxílio, digo, banho no leito". Em caso de ter anotado em impresso trocado, passar um traço sobre o registro e anotar, "erro ou paciente errado ou sem efeito"

- Distinguir na anotação a pessoa que transmite a informação: quando é o paciente quem informa, utilizam-se verbos na terceira pessoa do singular: "Refere que". Se fornecida por terceiros, identifique: "A mãe refere que a criança…"
- Realizar as anotações frequentemente, pois se nenhuma anotação foi feita no decorrer de várias horas, pode-se legalmente acusar que nenhuma assistência foi prestada ou que ninguém cuidou do paciente
- Mencionar dados simples, que não requeiram maior aprofundamento científico. Não é correto, por exemplo, o técnico ou o auxiliar de enfermagem anotar dados referentes ao exame físico do paciente tais como abdome distendido, abdome timpânico ou pupilas isocóricas, visto que, para a obtenção desses dados, é necessário ter realizado o exame físico prévio, o que constitui ação privativa do enfermeiro
- Evitar anotações estereotipadas e termos gerais como "segue em observação de enfermagem" ou "sem queixas", que não fornecem nenhuma informação relevante e não são indicativas de assistência prestada
- Registrar todas as medidas de segurança adotadas para proteger o paciente, bem como medidas relativas à prevenção de complicações
- Assinar a anotação, identificando o nome do profissional e o número de registro COREN, por escrito ou por meio de carimbo, ao término do registro.

A anotação de enfermagem realizada pelos membros da equipe de enfermagem, em impresso próprio, basicamente consta de informações relativas a:

- Observação de respostas do paciente às ações realizadas:
  - Alimentação: descrever o tipo de dieta oferecida (geral, leve, branda, por sonda); aceitação (parcial, total); se recusar, relacionar o motivo (inapetência, disfagia); necessidade de auxílio ou não; se dieta por sonda, descrever o volume da dieta e de água administrada; dieta zero (para cirurgia, exame)
  - Eliminações vesicais: débito urinário presente ou ausente; forma de eliminação (espontânea, via sonda de alívio, sonda de demora); características (volume, coloração, odor, hematúria); alterações (disúria)
  - Eliminações intestinais: evacuação presente ou ausente, via de eliminação (retal, ostomia), características (quantidade, consistência, coloração, odor); alterações (dor, sangramento, queixas)
  - Higienização: tipo de higiene realizada (oral, íntima, couro cabeludo, corporal; material utilizado; motivo da higiene; presença de prótese; alterações observadas; necessidade auxílio ou não)

Anotação de enfermagem

• Observação de respostas do paciente às ações realizadas

• Ações terapêuticas prescritas pelo médico e realizadas pela equipe de enfermagem

• Ação de medicamentos e tratamentos específicos

• Ações terapêuticas aplicadas pelos profissionais da equipe multiprofissional

- Aspectos relacionados com procedimentos terapêuticos: condições relativas a sondas, drenos (tipo, localização, volume e características do débito drenado); curativos (local, tipo de curativo, características, material utilizado); imobilizações (local, alterações, posição final, material utilizado); cateteres (dispositivo utilizado, motivo de inserção, troca ou retirada, alterações, material utilizado); aparelhos

- Ações terapêuticas prescritas pelo médico e realizadas pela equipe de enfermagem: a anotação de enfermagem é um instrumento que permite comprovar se a prescrição médica foi cumprida ou não. Caso não tenha sido realizada, deve ser explicitado o motivo. Por exemplo, se um paciente recusa a inalação prescrita, será anotado o fato e o motivo da recusa. Procedimentos rotineiros também devem ser registrados, como a administração de soro, coleta de exames, encaminhamentos e realização de exames
- Ação de medicamentos e tratamentos específicos: segundo o COREN, somente a checagem sobre o horário do medicamento administrado não é suficiente para validar a ação. Após administrar os medicamentos, devem ser anotados: número do item correspondente na prescrição médica; a via e o local de administração; se não administrado, escrever o motivo. Considerando que a resposta orgânica que se manifesta após a aplicação de um medicamento ou tratamento deve constar na anotação de enfermagem, em casos de eventos adversos e intercorrências, anotar a descrição do fato; sinais e sintomas observados; condutas tomadas
- Ações terapêuticas aplicadas pelos profissionais da equipe multiprofissional: a enfermagem quase sempre representa o elo de ligação entre os diversos profissionais da equipe de saúde e os pacientes. Quando a enfermagem identifica a necessidade do paciente em ser atendido por outro elemento da equipe de saúde, o profissional é notificado, e no momento em que a visita é efetivada, a enfermagem faz o registro do fato.

■ Admissão

> **Admissão**
> Entrada do paciente no serviço de saúde para ocupar um leito com a finalidade de se submeter a tratamento clínico, cirúrgico e/ou realização de procedimentos especiais

A admissão diz respeito à entrada do paciente no serviço de saúde para ocupar um leito com a finalidade de se submeter a tratamento clínico, cirúrgico e/ou realização de procedimentos especiais.

O paciente procura a instituição por vontade própria ou da família, e a internação ocorre por indicação médica ou por processo legal, instaurado em casos de doença mental ou infectocontagiosa. Para o paciente, a internação significa a interrupção do ritmo e das atividades cotidianas de vida, sejam domésticas, profissionais ou acadêmicas, e isso pode gerar conflitos motivados por:

- Afastamento do convívio familiar e do meio social
- Necessidade de adaptação no ambiente hospitalar

- Necessidade de conviver com pessoas estranhas e perda da privacidade e da individualidade (sentimento de ser apenas mais um, entre muitas pessoas)
- Desequilíbrio orçamentário e financeiro decorrente de despesas com a assistência médico-hospitalar, afastamento do trabalho, período não remunerado
- Insegurança, medo, sensação de abandono.

A equipe de enfermagem tem um papel importante para o paciente e os familiares, durante a internação, pois os assiste nas 24 h. Atuando junto com os outros profissionais da equipe de saúde, assegura a integralidade da assistência. Previamente comunicada sobre a nova internação na unidade, verificar se o aposento está devidamente preparado para receber o cliente conforme as necessidades informadas.

Ao recepcionar o paciente na unidade de internação, compete à equipe de enfermagem:

- Ser gentil e tratá-lo com cortesia, cordialidade, compreensão e segurança
- Transmitir confiança em relação à instituição, à equipe e ao tratamento
- Apresentar a equipe e os pacientes internados na mesma unidade
- Solicitar aos familiares objetos de uso pessoal, se necessário
- Informar sobre o regulamento, normas e rotinas e mostrar as dependências da Unidade
- Orientar sobre as medidas de precauções específicas, quando indicadas
- Colocar-se à disposição para quaisquer esclarecimentos
- Proceder à entrevista e aferir sinais vitais, peso e altura, entre outros
- iniciar os procedimentos terapêuticos de acordo com a prescrições de enfermagem e médica e a rotina estabelecida na Unidade
- Fazer o rol de pertences e valores, se necessário
- Comunicar o serviço de nutrição e dietética
- Conferir o prontuário e registrar a admissão na anotação de enfermagem: horário, meio de locomoção (deambulando, em maca, cadeira de rodas), presença de acompanhante ou responsável, condições de higiene, queixas relativas ao motivo da internação, procedimentos e cuidados realizados (aferição de sinais vitais, venopunção, coleta de material para exames, elevação das grades), orientações prestadas, outras informações obtidas segundo protocolo institucional.

■ Alta

A alta, que corresponde à finalização da assistência prestada no serviço de saúde ao paciente, é assinada pelo médico e permite que o paciente deixe a instituição; em geral, é efetuada:

Equipe de enfermagem
Com papel importante para o paciente e os familiares durante a internação, atua junto com os outros profissionais da equipe de saúde e assegura a integralidade da assistência

---

Alta
Finalização da assistência prestada no serviço de saúde ao paciente assinada pelo médico que permite que o paciente deixe a instituição

Capítulo 6 | Sistema de Registro e Informação

- Quando o paciente estiver curado, com o quadro clínico estabilizado ou inalterado
- A pedido do paciente ou do responsável
- Para transferi-lo a outra instituição de saúde
- Na ocorrência de indisciplina grave.

Diante da comunicação da alta, a maioria dos pacientes manifesta sentimentos de alegria, porém alguns podem entristecer-se e sentir-se inseguros por não terem alguém que possa cuidar deles ao retornar para casa.

Compete à enfermagem prestar orientações ao paciente e ao(s) familiar(es) quanto a continuidade e modalidades de tratamento em domicílio, retorno ao ambulatório, agendamento de exames, uso de medicamentos, entre outros. Nos serviços em que o farmacêutico atua na unidade, ele é responsável por essa orientação sobre o uso de medicamentos em domicílio.

O paciente poderá sair da unidade de internação acompanhado por familiares, por amigos ou pelo funcionário da instituição; dependendo do estado geral, pode necessitar de transporte em ambulância. Na alta do paciente, antes de encaminhar o prontuário, é necessário anotar: o horário, os procedimentos realizados (aferição dos sinais vitais, retirada de dispositivos), as orientações prestadas, as condições de saída (deambulando, em maca) e com quem saiu (acompanhado por). Após a alta, deve-se providenciar a limpeza terminal e organizar a unidade.

■ Transferência

Transferência
Remoção do paciente de um local para outro. Pode ser interna ou externa

A transferência (remoção do paciente de um local para outro) pode ser interna, quando realizada entre unidades da mesma instituição, ou externa, quando realizada entre instituições. A equipe de enfermagem prepara o paciente para a transferência, fornecendo as orientações necessárias, considerando a adaptação do paciente ao novo ambiente. O paciente pode ser encaminhado em maca ou cadeira de rodas, com os pertences e o prontuário ou resumo de alta, se transferência externa, contendo os registros sobre a assistência prestada desde a admissão. Antes de efetuar a transferência, proceder à anotação de enfermagem, registrando a hora, as condições gerais do paciente, as informações relativas ao motivo da transferência, o local (número do quarto, leito e como foi transferido), os procedimentos realizados, as queixas. Após a saída do paciente, providenciar a limpeza terminal e organizar a unidade.

7

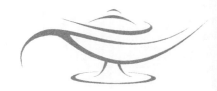

Ambiente e Unidade do Paciente

Emilia Emi Kawamoto

- ▸ Ação do meio ambiente sobre o paciente, *57*
- ▸ Organização e higiene da unidade, *58*
- ▸ Limpeza da unidade do paciente, *59*
- ▸ Limpeza terminal, *59*
- ▸ Limpeza concorrente, *61*
- ▸ Arrumação da cama , *61*

◼ Ação do meio ambiente sobre o paciente

Cada vez mais os estabelecimentos assistenciais de saúde se preocupam em adequar seus espaços para atender às necessidades dos pacientes. Os detalhes arquitetônicos da área física devem respeitar às exigências das normas estabelecidas pela Anvisa e pela ABNT, observando os itens associados aos aspectos de funcionalidade, segurança e humanização relacionados com a acessibilidade, conforto ambiental, tipos de mobiliários e instalações gerais.

Os ambientes têm características específicas de acordo com:

- *O cliente*: considerar a faixa etária, se o paciente é portador de necessidades especiais e se tem dificuldade de mobilidade, atentando para as relações que o paciente estabelece com o seu entorno
- *A unidade*: espaço físico que determina o fluxo de pessoas, a necessidade de recursos humanos e materiais específicos para a prestação de assistência adequada, segundo as atividades exercidas no local, sejam de natureza clínica, cirúrgica ou emergência.

A unidade pode ser classificada em:

- ○ Unidade de internação: consiste no local de prestação do atendimento à saúde para pacientes que necessitam de assistência direta programada por período superior a 24 h. É composta por quartos, banheiros, sala de exames, sala de lazer e recreação, copa, rouparia, expurgo, entre outros
- ○ Unidade do paciente: corresponde ao local onde o paciente ficará acomodado, durante a internação. É constituída por leito, mesa de refeição, mesa de cabeceira, armário, escada, banheiro privativo, entre outros.

Independentemente do tipo de unidade, o paciente necessita de ambiente seguro e confortável para se restabelecer. O aspecto segurança é um dos fatores que influencia significativamente como indicador de qualidade da assistência e na acreditação do serviço de saúde. Entre os riscos mais comuns e as respectivas medidas de segurança, devem ser consideradas:

- *Agressão mecânica*: a queda pode ser evitada mantendo-se as grades do leito elevadas, com contenção adequada quando necessário, mantendo-se pisos secos e limpos, efetuando-se o transporte de pacientes com auxílio e com manutenção periódica dos equipamentos
- *Agressão térmica*: provocada por incêndios e queimaduras decorrentes da aplicação inadequada de bolsa de água quente ou de gelo, cobertores elétricos, placas de bisturi e aparelhos. O incêndio pode ser prevenido com manutenção adequada do sistema elétrico, evitando-se sobrecarga dos circuitos, com vigilância quanto a vazamento de gases e líquidos inflamáveis. Obedecer aos avisos relativos à prevenção de incêndios e promover treinamento preventivo de pessoal

---

Ambiente
Espaços que atendem às necessidades dos pacientes. Os detalhes arquitetônicos da área física devem respeitar às exigências das normas estabelecidas pela Anvisa e pela ABNT. Deve ser seguro e confortável

---

Medidas de segurança
São medidas utilizadas para evitar os riscos de agressões mecânica, térmica, química e radioativa, e assegurar condições ambientais e de segurança psicológica

- *Agressão química*: pode ser evitada mantendo-se medicamentos e soluções longe do alcance do paciente, administrando-se medicações em doses e intervalos corretos, verificando-se o prazo de validade dos produtos e os desprezando se vencidos ou deteriorados
- *Agressão radioativa*: a manipulação de aparelho radioativo deve ser feita por pessoal treinado; considerar o uso de EPI na proteção individual e EPC na proteção coletiva e ambiental
- *Agressão biológica*: causada por microrganismo patogênico. Respeitar as técnicas de assepsia, antissepsia, desinfecção e esterilização. Manter o ambiente livre de insetos e roedores
- *Condições ambientais*: proporcionar um ambiente iluminado, silencioso, arejado ou climatizado, sob temperatura agradável e umidade controlada, sem odores desagradáveis. A disposição do mobiliário deve ser funcional e segura, sem prejudicar a deambulação do paciente e o fluxo do pessoal, além de oferecer harmonia ao conjunto
- *Segurança psicológica*: relativa à prevenção de distúrbios emocionais. Proporcionar um ambiente calmo, tranquilo, limpo e agradável. A equipe deve zelar por uma atitude humanizada que transmita confiança e encorajamento ao paciente.

■ Organização e higiene da unidade

Ambiente limpo e organizado
Além de fornecer boa impressão do serviço, ajuda no controle das infecções, na eficiência do trabalho, na prevenção de acidentes e na gestão do processo de trabalho.

Um ambiente limpo e organizado fornece boa impressão do serviço ao paciente, aos acompanhantes e à sociedade, auxilia no controle das infecções, na eficiência do trabalho, na prevenção de acidentes e na gestão do processo de trabalho.

Para manter a organização local e na unidade do paciente, a equipe de enfermagem deve observar os seguintes preceitos:

- Remover o material em excesso, mantendo o necessário para o período de trabalho
- Organizar e identificar os materiais de uso geral, em local apropriado e de fácil acesso
- Evitar deixar materiais, roupas e lixo no chão
- Observar as condições da unidade do paciente: alinhamento seguro e distância adequada entre o mobiliário; roupas de cama limpas e esticadas; pertences do paciente organizados em local apropriado; evitar a guarda de alimentos na mesa de cabeceira; piso, parede, superfícies de mobiliários e equipamentos limpas; se necessário, solicitar ou efetuar a limpeza úmida, evite panos secos ou objetos que promovam a dispersão das partículas no ambiente
- Não misturar sabão com hipoclorito de sódio, pois o sabão neutraliza a ação desinfetante do cloro.

■ Limpeza da unidade do paciente

Inúmeros estabelecimentos de saúde têm contratado empresas especializadas em higienização do ambiente, principalmente em respeito à Resolução da Anvisa RDC nº 306/2004 que dispõe sobre o Regulamento Técnico para o gerenciamento de resíduos de serviços de saúde. Essas empresas são responsáveis pela higiene, no ambiente de trabalho e pela coleta dos resíduos, no serviço de saúde. Assim, a equipe de enfermagem pode destinar esse tempo para os cuidados ao paciente, influenciando na maior atenção e qualidade da assistência.

Tipos de limpeza

- *Limpeza diária ou concorrente*: é feita diariamente e consiste na limpeza da superfície externa do mobiliário da unidade do paciente
- *Limpeza geral ou terminal*: é a limpeza da unidade, incluindo parede, piso e todo o mobiliário da unidade do paciente.

■ Limpeza terminal

Indicações

- Por ocasião do óbito, da alta ou da transferência do paciente
- Por permanência prolongada no leito ou suspensão das medidas de precaução e isolamento.

Finalidades

- Manter a unidade limpa e com aspecto agradável
- Remover sujidades e microrganismos para prevenir infecções.

Observações

- Proceder à higienização das mãos antes e após a arrumação de cama
- Aplicar os princípios de ergonomia na mecânica corporal
- Manter distância relativa para evitar contato direto com as roupas de cama e mobiliário
- Observar os princípios: movimento unidirecional e amplo, em sentido único; iniciar da parte limpa para a contaminada; de cima para baixo, iniciando na parte mais alta; de dentro para fora, ou seja, da parte interna para a externa
- Respeitar a sequência de limpeza dos mobiliários: mesa de refeição, mesa de cabeceira, poltrona, cama, escada
- Trocar a água sempre que necessário
- Evitar molhar o chão e atentar ao risco de acidentes
- Deixar o leito exposto ao ar e luz solar, quando possível para completa secagem do leito
- Conforme a rotina, após a limpeza, aplica-se álcool 70% nas superfícies

- Em algumas localidades, existem produtos industrializados específicos para a higienização da unidade, como lenços descartáveis umedecidos com produto específico, equipamentos com jato de vapor d'agua, dispensando o uso de balde
- Em algumas instituições, esse procedimento é realizado pela equipe do serviço de higienização e limpeza.

Material utilizado

- Luvas
- Balde com água, sabão
- Panos, esponjas
- *Hamper*
- Lenços umedecidos ou equipamento de vapor d'água, se disponível.

Procedimentos de enfermagem

- Calçar as luvas e arejar o ambiente
- Desocupar mesa de cabeceira, cadeira, cama e colocar os materiais de limpeza em local apropriado
- Remover os lençóis e colocar as roupas no *hamper*
- Limpar a mesa de refeição
- Limpar a mesa de cabeceira: partes interna e externa
- Limpar um dos lados do travesseiro, colocá-lo sobre a mesa de cabeceira (parte limpa com parte limpa) e limpar o outro lado do travesseiro (parte suja)
- Limpar o colchão, no sentido da cabeceira para os pés; dobrá-lo ao meio, limpar a metade inferior da cabeceira do colchão
- Limpar a cama: grade da cabeceira, metade superior do estrado, laterais
- Elevar a cabeceira e limpar a parte inferior do estrado, laterais internas
- Abaixar a cama, virar o colchão dobrado em direção à cabeceira e limpar a outra metade dos pés
- Limpar a metade restante do estrado, as laterais e as grades dos pés
- Elevar a parte dos pés e limpar a parte inferior do estrado, as laterais internas e a manivela
- Limpar os pés da cama e a escada e nivelar a cama na horizontal
- Conforme a rotina, aplicar álcool 70% nas superfícies
- Variar o posicionamento do colchão para evitar deformidade
- Organizar o material e a unidade.

▪ Limpeza concorrente

Limpeza realizada diariamente com um pano úmido e/ou álcool 70% sobre a mesa de cabeceira, parte externa da cama e poltrona, também pode ser efetuada pelo profissional responsável pela higienização do ambiente.

▪ Arrumação da cama

O leito é um fator importante para o repouso e o conforto adequados, bem como para o sono reparador, essencial na manutenção e recuperação da saúde. A arrumação da cama tem por função proporcionar conforto e segurança ao paciente, boa aparência à unidade, tornando o trabalho da enfermagem mais rápido e menos fatigante.

Tipos de cama

- *Cama fechada*: poderá ser preparada após a limpeza terminal. A cama permanece fechada até que o novo paciente a ocupe
- *Cama aberta*: é aquela ocupada pelo paciente que pode locomover-se, ou aguarda a chegada informada do novo paciente a ser admitido
- *Cama aberta com paciente acamado*: é aquela ocupada pelo cliente acamado, impossibilitado de locomover-se. Por segurança, ela é preparada por dois profissionais: um para apoiar o paciente e outro para arrumar a cama
- *Cama de operado*: preparada para receber o paciente submetido à cirurgia ou procedimento sob anestesia.

Observações

- Abrir portas e janelas para arejar o ambiente, antes de iniciar o trabalho
- Proceder à higienização das mãos antes e após a arrumação de cama
- Aplicar os princípios da ergonomia na mecânica corporal
- Utilizar lençóis limpos, secos, sem pregas e sem rugas
- Posicionar o estrado na horizontal e virar o colchão, se necessário
- Observar o estado de conservação do colchão e travesseiro
- Evitar tocar as roupas de cama no chão
- Manter distância relativa para evitar contato direto com as roupas de cama e mobiliário
- Não sacudir as roupas de cama
- Não alisar as roupas de cama, mas ajeitá-las, esticando as extremidades
- Se necessário dobrar as roupas de cama, proceda na sequência:
  - Dobrar ao meio, por 2 vezes, no sentido da largura
  - Dobrar ao meio, no sentido do comprimento

Observações

Dobre a peça, unindo o lado direito com direito, de forma que o lado avesso fique exteriorizado; assim, ao dispor o lençol no colchão, o lado direito ficará corretamente posicionado, ao término da arrumação

- Colocar as peças na cadeira na sequência de uso
- O cobertor e a colcha são opcionais na arrumação de cama
- Ao dispor o lençol na cama, estendê-lo sobre o meio do colchão, de modo que a dobra fique centralizada no meio da cama
- A ourela do lençol deve ficar na parte da cabeceira da cama
- O travesseiro é posicionado sobre a cama, com a abertura da fronha no lado oposto à porta de entrada da unidade
- Arrumar um lado da cama e depois o outro, a fim de economizar tempo e movimentos
- No preparo de cama com duas pessoas:
  - Cada pessoa deverá se colocar de um lado da cama
  - Proceder à arrumação com movimentos coordenados, com cada pessoa realizando-a no seu lado correspondente.

Procedimentos de enfermagem

- Cama fechada
  - Reunir o material: dois lençóis, um lençol móvel ou comum dobrado ao meio (opcional), uma colcha, uma fronha, um cobertor; colocar a cadeira aos pés da cama e sobre ela o travesseiro e a fronha
  - Dispor a roupa na cadeira, na sequência de uso: colcha, cobertor, lençol de cima, lençol móvel e lençol de baixo
  - Dispor o lençol debaixo, fazendo o canto da cabeceira, parte dos pés e lateral da cama (Figura 7.1)
  - Estender o lençol móvel e prendê-los juntamente
  - Colocar o lençol de cima, deixando o barrado rente ao colchão na cabeceira da cama
  - Posicionar o cobertor, em cerca de 40 cm abaixo da cabeceira
  - Estender a colcha rente ao colchão na cabeceira da cama, prendendo junto as três peças no canto dos pés da cama e deixando as laterais soltas
  - Dobrar o travesseiro e colocar a fronha, posicionando-o na cabeceira da cama
  - Finalizar no outro lado da cama e completar a arrumação
  - Deixar a unidade em ordem com o mobiliário alinhado.
- Cama aberta
  - Retirar os lençóis usados, colocá-los no *hamper*
  - Seguir a mesma sequência da cama fechada, deixando o lençol de cima virado sobre o cobertor e a colcha na parte da cabeceira. Colocar o travesseiro sobre a cama
  - Deixar o cordão da campainha próximo ao paciente.

Capítulo 7 | Ambiente e Unidade do Paciente

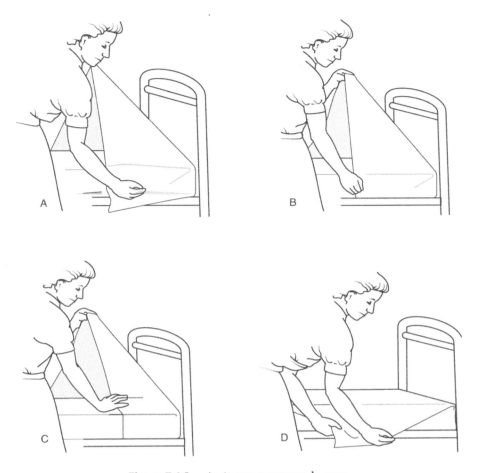

Figura 7.1 Sequência para o preparo da cama.

- Cama aberta com paciente acamado
  - Separar as roupas de cama limpas. Manter o paciente coberto apenas com o lençol de cima, exceto se sentir frio
  - Pedir a colaboração do paciente, orientando-o e elevar a grade da cama. Virá-lo para o lado oposto à cadeira com as roupas de cama
  - Dobrar o lençol sujo sob o paciente, expondo a metade do colchão
  - Estender as roupas limpas, seguindo a sequência
  - Virar o paciente para o lado limpo e retirar o lençol de cima enquanto cobrimos o paciente com o limpo; retirar o lençol sujo e colocar no *hamper*
  - Cuidar para não tracionar dispositivos e extensões, acidentalmente
  - Completar a arrumação da cama e finalizar com a limpeza concorrente.

- Cama de operado
  - Remover as roupas de cama usadas e proceder à limpeza terminal
  - Dispor as roupas de cama na cadeira, na sequência anteriormente descrita
  - Arrumar a cama: lençol de baixo, lençol móvel, lençol de cabeceira com pregas laterais. O lençol de cima, cobertor e colcha podem ser dobrados na parte da cabeceira e dos pés; enrolar (ou não) lateralmente essas roupas, conforme a rotina da instituição
  - Retirar o travesseiro, conforme o tipo de cirurgia
  - Providenciar um suporte de soro, se necessário.

8

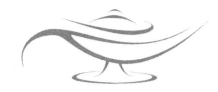

Cuidados Higiênicos com o Paciente

Julia Ikeda Fortes

- ▶ Introdução, *66*
- ▶ Higiene oral, *66*
- ▶ Higiene dos cabelos e do couro cabeludo, *67*
- ▶ Banho no leito, *69*

Introdução

> **Hábitos de higiene**
> Prática pessoal de higiene que pode ser de diferentes tipos: oral, dos cabelos, íntima, corporal, incluindo banho de aspersão, de abluição, de imersão e banho no leito

Os hábitos de higiene pessoal variam bastante conforme cada indivíduo, por isso é preciso ter muito cuidado na abordagem ao paciente e respeitar a privacidade. Muitas vezes é necessário orientar os pacientes quanto aos bons hábitos de higiene, de modo cauteloso para não provocar constrangimentos.

Existem diferentes tipos de higienização: oral, dos cabelos, íntima, corporal, incluindo banho de aspersão, de abluição, de imersão e banho no leito.

O horário da higienização é variável conforme a rotina da instituição e os hábitos do cliente, na humanização do cuidado. Ao executar o procedimento, lembre-se de orientar o paciente e preparar o ambiente previamente utilizando os EPI preconizados nos protocolos instituídos. Essa ocasião é favorável para realizar o exame físico, identificar lesões e outras alterações. Entretanto, preste atenção nas extensões dos dispositivos de infusão, sondas e drenos para evitar desconexão acidental.

Higiene oral

A promoção e a manutenção de boas condições de higiene da boca e dos dentes são fundamentais para a saúde e conforto do paciente. Culturalmente, temos por hábito realizar a escovação dos dentes, pelo menos, 3 vezes/dia. Certas condições patológicas predispõem a irritação e lesão da mucosa oral, como estado de coma, hipertermia. A inserção de dispositivos como sondas e tubo endotraqueal favorece a colonização bacteriana e exige maior frequência na higienização, além da avaliação regular do odontólogo.

> **Higiene oral**
> Consiste na limpeza de dentes, gengivas, bochechas, língua e lábios

A higiene oral compreende a limpeza de dentes, gengivas, bochechas, língua e lábios. Tem por finalidades:
- Conservar a boca livre de resíduos alimentares
- Evitar o mau hálito
- Manter a integridade da mucosa bucal
- Prevenir a cárie dentária e outras infecções
- Proporcionar conforto e bem-estar ao paciente.

Higiene oral de pacientes com dependência parcial de enfermagem

São procedimentos de enfermagem:
- Preparar o material:
  - Um par de luvas de procedimento

- Escova de dente ou haste de espuma ou espátula envolvida em gaze
- Creme dental ou solução dentifrícia
- Fio ou fita dental
- Copo com água (canudo, se necessário)
- Cuba-rim
- Toalha de rosto
- Lubrificante para os lábios, se necessário (vaselina, manteiga de cacau ou similar)
- Informar o paciente sobre o procedimento
- Organizar o material, dispondo-o sobre a mesa de cabeceira e ao alcance do paciente
- Posicioná-lo, elevando o decúbito da cama, se possível
- Colocar a toalha cobrindo o pescoço e o tórax
- Auxiliar o paciente, conforme o grau de dependência
- Escovar no sentido da gengiva para o dente, em seguida a bochecha, a língua e o palato
- Oferecer água para bochechar, aproximar a cuba-rim para escoar o líquido da boca
- Secar os lábios e o queixo com a toalha
- Lubrificar os lábios, se houver indicação
- Retirar o material, higienizar e guardá-lo
- Anotar o procedimento e as anormalidades observadas.

Higiene oral de pacientes com dependência total ou inconscientes

São procedimentos de enfermagem:
- Higienizar as mãos
- Preparar o material e proceder à higiene oral, como descrito anteriormente
- Utilizar sonda de aspiração para remover líquido residual em caso de paciente inconsciente ou entubado
- Manter o paciente em posição confortável
- Anotar o procedimento e anormalidades.

Cuidado com as próteses dentárias

Quando o paciente estiver impossibilitado de cuidar da própria prótese, higienize-a com creme dental ou solução dentifrícia, enxague em água corrente. Oriente a higiene bucal, supervisionando ou efetuando, se necessário.

Higiene dos cabelos e do couro cabeludo

A higiene dos cabelos e do couro cabeludo inclui:

- Pentear e escovar os cabelos, proporcionando boa aparência ao paciente. Observar presença de lesões, descamações, seborreia e pediculose, tomando-se medidas necessárias para o caso, quando necessário
- Lavagem dos cabelos e do couro cabeludo, para mantê-los livres de sujidades.

  Essa lavagem tem como finalidades:
    - Conservar os cabelos e o couro cabeludo limpos, proporcionando conforto e bem-estar ao paciente
    - Estimular a circulação do couro cabeludo
    - Completar a higiene corporal.

  São procedimentos de enfermagem:
- Higienizar as mãos
- Preparar o material:
    - Um par de luvas de procedimento
    - Dois jarros com água morna
    - Balde, bacia
    - Bolas de algodão
    - Xampu líquido ou xampu a seco (se restrição, no uso de água),
    - Impermeável plástico
    - Toalha de banho
    - Biombo, se necessário
- Providenciar o material, colocando-o sobre a mesa de cabeceira e o balde sobre a cadeira ou escada
- Fechar portas e janelas para evitar corrente de ar
- Colocar biombos, se necessário
- Posicionar o paciente em decúbito dorsal horizontal, forrando a cabeceira com impermeável e toalha
- Ocluir os ouvidos do paciente com bolas de algodão para evitar entrada de água
- Posicionar a bacia sob a cabeça, segurando a nuca com uma das mãos e, com a outra, proceder à lavagem, molhando, ensaboando e friccionando bem o cabelo e o couro cabeludo
- Enxaguar até remover todo resíduo do xampu, despejando a água do jarro delicadamente sobre a cabeça. Desprezar a água da bacia no balde e repetir o procedimento, sempre que for necessário, até a retirada de toda a sujidade
- Escorrer bem a água do cabelo, retirar a bacia, proteger a cabeça enrolando-a na toalha e posicionar o travesseiro
- Em caso de xampu a seco, aplicar uma pequena porção do produto, diretamente no cabelo, utilizar a luva de banho descartável para remover sujidade e oleosidade do couro cabeludo, dispensando o uso de água
- Pentear o cabelo e deixar o paciente confortável no leito
- Manter a unidade em ordem
- Anotar o procedimento e anormalidades, se houver

Capítulo 8 | Cuidados Higiênicos com o Paciente

Observações

- O procedimento é facilitado quando executado por duas pessoas
- Observar contraindicações ou cuidados especiais aos pacientes graves ou submetidos à cirurgia em região de cabeça e pescoço.

■ Banho no leito

Banho no leito

Procedimento utilizado na higiene corporal de pacientes acamados que geralmente é executado no período da manhã e repetido, se necessário

Procedimento utilizado na higiene corporal de pacientes acamados, geralmente o banho no leito é executado no período da manhã e repetido, se necessário. Permite maior interação enfermagem-paciente, favorece a realização do exame físico, fornece subsídios para a identificação precoce de úlceras por pressão e outras anormalidades.

O banho no leito tem como finalidades:

- Proporcionar conforto e bem-estar
- Remover sujidades e odores desagradáveis
- Estimular a circulação, remover células mortas e microrganismos.

São procedimentos da enfermagem:

- Higienizar as mãos
- Preparar o material:
  - Um par de luvas de procedimento
  - Bacia, jarro com água morna
  - Sabonete, espuma higienizadora ou gel antisséptico
  - Pano ou luva de banho descartável
  - Toalha de banho, roupa de cama e para o paciente
  - Desodorante ou talco líquido (opcional)
  - Pente ou escova para os cabelos
  - Material para higiene oral ou tricotomia facial, se indicado
  - Comadre e papagaio, quando necessário
  - *Hamper* e biombo
- Cumprimentar e orientar o paciente
- Fechar portas e/ou janelas para evitar corrente de ar
- Colocar biombos, se necessário
- Oferecer comadre ou papagaio
- Proceder à higiene oral e à tricotomia facial
- Baixar a cabeceira da cama, se possível
- Soltar as bordas da roupa da cama e remover o travesseiro, se possível
- Retirar a roupa do paciente, deixe-o coberto com lençol ou cobertor
- Iniciar pelo rosto, orelhas, pescoço
- Higienizar braços e axilas iniciando da parte distal para a proximal; se possível, favorecer a imersão das mãos na bacia e secar
- Higienizar o tórax anterior e o abdome
- Manter a toalha de banho protegendo a região, enquanto providencia a vestimenta limpa do paciente

- Higienizar os membros inferiores e os pés, imergindo-os na bacia colocada sobre a toalha, na cama; desprezar a água utilizada na higienização dos pés
- Colocar o paciente em decúbito lateral, forrar a cama com a toalha, higienizar as costas
- Colocar a toalha e a comadre sob o paciente, oferecer a luva de banho com sabonete para proceder à higiene íntima, auxiliando se necessário
- Promover a higienização das mãos do paciente após a higiene íntima
- Massagear as costas com creme ou talco, conforme descrito para a massagem de conforto
- Proceder à arrumação de cama ou pode ser simultânea, durante o banho
- Reposicionar o paciente e pentear os cabelos
- Limpar e cortar as unhas, se necessário
- Deixar o paciente confortável e a campainha ao alcance
- Organizar a unidade e o material
- Anotar o cuidado prestado e anormalidades.

Observações

- Esvaziar coletores de drenos, sondas e colostomia antes de iniciar o banho
- Proteger curativos e dispositivos que não podem ser molhados e tracionados
- Observar o estado geral do paciente durante o procedimento
- Expor somente a região que está sendo higienizada, atente à privacidade
- Manter a água do banho aquecida durante o procedimento
- Enxaguar bem para remover todo o resíduo de sabão
- Secar bem axilas, espaços interdigitais e região inguinal
- A utilização de produtos como lenços umedecidos, gel antisséptico, espuma higienizadora dispensa o uso de água no procedimento
- Em pacientes que deambulam, o profissional de enfermagem pode supervisionar o banho de aspersão no chuveiro, colaborar na higienização de pacientes parcialmente dependentes, utilizando cadeira higiênica e dispositivos que favoreçam a segurança do cliente.

9

Medidas de Conforto e Segurança do Paciente

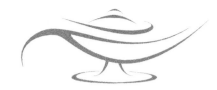

Julia Ikeda Fortes

- Introdução, 72
- Prevenção de úlceras por pressão e deformidades, 73
- Movimentação e transporte de paciente, 76
- Medidas de contenção corporal, 77
- Uso da "comadre" ou do "papagaio", 78

■ Introdução

Conforto e segurança
Abrangem aspectos físicos, psicossociais e espirituais das necessidades humanas básicas

O conforto e a segurança abrangem aspectos físicos, psicossociais e espirituais das necessidades humanas básicas. Durante os cuidados, os procedimentos utilizados podem gerar medo e ansiedade e por vezes determinam sofrimento físico e insegurança, além de danos decorrentes de eventuais falhas, em diversas etapas do processo do cuidar em saúde. A importância da qualificação profissional, gestão dos serviços, dimensionamento de pessoal, comportamento ético, entre outros aspectos motivaram, em 2004, a formação da Aliança Mundial pela Segurança do Paciente, cujas diretrizes orientam o Programa de Segurança do Paciente, da Organização Mundial da Saúde, relacionado com as causas dos eventos, as medidas preventivas, as ações dos profissionais e como tornar a assistência segura.

A partir dessas questões, a Joint Comission International (2006/2007) estabeleceu metas de segurança do paciente, relacionadas com a necessidade de:

- Identificação dos pacientes corretamente
- Melhora da comunicação efetiva
- Atenção aos medicamentos potencialmente perigosos
- Eliminação de ocorrência de cirurgias em local, paciente e procedimento incorretos
- Redução do risco de infecções
- Diminuição de risco de quedas e danos aos pacientes.

No Brasil, o MS, por meio da Anvisa e do Proqualis, expressa a preocupação ao estabelecer critérios de segurança referenciados segundo a OMS. No âmbito da enfermagem,[1] é possível proporcionar conforto e segurança ao paciente com a adoção de medidas como:

- *Identificar corretamente o paciente*: por meio de pulseiras e ao longo do processo na assistência, confirmar o nome correto no prontuário, na solicitação de exames, na identificação de material para análise laboratorial e na realização do procedimento
- *Promover o cuidado limpo e seguro*: higienizar as mãos
- *Observar cuidadosamente dispositivos tais como cateter, sonda, dreno*: identifique cada dispositivo para evitar erros na infusão de soluções e medicamentos, no manuseio e conexão, prevenindo tração acidental
- *Cirurgia segura*: confirmação do paciente, local do procedimento
- *Hemotransfusão segura*: especificado no Capítulo 15
- *Participação do cliente e do familiar no processo do cuidar*: promover a inserção desses sujeitos ao longo da assistência, na compreensão e na atuação pela segurança e pela prevenção de danos

---

[1]COREN-SP. Segurança do paciente. Disponível em http://inter.coren-sp.gov.br/sites/default/files/10_passos_seguranca_paciente.pdf

Capítulo 9 | Medidas de Conforto e Segurança do Paciente

- *Comunicação efetiva*: assegurar-se de que os meios e os métodos de comunicação entre os profissionais, o paciente e o familiar são adequados, sem distorções
- *Prevenção de queda, formação de úlcera por pressão e deformidades*: observar o ambiente, identificar os riscos de acidentes, promover medidas de conforto para evitar formação de lesões
- *Segurança na utilização de tecnologia*: conheça cada equipamento antes de manuseá-lo, leia o manual para utilizar cada recurso de forma correta.

Quanto ao conforto e à segurança, o paciente acamado, em situação de alto grau de dependência, merece atenção especial no atendimento das necessidades. O estado de inatividade compromete o sistema musculoesquelético, provocando desde fraqueza muscular a um quadro irreversível de atrofias, contraturas e deformidades. Outros órgãos podem ser afetados, ocasionando complicações:

- *Circulatórias*: formação de trombos e êmbolos
- *Gastrintestinais*: anorexia, dispepsia, constipação intestinal
- *Respiratórias*: troca inadequada de gases, acúmulo de secreções
- *Tegumentares*: alta incidência em pacientes acamados, caracterizadas pela solução de continuidade da pele, denominada úlcera por pressão, devido à compressão e à maceração de tecidos moles presentes nas saliências ósseas.

Nessas condições, a enfermagem procura organizar as ações, visando evitar ao máximo as complicações, conhecendo as áreas de maior vulnerabilidade, as medidas preventivas das diferentes lesões, adotando um comportamento e comunicação eficaz, incentivando o paciente quanto ao autocuidado, segundo os limites de sua capacidade, ou estabelecido terapeuticamente.

> **Paciente acamado**
> O conforto e a segurança do paciente acamado são garantidos mediante ações que evitem complicações

■ Prevenção de úlceras por pressão e deformidades

O apoio adequado e a mudança frequente de posição facilitam o repouso, ao proporcionar o relaxamento alternado dos diversos grupos musculares. Para manter um alinhamento correto do corpo e diminuir a fadiga muscular, são necessários cama, colchão e travesseiros adequados. Atualmente existem camas que permitem ajustes em relação à altura, ângulos, inclinações, movimentos ritmados e colchões diferenciados que reduzem a pressão exercida nas protuberâncias ósseas.

Outros recursos como boias infláveis, suporte para os pés, coxins com diferentes conformações podem ser utilizados como apoio, permitem a distribuição do peso e massa corporal, minimizando a compressão em áreas localizadas e prevenindo deformidades, como o pé equino. Este pode ser evitado com um apoio, de maneira que

> **Prevenção de úlceras por pressão e deformidades**
> Além de medidas de suporte, alguns cuidados devem ser tomados com a pele, o estado nutricional, a roupa de cama e a movimentação do paciente

a planta dos pés do paciente permaneça posicionada corretamente, evitando a rotação externa. Pacientes inconscientes ou com paralisia necessitam de apoio para os dedos, o que previne a flexão acentuada e a formação de "mãos em garra".

Além dessas medidas de suporte, os cuidados com a pele, estado nutricional, roupa de cama e movimentação do paciente são fatores importantes na prevenção de lesões.

Mudanças de decúbito

Na mudança de decúbito, recomenda-se estabelecer um protocolo norteador, padronizando indicações, número de profissionais necessários, conforme o grau de dependência do paciente, intervalo de tempo entre as mudanças, sequência de orientação do posicionamento, respeitando os princípios ergonômicos e o correto alinhamento corporal.

Durante a movimentação ou o transporte de pacientes, deve-se ter cuidado com extensões, soros, cateteres, drenos, sondas e aparelhos.

Conforme as características do paciente, como peso, grau de dependência, agitação, confusão, a movimentação pode ser uma intervenção de risco, além de demandar esforço físico considerável. Nesse aspecto, o uso de recursos tecnológicos como equipamentos mecânicos ou elétricos como guindaste, grua, elevadores de paciente facilita a movimentação e o deslocamento, minimizando os riscos ocupacionais e acidentes nessa intervenção.

Decúbito dorsal

O paciente é posicionado deitado de costas, e, quando a sua mobilidade no leito está preservada, o uso de dispositivos de apoio é desnecessário. No entanto, os pacientes incapazes de se movimentar devem ter a cabeça, o pescoço, o ombro e os antebraços apoiados sobre travesseiros; rolos para as mãos; membros inferiores apoiados lateralmente; apoio sob os joelhos e a região plantar.

Outra modalidade de decúbito dorsal que reduz a pressão na região das nádegas é a posição do tronco com leve inclinação em 30°. O paciente é colocado sobre apoios justapostos longitudinalmente sobre a cama, de forma que a coluna e a região sacra fiquem apoiadas, porém, com menor pressão local. A leve inclinação favorece a menor pressão sobre o ombro inferior.

Decúbito dorsal
Também denominada posição supina, é a posição mais comumente assumida pelos pacientes hospitalizados.

Decúbito lateral

A adoção de decúbito lateral direito ou esquerdo propicia bem-estar ao paciente, após períodos em decúbito dorsal, aliviando a pressão

Decúbito lateral
Posição que favorece o bem-estar do paciente após períodos em decúbito dorsal

Capítulo 9 | Medidas de Conforto e Segurança do Paciente

exercida nas regiões mais proeminentes do dorso. Para manter um alinhamento adequado do corpo, colocar travesseiro sob a cabeça e o pescoço, sob o braço que está oposto ao colchão e entre os membros inferiores. Um coxim tipo rolo pode apoiar as costas.

Decúbito ventral

Na posição de decúbito ventral, os membros inferiores devem ser apoiados de maneira que os artelhos não toquem a cama; a cabeça pode estar apoiada lateralmente em um travesseiro pequeno e os membros superiores podem estar em posição de abdução ou flexão.

Exercícios ativos e passivos

Desde que não haja contraindicação, o paciente deve ser estimulado a realizar exercícios ativos, movimentar os segmentos do corpo e as articulações para manter o tônus muscular. Em atividades que o paciente não consegue realizar sozinho, promover os exercícios passivos realizados pela enfermagem ou fisioterapeuta.

Massagem de conforto

A massagem de conforto e a mudança de decúbito que podem ser realizadas durante o banho no leito, ou quando necessário, tem como finalidades:

- Proporcionar conforto e bem-estar
- Estimular a circulação
- Possibilitar o relaxamento muscular.
  São procedimentos de enfermagem:
- Higienizar as mãos
- Reunir o material necessário: luvas, creme, talco ou produto indicado
- Orientar e posicionar o paciente, expondo o local a ser massageado
- Aplicar o produto indicado, iniciar a massagem alternando os movimentos de deslizamento, amassamento e movimentos circulares:
  - Movimento de deslizamento (Figura 9.1A)
    - Deslizar as mãos suavemente, começando pela base da coluna vertebral, em direção aos ombros, retornando ao lado das costas até o ponto inicial
    - Sem tirar as mãos, repetir o movimento até a altura da região torácica, retornando ao ponto inicial
    - Continuar o movimento até a altura da cintura e retornar ao ponto inicial
    - Reiniciar os movimentos, repetindo a operação
  - Movimento de amassamento: consiste em segurar a massa muscular e comprimir e descomprimir ritmicamente. Na região dorsal, iniciar pela região glútea em direção aos ombros e descer pelo lado oposto (Figura 9.1B)

Decúbito ventral
Membros inferiores apoiados com os artelhos sem tocar a cama, cabeça apoiada lateralmente em um travesseiro e membros superiores em posição de abdução ou flexão

---

Exercícios
A enfermagem deve estimular o paciente a exercitar-se (exercícios ativos) ou promover os exercícios quando o paciente não consegue realiza-lo sozinho (exercícios passivos)

Massagem de conforto
Realizada durante o banho no leito tem como finalidade proporcionar conforto e bem-estar, estimular a circulação e possibilitar o relaxamento muscular

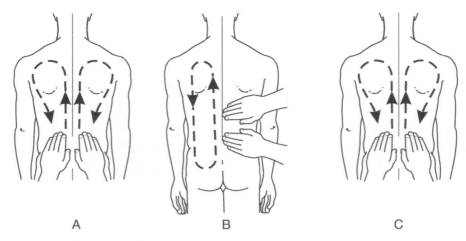

Figura 9.1 (**A**) Massagem com movimentos suaves. (**B**) Movimento de amassamento. (**C**) Repetição da massagem com movimentos suaves.

- Movimentos longos e suaves pelo centro e para cima, retornar para baixo massageando com a palma da mão, executando movimentos circulares (Figura 9.1C).

> **Observação**
>
> Ao realizar o deslizamento, iniciar suavemente, aumentando gradativamente a força, na medida em que avançar as mãos sobre os ombros e reduzir gradativamente a força, ao retornar as mãos para a posição inicial

■ Movimentação e transporte de paciente

Movimentação e transporte de paciente
Pode ser para a cabeceira da cama, da cama para a poltrona ou cadeira de rodas e do leito para a maca e vice-versa

Movimentação do paciente para a cabeceira da cama

Para executar o procedimento com segurança são necessárias pelo menos duas pessoas, dependendo do paciente; se tiver condições de ajudar, apoiando os pés, a movimentação se torna mais fácil. Com a cama em posição horizontal, segurar no lençol móvel e orientá-lo a flexionar os joelhos. Em movimento simultâneo ao impulso efetuado pelo paciente com os pés, deslocá-lo para a cabeceira.

Se o paciente não pode colaborar, recomendam-se quatro pessoas, considerando apoio da cabeça, movimentação do tronco por meio do lençol móvel e controle dos membros inferiores.

Movimentação do paciente da cama para a poltrona ou cadeira de rodas

- Verificar as condições do paciente antes de retirá-lo do leito
- Solicitar auxílio de outra pessoa, se necessário
- Forrar a poltrona ou cadeira de rodas com lençol e colocar próximo ao leito. Travar, se for cadeira de rodas
- Elevar a cabeceira da cama
- Auxiliar o paciente a aproximar-se da beira da cama e a sentar-se
- Usar a escadinha para o paciente apoiar os pés
- Ficar de frente para o paciente e orientá-lo para colocar as mãos sobre o seu ombro
- Colocar as mãos na região axilar do paciente e segurá-lo com firmeza, quando se levantar
- Certificar-se de que o paciente não manifesta sinais de tontura
- Movimentá-lo com cuidado em sentido de rotação, de maneira que o paciente se posicione de costas para a cadeira ou poltrona
- Auxiliar o paciente a sentar lentamente
- Utilizar o lençol móvel ou equipamento específico para transferi-lo para a poltrona, com auxílio, caso o paciente não coopere na movimentação
- Auxiliá-lo a se acomodar na cadeira e ajustar o descanso para os pés
- Calçar os chinelos e cobri-lo, se necessário.

Movimentação do paciente do leito para a maca e vice-versa

- Remover o lençol de cima para facilitar a visualização do paciente
- Soltar o lençol móvel ou o lençol de baixo
- Dispor a maca de forma paralela ao leito, mantendo-a encostada
- Dois profissionais ficam ao lado da maca e outros dois ao lado da cama, segurando o lençol móvel ou lençol de baixo bem próximo ao paciente
- Em movimento simultâneo, deslocar o paciente da cama para a maca
- Cobrir o paciente e acomodá-lo.

Os pacientes inconscientes, confusos e agitados devem ser transportados com as grades elevadas. Em encaminhamento para exame ou cirurgia, anotar a hora da saída e o destino e, no retorno, a hora da chegada, o procedimento realizado e as intercorrências.

Medidas de contenção corporal

Além das medidas de prática segura, às vezes é necessário aplicar a contenção corporal, física ou mecânica. Recomenda-se a participação de equipe treinada

---

■ Medidas de contenção corporal

Como medidas de prática segura de pacientes graves, crianças, idosos, inconscientes e agitados devem ser colocados em camas com grades, mantidas sempre elevadas. Entretanto, essas medidas podem ser insuficientes na prevenção de quedas, riscos de agressão, entre outros e pode ser necessária aplicar a contenção corporal, física ou mecânica.[2]

Nessa intervenção, recomenda-se a participação de equipe treinada, constituída por cinco profissionais, caso a comunicação terapêutica com o paciente não seja efetiva.[3]

Recomenda-se utilizar faixas largas, específicas para esse fim, confeccionadas com tecido acolchoado do tipo matelassê, para preservar a funcionalidade e perfusão da área restringida. Em razão dos eventos adversos decorrentes da contenção, após o enfaixamento, o local deve ser avaliado a cada hora.

Conforme a circunstância, é possível realizar a contenção química mediante a administração de medicamentos.

De acordo com a necessidade, são usadas as seguintes restrições:

- *Restrição do tronco*: a faixa larga é colocada sobre o tórax do paciente, abaixo da área axilar e fixada nas laterais da cama, sem prejudicar a expansibilidade, na respiração
- *Restrição de membros*: pode ser feita de várias maneiras, desde que a área contida seja protegida, evitando-se lesões e garroteamento.

■ Uso da "comadre" ou do "papagaio"

Uso de comadre e papagaio
A comadre é indicada na coleta de material para exame, no controle de diurese, na higiene íntima ou corporal e nas eliminações dos pacientes acamados ou com dificuldade de mobilidade; o papagaio é destinado ao paciente do sexo masculino durante a micção

O uso de comadre é indicado na coleta de material para exame, no controle de diurese, na higiene íntima ou corporal e nas eliminações dos pacientes acamados ou com dificuldade de mobilidade. O papagaio é destinado ao paciente do sexo masculino durante a micção. Nessa situação, pode enfrentar dificuldades no uso, cabendo à enfermagem atendê-lo com compreensão e tato. A privacidade é fundamental para evitar constrangimento. A colocação da comadre ou papagaio deve ser feita com exposição mínima do paciente; se possível, ser executada por pessoal de enfermagem do mesmo sexo e após a colocação deixar o paciente só, colocando o cordão da campainha ao alcance.

São procedimentos de enfermagem:

- Preparar o material:
  - Um par de luvas de procedimento
  - Comadre ou papagaio aquecido e seco

---

[2]COREN-SP. Restrição de pacientes. Disponível em http://inter.coren-sp.gov.br/sites/default/files/Restri%C3%A7%C3%A3o%20de%20pacientes.pdf
[3]COREN-DF. Contenção mecânica. Disponível em http://www.coren-df.org.br/portal/index.php?option=com_content&view=article&id=688:parecer-de-relatora-no-0322009-&catid=80:pareceres-cofen&Itemid=73

Capítulo 9 | Medidas de Conforto e Segurança do Paciente

- Papel higiênico
- Bacia com água e sabonete
- Toalha
- Biombos
- Manter a privacidade com biombos
- Orientar o paciente para flexionar as pernas e elevar os quadris
- Colocar a comadre, levantando um pouco o lençol
- Elevar a cabeceira, se não houver contraindicação e manter o paciente confortável
- O papagaio deve ser colocado entre os membros inferiores e o pênis dentro do recipiente
- Deixar o paciente sozinho, com o cordão da campainha e o papel higiênico ao alcance das mãos
- Para retirar a comadre, solicitar ao paciente que eleve os quadris, flexionando os joelhos. Retirar a comadre, cobri-la e colocá-la sobre a cadeira
- Se o paciente estiver impossibilitado, a comadre deve ser colocada e retirada com auxílio de outra pessoa, para elevar o quadril ou lateralizar o paciente
- Oferecer bacia com água morna, sabonete e toalha para a higiene das mãos
- Levar a comadre/o papagaio para o banheiro, observar o conteúdo e medir, se necessário
- Higienizar a comadre/o papagaio, guardando em local apropriado, ou proceder à desinfecção ou esterilização, conforme a rotina da clínica
- Proceder à anotação de enfermagem.

10

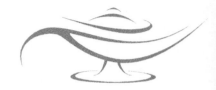

Procedimentos para o Diagnóstico

Julia Ikeda Fortes

- Posições para exames, *81*
- Coleta de material para exames de laboratório, *84*

> **Diagnóstico**
> O diagnóstico pode ser definido pela utilização dos dados fornecidos pela anamnese, pelo exame físico e pelos exames por imagem e de laboratório.

Diante da suspeita de determinado agravo, o médico pode definir o diagnóstico, utilizando-se dos dados fornecidos pela anamnese, pelo exame físico e pelos exames por imagem e de laboratório. Alguns exames necessitam de preparo específico do paciente e técnicas adequadas na coleta de material, por isso cabe à equipe de enfermagem atentar-se sobre aspectos importantes como orientar o paciente, manusear e identificar corretamente o frasco ou recipiente, respeitar o intervalo de tempo entre a coleta e o encaminhamento do material, para evitar alterações no resultado dos exames.

Além da coleta de material, certos exames e procedimentos terapêuticos requerem a colocação do paciente em uma posição adequada.

■ Posições para exames

> **Posições para exames**
> Com a finalidade de favorecer a realização de determinados exames e procedimentos e possibilitar a coleta de material, respeitando a privacidade, essas posições incluem: decúbitos dorsal e ventral e posições de Sims, ginecológica, de litotomia, genupeitoral, de Trendelenburg, ereta e de Fowler

As posições para exames têm por finalidade favorecer a realização de determinados exames e procedimentos e possibilitar a coleta de material, respeitando a privacidade. O paciente deve permanecer coberto, com exceção da área a ser examinada.

Decúbito dorsal

O paciente é posicionado deitado de costas, com as pernas estendidas ou ligeiramente flexionadas para facilitar o relaxamento dos músculos abdominais. Os braços permanecem estendidos ao longo do corpo. O lençol que cobre o paciente deve estar solto na cama. O uso do travesseiro é opcional.

- *Indicação*: realização de exame físico.

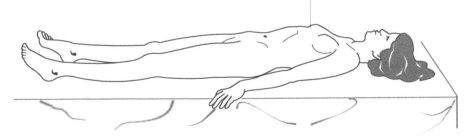

Figura 10.1 Decúbito dorsal.

Decúbito ventral

Também denominada *posição prona*, o paciente é posicionado de bruços, com o abdome para baixo, pernas estendidas ou ligeiramente flexionadas. Os braços permanecem estendidos ao longo do corpo ou flexionados. O uso do travesseiro é opcional e a cabeça fica posicionada para o lado.

- *Indicação*: realização de exame físico da região dorsal, mudança de decúbito.

Posição de Sims

Colocar o paciente em decúbito lateral esquerdo com a cabeça apoiada no travesseiro. O corpo deve estar ligeiramente inclinado para a frente, com o braço esquerdo sob a cabeça, de modo que parte do peso do corpo se apoie sobre o peito. O braço direito é posicionado de forma confortável. Os membros inferiores devem estar flexionados; o direito, mais acentuadamente que o esquerdo. Cobrir o paciente, expondo apenas a área necessária.

- *Indicações*: exames vaginais, retais, clister e lavagem intestinal.

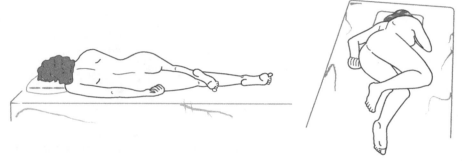

Figura 10.2 Posição de Sims.

Posição ginecológica

Colocar o paciente em decúbito dorsal horizontal, com as pernas flexionadas sobre as coxas, a planta dos pés apoiada sobre o colchão e os joelhos bem afastados. No uso de mesas ginecológicas, posicionar as pernas da paciente sobre os apoios próprios. Cobrir o paciente com um lençol.

- *Indicações*: exame e tratamento vaginal e retal.

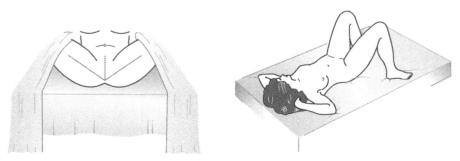

Figura 10.3 Posição ginecológica. À esquerda, vista de frente.

Posição de litotomia

Posição semelhante à posição ginecológica, na posição de litotomia deve-se colocar o paciente em decúbito dorsal, e as coxas devem estar bem flexionadas sobre o abdome, afastadas uma da outra com as pernas sobre as coxas. Ao colocar o paciente nessa posição, é possível usar suportes para as coxas. O paciente deve ser coberto com um lençol.

- *Indicações*: cirurgia ou exames de períneo, reto, vagina e bexiga.

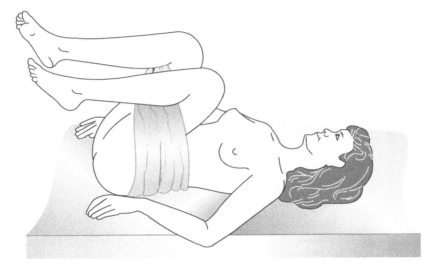

Figura 10.4 Posição para litotomia.

Posição genupeitoral

Nessa posição paciente é colocado ajoelhado sobre a cama com os joelhos afastados, as pernas estendidas e o tórax próximo à cama. A cabeça pode ficar lateralizada, apoiada sobre os braços. O paciente é coberto com um lençol.

- *Indicações*: exames vaginais e retais, além de exercícios pós-parto.

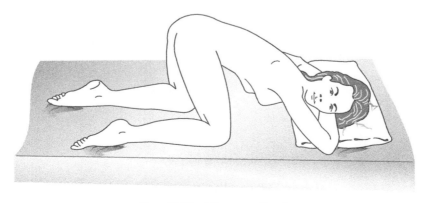

Figura 10.5 Posição genupeitoral.

Posição de Trendelenburg

O paciente é colocado em decúbito dorsal horizontal, com o corpo inclinado, de forma que a cabeça fique em nível mais baixo em relação ao corpo.

- *Indicações*: cirurgias da região pélvica, estado de choque, tromboflebites.

Posição ereta

Também denominada *posição ortostática*, o paciente deve ficar de pé, com o peso distribuído igualmente nos membros inferiores, os pés ligeiramente afastados sobre chão forrado, quando descalço. Permanecer próximo ao paciente, se for necessário.

- *Indicação*: exame neurológico, ortopédico.

Posição de Fowler

A partir do decúbito dorsal, elevar a cabeceira da cama em 45°. Flexionar ligeiramente os membros inferiores para evitar que o paciente deslize no leito, elevando a parte dos pés ou colocando apoio sob os joelhos.

Existe também a *posição semi-Fowler*, semelhante à descrita, apenas com elevação da cabeceira sem flexão dos membros inferiores, permanecem estendidos.

- *Indicações*: para alimentação, aos portadores de patologias respiratórias e cardiopatias, em geral.

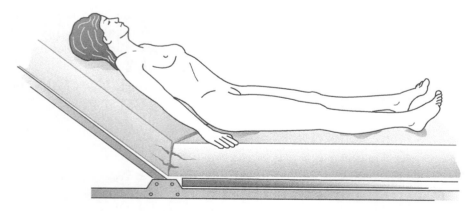

Figura 10.6 Posição de Fowler.

■ Coleta de material para exames de laboratório

Os exames de laboratório são muito importantes para definição do diagnóstico, avaliação do estado do paciente e tomada de decisão na

Capítulo 10 | Procedimentos para o Diagnóstico

Exames de laboratório
Importantes para definição do diagnóstico, avaliação do estado do paciente e tomada de decisão na conduta terapêutica, esses exames analisam sangue, urina, fezes, escarro, liquor e outros materiais

conduta terapêutica. Os exames laboratoriais mais comuns analisam sangue, fezes, urina, escarro, liquor, entre outros. Conforme a instituição, a equipe de enfermagem atua no preparo físico e psíquico do paciente, coleta ou auxilia na coleta das amostras, identifica o recipiente, providencia o encaminhamento do material juntamente com a requisição, ao laboratório.

Coleta de sangue

Geralmente a coleta de sangue é realizada antes do desjejum. A amostra é coletada por meio de venopunção e colocada em recipiente apropriado, de acordo com tipo de exame: tubos de ensaio, tubos esterilizados, frascos com meio de cultura, frascos com ou sem anticoagulantes.

Os exames mais solicitados são:

- Hemograma, hematócrito, hemoglobina, hemossedimentação, tipagem sanguínea, glicemia, ureia, creatinina, sódio e potássio, amilase, fosfatase alcalina
- Hemocultura: tubos com meio de cultura aeróbio ou anaeróbio.

São procedimentos de enfermagem:

- Preparar o material:
  - Luva de procedimento e demais EPI, conforme protocolo institucional
  - Seringa e agulha estéreis, ou dispositivo apropriado para a coleta de sangue
  - Algodão embebido em álcool ou antisséptico padronizado no protocolo
  - Garrote
  - Curativo adesivo
  - Recipiente identificado
- Em necessidade de jejum, orientar na véspera do exame
- Selecionar a veia e garrotear o braço
- Fazer a antissepsia e puncionar a veia
- Soltar o garrote e aspirar o volume de sangue
- Retirar a seringa e agulha, comprimir o local e aplicar o curativo adesivo
- Orientar o paciente a manter compressão sobre o curativo
- Transferir a amostra para os tubos específicos
- Se houver anticoagulante, movimentar suavemente o frasco para evitar a coagulação do sangue
- Encaminhar a amostra ao laboratório
- A utilização de dispositivo como Vacutainer® dispensa seringa, o tubo é acoplado diretamente na outra extremidade da agulha.

Vacutainer®
A utilização de dispositivo com agulha para coleta múltipla de sangue a vácuo dispensa o uso da seringa, sendo o tubo de coleta acoplado diretamente na outra extremidade da agulha

Coleta de urina

A técnica na coleta de urina depende do tipo de exame solicitado. Os exames mais solicitados e respectivos procedimentos de enfermagem são:

- *Tipo 1, sedimento quantitativo*: em pacientes do sexo feminino, confirmar a ausência de sangramento vaginal, orientar higiene prévia dos genitais externos, desprezar o primeiro jato da urina e coletar o jato médio em recipiente limpo e seco. Preferencialmente, proceder à coleta pela manhã, na primeira micção
- *Cultura*: segue a descrição anterior, caso o paciente não esteja com sonda vesical de demora e coletar a urina em recipiente esterilizado. Orientar a manipulação de recipiente estéril para não comprometer o resultado do exame
- *Proteinúria,* clearance *ou urina de 24 h*: orientar o paciente com antecedência, estabelecer o horário de início e término da coleta e oferecer condições materiais como comadre ou papagaio e recipiente para coletar toda urina produzida em 24 h. Em caso de perda de volume, reiniciar o processo
- *Teste de gravidez*: não requer cuidados específicos; coletar a amostra, identificar o frasco e encaminhar ao laboratório, com o pedido de exame
- Glicosúria e cetonúria: quando realizada na unidade, verificar logo após a micção, imergir a fita reagente na urina e comparar com o padrão definido no rótulo do frasco, no tempo estipulado pelo fabricante.

Coleta de fezes

Indicado para detectar presença de parasitos, infecção, pesquisa de sangue oculto, gordura nas fezes.

São procedimentos de enfermagem:

- Orientar o paciente para evacuar na comadre limpa e seca
- Retirar a amostra com auxílio da espátula, colocar no recipiente próprio
- Identificar e encaminhar ao laboratório
- Nos casos de cultura de fezes, coletar a amostra de área que não esteja em contato com a comadre e colocar em recipiente estéril.

Coleta de escarro

Indicado para diagnosticar tuberculose, infecção do trato respiratório e células cancerígenas. A coleta é realizada, preferencialmente, no período da manhã, antes da higiene oral e do desjejum.

São procedimentos de enfermagem:

- Orientar o paciente para inspirar profundamente, tossir vigorosamente e coletar apenas o escarro dentro do recipiente
- Caso a amostra contenha apenas saliva, repetir o processo
- Encaminhar ao laboratório com a requisição.

11

Sinais Vitais e Controles

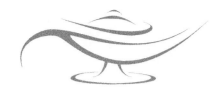

Julia Ikeda Fortes

- ▶ Introdução, *88*
- ▶ Temperatura, *88*
- ▶ Locais para aferição da temperatura corporal, *89*
- ▶ Pulso, *91*
- ▶ Respiração, *93*
- ▶ Pressão arterial, *94*
- ▶ Dor, *96*
- ▶ Mensuração da altura e do peso, *99*
- ▶ Controle de eliminação intestinal, *100*
- ▶ Controle do débito urinário, *101*
- ▶ Controle hidreletrolítico, *101*

Introdução

Sinais vitais
Medidas que fornecem dados fisiológicos, evidenciam o funcionamento e as alterações das funções vitais, indicando as condições de saúde do indivíduo e instrumentalizam o profissional na tomada de decisão e nas intervenções específicas

Sinais vitais são medidas que fornecem dados fisiológicos, evidenciam o funcionamento e as alterações das funções vitais, indicando as condições de saúde do indivíduo e instrumentalizam o profissional na tomada de decisão e nas intervenções específicas por meio da verificação da temperatura, do pulso, da respiração, da pressão arterial e da avaliação do grau de dor.

A verificação dos sinais vitais é indispensável:

- Na admissão, na transferência e na alta do paciente no serviço de saúde
- Durante a rotina diária de atendimento ou de acordo com as prescrições
- Antes e após procedimento invasivo de diagnóstico ou cirúrgico
- Em alterações das condições gerais do cliente como sensação de "mal-estar", perda de consciência, aumento da intensidade da dor
- Antes de procedimentos que possam alterar esses sinais como movimentação, banho, alimentação, curativo, venopunção, administração de determinadas medicações, hemotransfusão, entre outros.

Temperatura

Temperatura corporal
Resultado do calor produzido pelo metabolismo

A temperatura corporal é proveniente do calor produzido pelo metabolismo. Vários processos físicos e químicos promovem a produção ou a perda de calor, mantendo o organismo com temperatura relativamente constante. Esse equilíbrio entre a produção e a perda de calor resulta basicamente da ação do mecanismo termorregulador, controlado pelo hipotálamo: a perda de calor é determinada por impulsos nervosos que provocam vasodilatação periférica, ocorre aumento do fluxo sanguíneo na superfície corporal e estímulo das glândulas sudoríparas. Na retenção de calor corporal, estímulos nervosos provocam vasoconstrição periférica, há diminuição do sangue circulante local e menor perda na superfície corpórea.

Alterações fisiológicas da temperatura

Metabolismo individual
É influenciado por diversos fatores que reduzem ou aumentam a taxa metabólica: sono e repouso, desnutrição, exercícios, emoções, fator hormonal, idade, banho, vestimenta, temperatura dos alimentos

O metabolismo individual é influenciado por diversos fatores que reduzem ou aumentam a taxa metabólica, ocasionando, respectivamente, a diminuição ou a elevação da temperatura corporal:

- *Sono e repouso*: reduz o metabolismo e diminui a temperatura corporal
- *Desnutrição*: indivíduos desnutridos geralmente apresentam temperatura mais baixa pela deficiência no metabolismo celular

Capítulo 11 | Sinais Vitais e Controles

- *Exercícios*: o trabalho muscular eleva a temperatura
- *Emoções*: o estresse aumenta a atividade metabólica e a temperatura
- *Fator hormonal*: a fase de ovulação eleva a temperatura
- *Idade*: o metabolismo do recém-nascido é elevado em relação ao do idoso. Em jovens, observam-se níveis elevados de hormônio do crescimento que provocam elevação da taxa metabólica e da temperatura
- *Banho*: muito quente ou frio provoca alterações transitórias da temperatura
- *Vestimenta*: provoca menor dissipação de calor e contribui para o aumento da temperatura
- *Temperatura dos alimentos*: a ingestão de alimentos e bebidas muito quentes ou frias provoca alteração transitória na temperatura corporal.

Alterações patológicas da temperatura

- Em geral a elevação da temperatura acompanha os processos inflamatórios, infecciosos e neoplásicos
- Reações e manifestações de hipersensibilidade, anafilaxia.

■ Locais para aferição da temperatura corporal

▼
Termômetro
Instrumento para a aferição da temperatura. Pode ser digital, eletrônico, infravermelho ou descartável
---

A temperatura é aferida com o termômetro, que está disponível como termômetro digital, eletrônico, infravermelho ou descartável. Recomendações técnicas desaconselham o uso de termômetro com mercúrio, em razão da toxicidade desse elemento químico, pelo risco ocupacional e ambiental.[1]

O termômetro é colocado em diferentes regiões como orelha e testa, mas preferencialmente em local com rede vascular intensa ou grandes vasos sanguíneos, e mantido por determinado tempo para a leitura correta da temperatura. As regiões em que mais frequentemente se afere a temperatura são:

▼
Regiões para aferição de temperatura
As mais frequentes são oral, retal e axilar

- *Oral*: o bulbo do termômetro deve estar posicionado sob a língua e seguro com os lábios fechados. Essa via é contraindicada em crianças, idosos, doentes graves, inconscientes, com distúrbios mentais, portadores de lesões orofaríngeas, temporariamente após o ato de fumar e a ingestão de alimentos em temperaturas extremas. Uso individual
- *Retal*: a temperatura retal é considerada a mais fidedigna, porém é uma via de acesso mais complexa. É contraindicada em pacientes

---

[1]Recomendação técnica para uso de equipamentos livres de mercúrio. Disponível em http://www.acpo.org.br/biblioteca/02_substancias_quimicas/mercurio/recomendacao.pdf

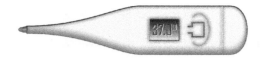 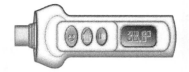

Figura 11.1 Termômetros digital (à esquerda) e infravermelho digital (à direita).

com processos inflamatórios locais ou submetidos a intervenções cirúrgicas do reto e do períneo. O paciente é posicionado em decúbito lateral e o termômetro inserido no ânus. É de uso individual; após o uso, lavar com água e sabão
- *Axilar*: via mais frequente, porém oferece menor precisão em relação à oral e à retal. O termômetro deve ser posicionado no centro da axila seca, de forma que fique entre as superfícies cutâneas.

Parâmetros de normalidade da temperatura corporal

É muito difícil delimitar a temperatura corporal normal porque, além das variações individuais e das condições ambientais, a temperatura não é uniforme nas diversas regiões do corpo no mesmo indivíduo.

Sabendo que os locais mais utilizados para a verificação incluem as cavidades oral e retal e a região axilar, em média, considera-se a temperatura oral como normal a 37°C, sendo a temperatura axilar 0,6°C mais baixa e a retal 0,6°C mais alta.

Os parâmetros de normalidade de temperatura, segundo Atkinson, estão listados na Tabela 11.1.

> **Parâmetros de normalidade de temperatura**
> Os locais mais utilizados para a verificação são as cavidades oral e retal e a região axilar. Em média, considera-se 37°C como temperatura oral normal, sendo a temperatura axilar 0,6°C mais baixa e a retal 0,6°C mais alta

Procedimentos de enfermagem

- Higienizar as mãos
- Providenciar o material: bandeja, termômetro, bolas de algodão (seco e com álcool), bloco de papel e caneta
- Orientar o paciente, colocar o termômetro na axila e baixar o braço
- Manter o termômetro pelo tempo necessário, segundo o fabricante
- Retirar o termômetro e proceder à leitura
- Lavar o termômetro com água e sabão e secá-lo, ou passar algodão embebido em álcool

Tabela 11.1 Parâmetros de normalidade de temperatura segundo Atkinson.

Axilar	Oral	Retal
35,8 a 37°C	36,3 a 37,4°C	37 a 38°C

Capítulo 11 | Sinais Vitais e Controles

- Registrar o valor da temperatura e o local de aferição (oral, retal, axilar), conforme a rotina da unidade (anotação de enfermagem, gráfico, tabela)
- Alguns modelos de termômetro fazem a leitura da temperatura sem contato com a pele, dispensando a desinfecção do material com álcool.

Terminologia

> **Terminologia**
> As variações dos parâmetros da normalidade da temperatura podem ser denominadas: hipotermia, febrícula ou estado subfebril e hipertermia

- *Normotermia*: temperatura dentro dos limites de normalidade
- *Hipotermia*: temperatura abaixo do valor normal; pele e extremidades frias, cianose e tremores
- *Febrícula ou estado subfebril*: variações de temperatura entre 37 e 37,5°C
- *Hipertermia*: aumento da temperatura; pele quente e seca, secura na boca, sede, calafrios, dores musculares generalizadas, sensação de fraqueza, taquicardia, taquipneia, cefaleia, *delirium* e até convulsões, principalmente em crianças pequenas.
  - Tipos de hipertermia:
    - Contínua: mantém-se elevada com poucas oscilações
    - Intermitente: ocorre alternância regular entre período de hipertermia e período de normotermia
    - Remitente: é a hipertermia que oscila em vários graus, porém, a temperatura não normaliza
    - Recrudente ou recorrente: após um período de normalidade, há nova manifestação de hipertermia

Assistência de enfermagem

- *Hipertermia*: aumentar a ingesta líquida, usar roupas leves, providenciar banho morno, ambiente arejado, aplicação de compressas frias, repouso. Durante o período de calafrios, o paciente pode ser levemente coberto e protegido de corrente de ar
- *Hipotermia*: aquecer o paciente com agasalhos e cobertores, manter o ambiente aquecido, repouso e ingestão de alimentos quentes
- Em ambos os casos:
  - Controlar a temperatura com maior frequência até a estabilização
  - Anotar e comunicar ao enfermeiro e/ou ao médico
  - Administrar antitérmico prescrito, se hipertermia.

■ Pulso

> **Pulso**
> Oscilações ritmadas evidenciadas quando se comprime a artéria contra uma estrutura rígida

Quando o sangue é lançado do ventrículo esquerdo para a artéria aorta, a pressão e o volume provocam oscilações ritmadas em toda a extensão da parede arterial; tais oscilações, ou pulso, são evidenciadas quando se comprime moderadamente a artéria contra uma estrutura rígida como o osso. Determinados fatores, como emoções, exercícios físicos, alimentação, medicamentos, podem provocar alterações transitórias no pulso. Na verificação, é necessário atentar para frequência, ritmo, volume e comparação de pulso contralateral conforme a situação.

Locais para verificação do pulso

Geralmente se verifica o pulso na artéria radial. Quando o pulso radial se apresenta muito filiforme, artérias mais calibrosas como a carótida e a femoral poderão facilitar o controle. Outras artérias, como a temporal, a braquial, a poplítea, a tibial posterior e a dorsal do pé também possibilitam a aferição do pulso.

Características do pulso

- *Frequência*: varia de acordo com a idade e o sexo. É importante que se tenha um registro cronológico da frequência do pulso
- *Volume*: o volume de cada batimento cardíaco é igual em condições normais. Quando se exerce uma pressão moderada sobre a artéria e há certa dificuldade de obliterar a artéria, o pulso é denominado cheio; porém, se o volume é pequeno e a artéria é facilmente obliterada, tem-se o pulso fraco ou fino
- *Ritmo*: quando o intervalo de tempo entre os batimentos, em condições normais, é regular, é denominado rítmico, enquanto o ritmo de pulso irregular é chamado de arrítmico.

Os parâmetros de normalidade para pulso estão listados na Tabela 11.2

Terminologia

Terminologia

O pulso, de acordo com as características, pode ser denominado normocardia, bradicardia, taquicardia, taquisfigmia e bradisfigmia

- *Normocardia*: frequência de pulso dentro dos limites de normalidade
- *Bradicardia*: frequência abaixo do normal
- *Taquicardia*: frequência acima do normal
- *Taquisfigmia*: pulso fino e taquicárdico
- *Bradisfigmia*: pulso fino e bradicárdico.

Tabela 11.2 Parâmetros de normalidade para pulso.

Recém-nascido	Lactente	Segunda infância e adolescência	Adulto
120 a 140 bpm	100 a 120 bpm	80 a 100 bpm	60 a 80 bpm

Procedimentos de enfermagem

- Higienizar as mãos
- Cumprimentar e orientar o paciente
- Colocá-lo sentado ou deitado, em posição confortável, com o braço apoiado e a palma da mão voltada para baixo
- Com os dedos indicador e médio, localizar a artéria radial na face interna do punho
- Quando sentir a artéria, pressionar levemente contra o osso (rádio) e contar os batimentos durante 1 min
- Registrar, anotar e comunicar as anormalidades.

■ Respiração

Respiração
Função vital do organismo por meio da qual é efetuada a troca de gases dos alvéolos, transformando o sangue venoso rico em dióxido de carbono em sangue arterial rico em oxigênio

A respiração constitui uma das funções vitais do organismo por meio da qual é efetuada a troca de gases dos alvéolos, transformando o sangue venoso rico em dióxido de carbono em sangue arterial rico em oxigênio. O tronco encefálico é a sede do controle da respiração automática, porém recebe influências do córtex cerebral, possibilitando, em parte, um controle voluntário. Certos fatores, como exercícios físicos, emoções, choro, variações climáticas, medicamentos podem provocar alterações respiratórias. O controle da respiração compreende verificação da frequência e outras características, como ritmo e profundidade.

Os parâmetros de normalidade estão listados na Tabela 11.3.

Tabela 11.3 Parâmetros de normalidade para frequência respiratória.

Recém-nascido	Adulto
30 a 40 rpm	12 a 20 rpm

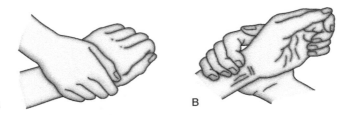

Figura 11.2 Contagem do pulso. (**A**) Posição correta da mão. (**B**) Posição correta dos dedos.

Terminologia

Terminologia
A respiração, de acordo com as cacterísticas, pode ser denominada bradipneia, taquipneia, dispneia, ortopneia, apneia, respiração de Cheyne-Stokes e respiração estertorosa

Terminologia

- *Bradipneia*: frequência respiratória abaixo do normal
- *Taquipneia*: frequência respiratória acima do normal
- *Dispneia*: dificuldade respiratória
- *Ortopneia*: respiração facilitada em posição vertical
- *Apneia*: parada respiratória
- *Respiração de Cheyne-Stokes*: caracteriza-se por aumento gradual na profundidade, seguido por decréscimo gradual na profundidade das respirações e, após, segue-se um período de apneia
- *Respiração estertorosa*: respiração ruidosa.

Procedimentos de enfermagem

O controle da respiração pode ser realizado apenas visualmente ou colocando-se a mão sobre o tórax. Como a respiração pode ser modificada conforme a nossa vontade, uma alternativa é continuar segurando o punho após a verificação de pulso e, em seguida, contar a frequência respiratória durante 1 min. Registrar o dado obtido, comunicando em caso de anormalidades.

■ Pressão arterial

Pressão arterial
Tensão que o sangue exerce nas paredes das artérias. Depende do débito cardíaco, da resistência vascular periférica e da viscosidade do sangue

A pressão arterial reflete a tensão que o sangue exerce nas paredes das artérias. A medida da pressão arterial compreende a verificação da pressão máxima ou sistólica e a pressão mínima ou diastólica, sendo registrada em forma de fração:

$$PA = \frac{\text{pressão sistólica (máxima)}}{\text{pressão diastólica (mínima)}}$$

A pressão sistólica representa a intensidade da contração ventricular e a diastólica, o grau de resistência periférica.

A pressão arterial depende de:

- *Débito cardíaco*: representa a quantidade de sangue ejetado do ventrículo esquerdo para o leito vascular em um minuto, conforme o bom funcionamento da bomba cardíaca
- *Resistência vascular periférica*: determinada pelo lúmen (calibre), pela elasticidade dos vasos e pela viscosidade sanguínea, traduz uma força que se opõe ao fluxo sanguíneo
- *Viscosidade do sangue*: decorre das proteínas e elementos figurados do sangue.

A pressão arterial varia ao longo do ciclo vital, assim como a respiração, a temperatura e o pulso. Geralmente é mais baixa durante o sono, e, com o decorrer do dia, pode haver um ligeiro aumento no final da tarde. O indivíduo deitado apresenta pressão mais baixa do

Capítulo 11 | Sinais Vitais e Controles

que quando está em pé ou sentado. Ingestão de alimentos, exercícios, dor e emoções como medo, ansiedade, raiva e estresse aumentam a pressão arterial.[2]

Parâmetros de normalidade

Em indivíduo adulto, a pressão arterial é considerada dentro da normalidade quando está inferior a 130×85 mmHg.

Segundo as VI Diretrizes Brasileiras de Hipertensão,[2] os parâmetros pressóricos, no adulto com idade superior a 18 anos, podem ser classificados segundo a Tabela 11.4.

Terminologia

- *Eupneia*: respiração normal
- *Hipertensão arterial*: pressão arterial elevada
- *Normotensão arterial*: pressão arterial normal
- *Hipotensão arterial*: pressão arterial abaixo do normal.

> **Terminologia**
> A pressão arterial, de acordo com os valores pressóricos, pode ser considerada hipertensão, normotensão e hipotensão

Locais mais comuns para verificação da pressão arterial

- *Nos membros superiores*: artéria braquial
- *Nos membros inferiores*: artéria poplítea.

Tabela 11.4 Parâmetros pressóricos segundo as VI Diretrizes Brasileiras de Hipertensão.[2]

Classificação	Pressão sistólica (mmHg)	Pressão diastólica (mmHg)
Ótima	< 120	< 80
Normal	< 130	< 85
Limítrofe*	130 a 139	85 a 89
Hipertensão estágio 1	140 a 159	90 a 99
Hipertensão estágio 2	160 a 179	100 a 109
Hipertensão estágio 3	$\geq$ 180	$\geq$ 110
Hipertensão sistólica isolada	$\geq$ 140	< 90

Quando as pressões sistólica e diastólica situam-se em categorias diferentes, a maior deve ser utilizada para classificação da pressão arterial.
*Pressão normal-alta ou pré-hipertensão são termos equivalentes na literatura.

---

[2]Sociedade Brasileira de Hipertensão. VI Diretrizes Brasileiras de Hipertensão. Disponível em: http://publicacoes.cardiol.br/consenso/2010/Diretriz_hipertensao_associados.pdf

Procedimentos de enfermagem

- Higienizar as mãos
- Providenciar o material necessário: esfigmomanômetro, estetoscópio, algodão com álcool, papel e caneta
- Limpar as olivas e o diafragma do estetoscópio
- Posicionar o paciente deitado ou sentado, com o braço descoberto, apoiado, mantendo-se à altura do coração, com a palma da mão voltada para cima
- Colocar o manguito acima da dobra do cotovelo
- Localizar a artéria e posicionar o diafragma do estetoscópio sobre ela e as extremidades das olivas nos ouvidos
- Fechar a válvula da pera e inflar rapidamente o manguito (cerca de 30 mmHg acima do valor correspondente do desaparecimento do pulso)
- Abrir a válvula da pera lentamente. O primeiro batimento que se ouve é a pressão máxima ou sistólica (1ª bulha de Korotkoff); observar a correspondência no manômetro
- Continuar a descompressão considerando-se a pressão mínima quando houver um abafamento do som (4ª bulha de Korotkoff) ou o desaparecimento (5ª bulha de Korotkoff)
- Abrir a válvula e, após a saída de todo o ar, retirar o manguito
- Deixar o paciente em posição confortável
- Anotar e notificar qualquer anormalidade encontrada.

Observações

- Testar o esfigmomanômetro antes da aferição para afastar erros ocasionados por defeito de aparelho
- O manguito deve ter largura apropriada, em geral correspondente a dois terços do comprimento do braço
- O manguito deve ser colocado sobre o braço nu, 2 a 2,5 cm acima da fossa antecubital
- O manguito deve ser insuflado rapidamente e desinsuflado lentamente
- O diafragma do estetoscópio não deve tocar a borda inferior do manguito
- Evitar verificar a pressão arterial em braço onde foi realizado cateterismo cardíaco, *shunt* A-V, ipsilateral à mastectomia ou com venopunção
- Na incerteza do valor obtido, aguardar no mínimo 30 s para nova aferição, no mesmo local
- A variedade de sons que se ouve ao mensurar a pressão sanguínea é denominada de sons de Korotkoff.

■ Dor

A Agência Americana de Pesquisa e Qualidade em Saúde Pública e a Sociedade Americana de Dor descrevem a dor como o

Capítulo 11 | Sinais Vitais e Controles

▼
Dor
Quinto sinal vital a ser avaliado, devendo-se considerá-lo como experiência subjetiva, com diferentes características e localização, motivo de incapacidade e sofrimento do paciente
---

quinto sinal vital que deve ser avaliado, assim como temperatura, pulso, respiração e pressão arterial.

A Sociedade Americana para a Medicina de Emergência (2001) também reconheceu a importância do registro e da mensuração da percepção de dor, tanto aguda quanto crônica. Assim, diferentes instituições de saúde recomendam que os clientes sejam questionados se estão sentindo dor, desde o momento da admissão para tratamento e também durante a evolução clínica.[3]

A percepção da dor é uma experiência subjetiva, com diferentes características e localização, motivo de incapacidade e sofrimento do paciente. Embora as pessoas tenham limiares distintos na tolerância, a dor precisa ser valorizada, pois a sensação dolorosa influencia na estabilidade das funções orgânicas e nos outros parâmetros vitais, prejudicando a recuperação.

Mensuração do grau de dor

▼
Mensuração do grau de dor
Pode ser feita por vários métodos como escala visual analógica, escala numérica e escala de faces
---

Vários métodos são utilizados para mensurar a percepção/sensação de dor.

Os instrumentos unidimensionais quantificam apenas a gravidade ou a intensidade da dor para obter informações rápidas, não invasivas e válidas sobre a dor e a analgesia. São simples, de fácil aplicação. Exemplos: escalas de categoria numérica/verbal e a escala visual analógica.

- *Escala visual analógica:* em uma reta de 10 cm, solicite ao paciente que assinale no ponto da linha correspondente à intensidade da dor. Meça a distância da extremidade "sem dor" até o ponto assinalado com uma régua para obter o valor, em milímetros, correspondente ao grau de dor no momento.

Escala visual analógica

Sem dor   Dor máxima

- *Escala numérica:* explique ao paciente que zero corresponde à ausência de dor e 10, à dor mais intensa que ele possa imaginar. Solicite que indique o número correspondente à sensação dolorosa no momento. Essa escala pode ser aplicada conforme o quadro a seguir ou verbalizando o número de 0 a 10 após a orientação na aplicação da escala.

---

[3]Sousa FAEF. Dor: o quinto sinal vital. Rev. Latino-Am. Enfermagem, Ribeirão Preto, v. 10, n. 3, June 2002.

Escala numérica

| Sem dor | 0 | 1 | 2 | 3 | 4 | 5 | 6 | 7 | 8 | 9 | 10 | Dor máxima |

- *Escala de faces*: solicite ao paciente que indique qual a face corresponde à intensidade da dor que está sentindo. Indicada também para crianças.[4] Registre o valor correspondente, entre 0 e 5.

Escala de faces

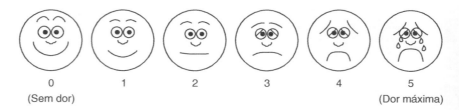

0 (Sem dor)   1   2   3   4   5 (Dor máxima)

Os instrumentos multidimensionais avaliam e mensuram as diferentes dimensões da dor, como a sensorial, a afetiva e a avaliativa. Algumas escalas multidimensionais incluem indicadores fisiológicos, comportamentais, contextuais e, também, os autorregistros por parte do paciente. São exemplos: escala de descritores verbais diferenciais, o Questionário McGill de avaliação da dor e a teoria da detecção do sinal.

Tratamento da dor

O sucesso no tratamento da dor requer avaliação cuidadosa da causa, do conhecimento dos diferentes tipos e padrões de dor e do melhor tratamento. A boa avaliação inicial da dor favorecerá as intervenções subsequentes por meio de medicamentos analgésicos e aplicação da escada de analgesia,[5] terapias complementares como acupuntura, massagem, relaxamento, além de estratégia multiprofissional que compreende a ação em situações de angústias físicas, psicológicas, sociais e espirituais do paciente. A atenção do profissional como bom observador e interlocutor durante a assistência possibilita a identifica-

---

Tratamento da dor
Requer avaliação cuidadosa da causa e conhecimento dos diferentes tipos e padrões de dor e do melhor tratamento. A boa avaliação inicial da dor favorecerá intervenções subsequentes com medicamentos analgésicos e aplicação da escada de analgesia, terapias complementares, além de estratégia multiprofissional

---

[4]Escalas de dor para avaliação infantil. Disponível em: http://www.blackbook.com.br/download/escalas_de_dor.pdf
[5]Brasil. Ministério da Saúde. Instituto Nacional de Câncer. Cuidados paliativos oncológicos: controle da dor. Rio de Janeiro: INCA, 2001. Disponível em http://www.inca.gov.br/publicacoes/manual_dor.pdf

ção precoce de fatores desencadeantes de quadros álgicos, permitindo a rápida intervenção na evolução do quadro.

■ Mensuração da altura e do peso

A altura e o peso normalmente são verificados quando o médico solicita, não sendo incluídos como medidas de rotina na maioria das unidades de internação. Em algumas unidades, como pediatria, endocrinologia, nefrologia, porém, a verificação da altura e do peso é muito importante. Em certas condições patológicas, como no edema, o controle de peso é fundamental para ajudar na conduta terapêutica. A balança utilizada pode ser mecânica ou do tipo digital; quando o paciente estiver impossibilitado de ficar em pé, poderá ser pesado em maca ou cama-balança. Se possível, pesar no mesmo horário, antes do desjejum e após as eliminações, usando o mínimo de roupa.

Terminologia

- *Obesidade*: aumento de tecido adiposo decorrente do excessivo armazenamento de gordura
- *Caquexia*: estado de extrema magreza, desnutrição.

Procedimentos de enfermagem

- Higienizar as mãos e orientar o paciente
- Testar, tarar e travar a balança quando do tipo mecânica
- Forrar o piso da balança com papel
- Pedir ao paciente para retirar o calçado, o roupão ou excesso de roupa
- Auxiliá-lo a subir na balança
- Destravar a balança e deslocar o massor do quilograma até o valor do peso estimado do paciente
- Deslocar o massor do grama até que a régua graduada fique em posição horizontal e travar a balança
- Registrar o peso e auxiliar o paciente para virar de costas para o antropômetro, permanecendo ereto
- Posicionar o antropômetro de maneira que a barra toque na parte superior da cabeça e registrar a altura
- Auxiliar o paciente a descer da balança, vestir as peças de roupa e os calçados, se necessário
- Higienizar as mãos e proceder à anotação de enfermagem.

Controle de peso e altura em crianças

As crianças com altura de até 100 cm são medidas em decúbito dorsal, utilizando-se antropômetro manual.

A extremidade fixa do antropômetro é posicionada sobre a cabeça da criança e a parte móvel, ajustada à planta do pé (calcanhar). Durante a aferição, a criança deve ter o correto alinhamento de todos os segmentos do corpo: cabeça e pescoço naturalmente posicionados, pernas estendidas sem flexão dos joelhos.

Após a aferição procede-se a leitura e anotação. A criança com peso abaixo de 16 kg é pesada em balança, deitada ou sentada e sem roupa. O prato da balança deve ser previamente forrado. Na ausência de balança infantil, é possível pesar a criança no colo de um adulto. Primeiro, verifica-se o peso do adulto e, após, com a criança no colo. A diferença de valores obtidos fornece o peso da criança.

■ Controle de eliminação intestinal

Procedimentos de enfermagem

- Isolar a cama com biombos, se necessário
- Respeitar a privacidade, expondo o paciente o menos possível
- Colocar a comadre
- Manter o paciente em posição confortável e que facilite a evacuação
- Após a evacuação, manter o paciente em boas condições de higiene corporal
- Favorecer a higienização das mãos do paciente, quando necessário.

Observações

- Frequência das evacuações
- Consistência: fezes endurecidas, normais, pastosas, semipastosas, semilíquidas e líquidas
- Cor: marrom característico
- Odor: característico
- Solicitar ao paciente ambulante que não acione a descarga
- Orientar quanto à higiene das mãos, se necessário.

▼

Terminologia das eliminações intestinais

As denominações referentes às eliminações intestinais compreendem flatos, meteorismo ou flatulência, tenesmo, constipação intestinal, incontinência fecal, diarreia, melena, fezes acólicas e enterorragia

---

Terminologia

- *Flatos*: gases que se formam nos intestinos
- *Meteorismo ou flatulência*: retenção de gases
- *Tenesmo*: tentativa inútil de evacuação
- *Constipação intestinal*: evacuação difícil ou pouco frequente
- *Incontinência fecal*: incapacidade de controlar o esfíncter que regula o reto
- *Diarreia*: aumento da frequência de evacuações com alteração da consistência das fezes
- *Melena*: fezes escuras, cor de borra de café devido à presença de sangue

Capítulo 11 | Sinais Vitais e Controles

- *Fezes acólicas*: fezes esbranquiçadas
- *Enterorragia*: saída de sangue vivo pelo reto.

■ Controle do débito urinário

Conceito

> **Controle do débito urinário**
> É a mensuração do volume de urina excretada em determinado período, seja em 24 h ou outro, para a avaliação da função renal e a evolução do paciente

O controle do débito urinário prescrito pelo médico consiste em medir o volume de urina excretada em determinado período, seja em 24 h ou outro, favorecendo a avaliação da função renal e a evolução do paciente. Se o objetivo é apenas medir o volume urinário produzido no período a urina pode ser desprezada após a mensuração do volume. Quando obtida para análise, toda a urina produzida é armazenada no frasco e, posteriormente, encaminhada ao laboratório.

Procedimentos de enfermagem

- Providenciar frascos limpos, comadre ou papagaio
- Identificar o frasco: nome do paciente, número do leito e o horário de início e término de coleta, se necessário
- Orientar o paciente para guardar toda a urina no frasco correspondente a cada período
- Calçar luvas, medir o volume do débito urinário, quando os períodos forem completados ou conforme o protocolo institucional
- Anotar o volume e confirmar se não é preciso coletar amostra ou encaminhar o volume todo ao laboratório, antes de desprezar a urina
- Lavar os frascos, mantendo o local em ordem.

■ Controle hidreletrolítico

> **Controle hidreletrolítico**
> Compreende o monitoramento de todo o volume líquido recebido pelo paciente pelas vias oral e parenteral e o volume eliminado pelas vias urinárias, pelo trato gastrintestinal e por drenos, sondas e fístulas

O controle hidreletrolítico consiste em monitorar todo o volume líquido recebido pelo paciente pelas vias oral e parenteral e o volume eliminado pelas vias urinárias, pelo trato gastrintestinal e por drenos, sondas e fístulas. Em determinadas situações, o paciente pode estar sob restrição hídrica ou limitação da quantidade de líquido permitida nas 24 h; o volume é prescrito pelo médico e varia de acordo com as condições clínicas do paciente. O profissional do serviço de nutrição pode disponibilizar um recipiente com o volume correspondente de água calculado nesse período, além dos líquidos que compõem a dieta diária.

Procedimentos de enfermagem

- Destacar na prescrição sobre a orientação de restrição hídrica

- Todo o líquido da dieta deve ser calculado antes de se oferecer ao paciente e o volume, registrado na coluna correspondente a líquidos ingeridos em impresso próprio e no horário oferecido
- As soluções parenterais recebidas pelo paciente devem ser anotadas no impresso na coluna correspondente a infusões venosas
- Todo o líquido eliminado pelo paciente deve ser calculado e anotado na coluna correspondente do impresso, relacionado com débito urinário, vômitos, líquidos de drenagens, diarreia
- O fechamento do balanço pode ser parcial, ao final de cada plantão, ou a cada período (geralmente de 6 h), quando é feito o cálculo matemático referente ao volume ganho e ao volume perdido pelo paciente. Se o volume de ganhos líquidos for maior que o das perdas, o balanço é considerado positivo e é identificado com o sinal (+) precedendo o valor numérico obtido; caso contrário, o balanço é negativo e é identificado com o sinal (–). O cálculo dos balanços parciais fornece o balanço das 24 h.

12

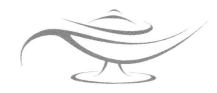

Noções de Farmacologia

Julia Ikeda Fortes
Marcos A. da Eira Frias

- ▶ Introdução, *104*
- ▶ Conceitos, *105*
- ▶ Origem dos medicamentos, *106*
- ▶ Ações dos medicamentos no organismo, *106*
- ▶ Apresentação dos medicamentos, *106*
- ▶ Classes terapêuticas, *107*

Introdução

Farmacologia
Segundo Goodman, compreende o conhecimento da história, da origem, das propriedades físicas e químicas, da composição, dos efeitos bioquímicos e fisiológicos, da farmacodinâmica e da farmacocinética, além de propriedades terapêuticas e outros empregos de medicamentos

Segundo Goodman, a Farmacologia compreende o conhecimento da história, da origem, das propriedades físicas e químicas, da composição, dos efeitos bioquímicos e fisiológicos, da farmacodinâmica e da farmacocinética, além de propriedades terapêuticas e outros empregos de medicamentos.

Para assegurar o acesso da população aos medicamentos, o MS estabeleceu a Política Nacional de Medicamentos[1] em 1998 enfatizando a importância dos medicamentos para garantia das linhas de cuidado na atenção básica. Por meio da Resolução nº 391/99, a Anvisa aprovou o Regulamento Técnico para registro dos medicamentos genéricos no País e, posteriormente, em 2004, foram definidas as diretrizes sobre a Política Nacional de Assistência Farmacêutica.[2] Para valorizar também os medicamentos homeopáticos e fitoterápicos, em 2006, foi instituída a Política Nacional de Plantas Medicinais e Fitoterápicos.[3]

Considerando a variedade de produtos existentes, recomenda-se o uso racional do medicamento como uma estratégia para oferecer ao paciente a medicação adequada, nas doses correspondentes, por tempo adequado e ao menor custo possível para si e para a comunidade. Essa seleção é baseada em critérios relacionados com a eficácia (melhor efeito), a segurança (redução dos riscos e eventos adversos), a aplicabilidade (facilidade técnica e adesão ao tratamento) e o custo (acessibilidade à terapia). Nessa escolha, é necessário ponderar as características individuais do paciente como idade, sexo, hipersensibilidade a determinadas substâncias, comorbidades e uso de outros medicamentos cujas interações possam resultar em efeitos indesejados.

Seleção de medicamentos
Fundamentada em critérios relacionados com eficácia (melhor efeito), segurança (redução dos riscos e eventos adversos), aplicabilidade (facilidade técnica e adesão ao tratamento) e custo (acessibilidade à terapia)

Com o intuito de incentivar o uso racional de medicamentos e divulgar informações em todo o país, o MS mantém uma relação de medicamentos essenciais (Rename) selecionados de acordo com a relevância, a eficácia, a segurança e a custo-efetividade na saúde pública.[4]

O conhecimento sobre as características dos medicamentos é responsabilidade de todos os profissionais envolvidos na terapêutica medicamentosa como fator determinante na prevenção de erros, o que influencia significativamente a segurança do paciente e a saúde da comunidade.

---

[1]Brasil. Ministério da Saúde. Portaria nº 3.916, de 30 de outubro de 1998.
[2]Brasil. Ministério da Saúde. Resolução nº 338, de 06 de maio de 2004.
[3]Brasil. Ministério da Saúde. Decreto nº 5.813, de 22 de junho de 2006.
[4]Rename. Disponível em: http://new.paho.org/bra/index.php?option=com_docman&task=doc_details&gid=1151&Itemid=423

■ Conceitos

- *Droga*: é qualquer substância que, administrada no organismo vivo, pode produzir alterações somáticas ou funcionais
- *Fármaco*: substância com propriedades ativas que produz efeito terapêutico
- *Medicamento*: forma farmacêutica pronta que contém o fármaco como produto farmacêutico obtido ou elaborado tecnicamente, com finalidade profilática, curativa, paliativa ou diagnóstica
- *Medicamento genérico*: medicamento de comprovada eficácia, segurança e qualidade, semelhante a um produto de referência ou inovador, quase sempre produzido após expiração ou renúncia da proteção patentária ou de outros direitos de exclusividade. É produto intercambiável
- *Medicamento de referência*: produto inovador registrado no órgão federal responsável pela vigilância sanitária e comercializado no País cuja eficácia, segurança e qualidade foram comprovadas cientificamente, junto ao órgão federal competente, por ocasião do registro
- *Medicamento similar*: contém o mesmo princípio ativo, concentração, forma farmacêutica, via de administração, posologia e indicação do medicamento de referência, diferindo somente em características relativas a tamanho e forma do produto, prazo de validade, embalagem, rotulagem, excipientes e veículos, identificado por nome comercial ou marca. esse tipo de medicamento é submetido a testes de equivalência farmacêutica, mas não a testes de bioequivalência, por isso não são intercambiáveis
- *Produto farmacêutico intercambiável*: equivalente terapêutico de um medicamento de referência comprovados, essencialmente, os mesmos efeitos de eficácia e segurança. A intercambialidade permite a substituição de um produto por outro com as mesmas características
- *Bioequivalência*: equivalência farmacêutica entre produtos apresentados sob a mesma forma farmacêutica contendo idêntica composições qualitativa e quantitativa do princípio ativo com comparável biodisponibilidade
- *Biodisponibilidade*: é a concentração de uma substância presente na circulação sanguínea para exercer a ação terapêutica
- *Farmacocinética*: estudo do percurso do fármaco no organismo, desde a absorção, a distribuição, a biotransformação até a eliminação da substância ou dos metabólitos
- *Farmacodinâmica*: estudo dos mecanismos de ação dos fármacos e a inter-relação com as estruturas e órgãos no organismo
- *Dose*: quantidade de medicamento dada ao paciente a cada administração
- *Dose mínima*: é a menor quantidade de um medicamento capaz de produzir efeito terapêutico

- *Dose de manutenção*: dose necessária para manter os níveis desejáveis de medicamento na corrente sanguínea e nos tecidos durante o tratamento
- *Dose máxima*: maior quantidade de um medicamento capaz de produzir efeito terapêutico sem apresentar efeitos indesejáveis
- *Dose tóxica*: quantidade que ultrapassa a dose máxima e pode causar consequências graves. A morte pode ser evitada se a pessoa for socorrida a tempo
- *Dose letal*: quantidade de medicamento que causa morte.

■ Origem dos medicamentos

Origem dos medicamentos
Podem ser naturais, sintéticos e semissintéticos

- *Naturais*: quando extraídos da natureza, a partir de fontes animais, vegetais e minerais
- *Sintéticos*: são obtidos em laboratório, produzidos por meio de processos artificiais como, por exemplo, a penicilina sintética
- *Semissintéticos*: são obtidos com a alteração de substâncias naturais, com a finalidade de modificar a ação original e produzir uma substância com ação diferenciada.

■ Ações dos medicamentos no organismo

Ação dos medicamentos
Local ou sistêmica, é recomendável evitar administração simultânea de diferentes medicações pela mesma via ou no mesmo horário em razão de efeitos relacionados com a potencialização ou a neutralização da ação das diferentes substâncias, decorrentes das interações

Considerando que os medicamentos atuam no organismo, exercendo ação local ou sistêmica, é recomendável evitar a administração simultânea de diferentes medicações pela mesma via ou no mesmo horário em razão de efeitos relacionados com a potencialização ou a neutralização da ação das diferentes substâncias, decorrentes das interações:

- *Ação local*: o medicamento tem efeito no local da aplicação. Exemplos: o uso tópico de pomadas e cremes na pele e nas mucosas, a instilação ocular, a aplicação de anestésicos locais para realização de suturas
- *Ação sistêmica ou geral*: o efeito da substância se manifesta após a absorção do medicamento na corrente sanguínea e distribuição no meio interno.

■ Apresentação dos medicamentos

Formas farmacêuticas
Os medicamentos podem ser sólidos, líquidos ou gasosos, além de semissólidos ou intermediários, emplastro (adesivo transdérmico, *patch*) e radiação

As formas farmacêuticas são os estados sólido, líquido e gasoso, além das formas semissólida ou intermediária, emplastro (adesivo transdérmico, *patch*) e radiação:

- *Medicamentos sólidos*: pó, comprimido, drágea, cápsula, pílula, supositório, óvulo vaginal, pérola e bastão
- *Medicamentos líquidos*: solução, xarope, elixir, emulsão, suspensão, tintura, extrato, colírio

- *Medicamentos gasosos*: aerossol e vapor
- *Medicamentos semissólidos ou intermediários*: gel, pomada, creme e geleia
- *Substâncias irradiantes*: cobalto, césio, raio *laser*, iodo radioativo.

Acompanhando a evolução tecnológica, diversos medicamentos são continuamente produzidos, e, entre os existentes, a seguir há uma descrição sumária dos mais utilizados segundo a classe terapêutica.[5,6]

■ Classes terapêuticas

Antibióticos

> **Antibióticos**
>
> Substâncias que exercem ação antimicrobiana, eliminando a bactéria (bactericida) ou impedindo a sua multiplicação (bacteriostática). Produzidas por agentes vivos ou elaboradas sinteticamente em laboratório, essas substâncias são indicadas no tratamento de infecções

Antibióticos são substâncias que exercem ação antimicrobiana, eliminando a bactéria (bactericida) ou impedindo a sua multiplicação (bacteriostática). Produzidas por agentes vivos, como cogumelos e bactérias, ou elaboradas sinteticamente em laboratório, essas substâncias são indicadas no tratamento de infecções. Atuam predominantemente sobre as bactérias Gram-positivas ou sobre as Gram-negativas ou ambas; neste último caso, é considerado antibiótico de amplo espectro. A escolha do medicamento adequado é orientada pelos resultados de exames laboratoriais, incluindo a cultura e o antibiograma, que determinam a sensibilidade e a resistência das bactérias aos diversos tipos de antibióticos. Disponíveis em inúmeras formas farmacêuticas, os antibióticos podem ser administrados por diferentes vias, embora a absorção de alguns antibióticos por via oral (VO) possa ser prejudicada quando oferecidos com alimentos. Os antibióticos podem alterar a flora bacteriana natural do aparelho digestório e desencadear distúrbios gastrintestinais. O uso de alimentos funcionais, pré-bióticos e pró-bióticos, colaboram para o controle da diarreia e o reequilíbrio da flora intestinal. Por causa da toxicidade dos antibióticos, a infusão intravenosa (IV) requer a diluição do medicamento em cerca de 50 a 100 mℓ de soro e tempo de infusão lento, entre 30 e 60 min, quando possível. Devido aos riscos de alergia e anafilaxia, investigar previamente história de hipersensibilidade é um cuidado essencial.

Grupo das penicilinas

> **Penicilinas**
>
> Antimicrobianos betalactâmicos, bactericidas, de origem natural ou sintética, indicados no tratamento da maioria das infecções por serem amplamente distribuídos no organismo, exceto no SNC

Penicilinas são antimicrobianos betalactâmicos, bactericidas, de origem natural ou sintética, indicados no tratamento da maioria das infecções por serem amplamente distribuídos no organismo, exceto no SNC. Apresentam baixa toxicidade em doses terapêuticas, com

[5]Brasil. Anvisa. http://www4.anvisa.gov.br/BularioEletronico/
[6]Rename. http://portal.saude.gov.br

possibilidade de uso em gestantes e lactantes. A desvantagem são as reações de hipersensibilidade que podem ser desencadeadas no tratamento.

Penicilina G

É um termo genérico que abrange um grande grupo de penicilinas.

- Penicilina G potássica
- *Apresentação*: frasco-ampola com pó liofilizado para solução injetável contendo 5.000.000 e 10.000.000 UI como sais de sódio e potássio (sódica e potássica, respectivamente), o que assegura a estabilidade da substância no armazenamento
- *Vias de administração*: a via de eleição para a aplicação é a intravenosa (IV), mas pode ser administrada por via intramuscular (IM)
- *Eventos adversos*: erupções cutâneas, urticárias, edema de laringe, anafilaxia.

- Penicilinas G procaína e G potássica
- *Apresentação*: frasco-ampola com benzilpenicilina procaína 300.000 UI e benzilpenicilina potássica 100.000 UI
- *Vias de administração:* exclusivamente por via IM profunda, com cautela para evitar administração acidental intravenosa, intra-arterial ou junto aos nervos. Lesões permanentes podem resultar de aplicações nas proximidades ou no próprio nervo
- *Eventos adversos*: pode ocorrer reação imediata após a aplicação IM e cessa espontaneamente, após cerca de 10 min, caracterizada por sensação de "gosto estranho na boca", tontura, perturbações visuais e auditivas, palpitação, agressividade, reações de hipersensibilidade, erupções cutâneas, urticária, edema de laringe, tremores musculares ou convulsões.

- Penicilina G benzatina
- *Apresentação*: frasco-ampola contendo 600.000 e 1.200.000 UI, ambos com volume equivalente a 4 mℓ
- *Indicação*: sífilis, febre reumática, faringite estreptocócica
- *Vias de administração:* exclusivamente por via IM profunda, na região glútea. Homogeneizar bem a solução antes de aspirar na seringa. Aplicar lentamente, interrompendo se houver queixas de dor muito intensa
- *Eventos adversos*: dor no local da aplicação, erupções cutâneas, urticária e reação anafilática.

Penicilinas semissintéticas

- Oxacilina
- *Apresentação*: frasco-ampola e cápsulas
- *Vias de administração:* VO, IM e IV

Capítulo 12 | Noções de Farmacologia

- *Recomendações*: é um antibiótico de espectro estreito, mais utilizado por via parenteral. A administração em VO é restrita por atingir níveis sanguíneos reduzidos; ingerir com estômago vazio 1 h antes ou 2 h após a alimentação
- *Eventos adversos*: distúrbios gastrintestinais, exantema, urticária, colite e anafilaxia.

■ Cloxacilina

- *Indicações*: infecções ósseas (osteomielite, artrite séptica), bronquite, endocardite, faringite, pneumonia, septicemia, sinusite, infecções da pele e tecidos moles causadas por bactérias sensíveis à cloxacilina
- *Vias de administração:* VO
- *Precauções*: ingerir 1 h antes ou 2 h após a alimentação
- *Eventos adversos*: sintomas gastrintestinais, principalmente diarreia.

Penicilina de amplo espectro

Penicilinas de amplo espectro são as de 2ª, 3ª e 4ª gerações:

Penicilina de amplo espectro de 2ª geração

■ Ampicilina

- *Apresentação*: comprimido, cápsula, suspensão oral e frasco-ampola com pó para solução injetável
- *Vias de administração*: por causa da melhor ação em relação à VO, administra-se preferencialmente por via IM profunda ou IV em *bolus* lentamente; se possível, por infusão intermitente
- *Precauções*: a absorção é diminuída na presença de alimentos e é excretada em pequenas quantidades no leite materno. Não associar com aminoglicosídio, pois pode ocorrer inativação da substância
- *Eventos adversos*: administração IV rápida pode ocasionar convulsões. A administração VO pode provocar diarreia, náuseas, vômitos, urticária, exantema e reações de hipersensibilidade
- *Contraindicações*: sensibilidade a penicilinas e/ou cefalosporinas asma, colite ulcerativa e comprometimento renal, gestação no primeiro trimestre.

■ Amoxicilina

- *Apresentação*: cápsula e pó para suspensão oral
- *Vias de administração:* VO
- *Indicações*: infecções respiratórias e otorrinolaringológicas (pneumonias, bronquite, otite média, faringite, amigdalite), infecções urinárias (cistite, pielonefrite, uretrite e gonorreia), infecções da pele e do tecido subcutâneo (erisipela, celulite, abscessos, piodermites, ferimentos infectados, linfangite, furunculose, antraz), infecções por clamídia em mulheres grávidas intolerantes à eritromicina, febre tifoide, profilaxia da endocardite bacteriana, doença de Lyme, erradicação de *Helicobacter pylori* em pacientes com gastrite e úlcera gastroduodenal

- *Precauções*: pode ser ingerida com o estômago vazio ou com alimentos.

Penicilinas de amplo espectro de 3ª geração

- Carbenicilina
- *Apresentação*: frasco-ampola com pó para solução injetável
- *Vias de administração*: IM e IV
- *Indicações*: infecções por *Pseudomonas aeruginosa*, *Proteus* sp. e *E. coli*
- *Precauções*: investigação cuidadosa de reações de hipersensibilidade antes do tratamento com o fármaco
- *Eventos adversos*: pode provocar sobrecarga de sódio, necessita de avaliação criteriosa e dosagens periódicas de eletrólitos, quando usadas em pacientes com insuficiências cardíaca e renal. Reações de hipersensibilidade, erupções cutâneas, prurido, urticária, hipertermia.

- Piperacilina
- *Apresentação*: frasco-ampola
- *Vias de administração*: IV
- *Indicações*: infecções bacterianas sistêmicas e/ou locais causadas por microrganismos Gram-positivos e negativos aeróbios e anaeróbios sensíveis à piperacilina/tazobactam ou à piperacilina nos tratos respiratório inferior e urinário, infecções intra-abdominais e de pele, septicemia bacteriana, infecções ginecológicas, endometrite pós-parto e doença inflamatória pélvica, infecções neutropênicas febris e osteoarticulares
- *Precauções*: história de hipersensibilidade ao fármaco. Inibe a flora bacteriana normal. A medicação deve ser infundida bem diluída, lentamente (mais de 30 min)
- *Eventos adversos*: distúrbios gastrintestinais, anafilaxia.

Grupo dos anfenicóis

- Cloranfenicol
- *Precauções*: quando administrado VO, recomenda-se ingerir com água, 1 h antes ou 2 h após as refeições; em caso de irritação gastrintestinal, pode ser administrado com leite ou após ingestão de alimento
- *Eventos adversos*: anemia aplásica, embora pouco frequente, limita o uso desse medicamento pela gravidade da doença provocada. Doses elevadas de cloranfenicol podem desencadear, em recém-nascidos, a síndrome cinzenta, caracterizada por náuseas, vômitos, distensão abdominal, glossite, cianose, urticária, exantema cutâneo, borramento visual, respiração irregular e morte.

Grupo dos aminoglicosídios

A maioria dos fármacos que compõem o grupo de aminoglicosídios tem ação bactericida, apresenta limite terapêutico e tóxico muito estreito, atravessa a barreira placentária, pode causar surdez irreversível no feto e é ototóxico e neurotóxico.

- Sulfato de gentamicina
- *Apresentação*: ampola com solução injetável; creme
- *Vias de administração:* IM, IV e aplicação tópica
- *Indicação*: infecções causadas por cepas de bactérias sensíveis como *Pseudomonas aeruginosa*, *Proteus*, *E. coli*, *Klebsiella*, *Enterobacter*, *Serratia*, *Citrobacter*, *Staphylococcus* e *Neisseria gonorrhoeae*, em casos de septicemia, bacteriemia, infecções do sistema nervoso, meningite, infecções renal, geniturinária, respiratórias, gastrintestinais, na pele, nos ossos ou nos tecidos moles, queimaduras e feridas infectadas, infecções intra-abdominais, peritonite, infecções oculares
- *Precauções*: manter hidratação adequada durante o tratamento para evitar comprometimento renal. Em razão do potencial nefrotóxico e ototóxico, monitorar as funções renal e do 8º par craniano
- *Eventos adversos*: vertigens, tonturas, zumbidos e perda de audição.

- Sulfato de amicacina
- *Apresentação*: solução injetável
- *Vias de administração*: IM e IV
- *Indicações*: processos infecciosos causados por germes sensíveis à amicacina
- *Precauções*: ao administrar, não associar a nenhum outro tipo de medicamento pela formação de complexos inativos
- *Eventos adversos*: nefrotoxicidade, neurotoxicidade, ototoxicidade, neurite periférica.

- Estreptomicina
- *Indicação*: a indicação principal é no tratamento da tuberculose em associação com outros fármacos
- *Precauções*: os locais das injeções IM devem ser alternados. Nas aplicações IV, infundir lentamente
- *Eventos adversos*: nefrotoxicidade, miastenia *gravis*, ototoxicidade, dermatite esfoliativa, neurotoxicidade.

Grupo das cefalosporinas

As cefalosporinas constituem outro grupo de antibióticos betalactâmicos, bactericidas, classificado em gerações, de acordo com o momento em que foram sintetizados, com diferenças de espectro decorrentes de modificações nas cadeias laterais da estrutura básica. Apresentam baixa toxicidade, podem ser usadas durante a gravidez e a lactação.

Cefalosporinas
Antibióticos betalactâmicos, bactericidas com diferenças de espectro decorrentes de modificações nas cadeias laterais da estrutura básica. Apresentam baixa toxicidade, podem ser usados durante a gravidez e a lactação. Têm ação limitada no SNC e alta nefrotoxicidade se associados aos aminoglicosídios

As reações alérgicas são similares às das penicilinas, porém em menor frequência, substituindo-as em pacientes com reações de hipersensibilidade tardias. São amplamente prescritas aos pacientes hospitalizados pela ampla cobertura antimicrobiana mas apresentam pouca ou nenhuma ação contra enterococos e pseudomonas. Têm ação limitada no SNC e alta nefrotoxicidade se associadas aos aminoglicosídios.

Cefalosporinas de 1ª geração

Esse grupo de cefalosporinas disponíveis antes de 1978 apresenta atividade contra diversas bactérias aeróbias Gram-positivas e negativas, agentes de infecções comunitárias. Não ultrapassam a barreira hematoliquórica, não apresentam atividade adequada contra *Pseudomonas* e são utilizadas por algumas equipes como agentes profiláticos previamente à cirurgia.

- Cefalexina
  - *Apresentação*: comprimido e suspensão oral
  - *Vias de administração:* VO
  - *Indicação*: infecções de pele e tecidos moles, profilaxia oral de endocardite bacteriana em pacientes hipersensíveis às penicilinas
  - *Precauções*: o uso prolongado pode provocar aparecimento de candidíase oral. Cautela na administração em pacientes com insuficiência renal grave
  - *Eventos adversos*: náuseas, vômitos, diarreia, dispepsia, dor abdominal.

- Cefalotina
  - *Apresentação*: frasco-ampola com pó para solução injetável
  - *Vias de administração*: IM e IV
  - *Indicações*: infecções de pele e de tecidos moles causadas por bactérias Gram-positivas e negativas
  - *Precauções*: observar efeitos locais, como dor e tromboflebite. As infecções hospitalares sensíveis a cefalosporinas de primeira geração são tratadas com cefalotina pela minimização da seleção de organismos resistentes
  - *Eventos adversos*: distúrbios gastrintestinais, reações anafiláticas.

- Cefadroxila
  - *Apresentação*: cápsula e pó para suspensão oral
  - *Vias de administração:* VO
  - *Indicações*: amigdalite, otite, faringite, sinusite, infecções respiratórias baixas, de pele e tecidos moles e do trato urinário
  - *Precauções*: usar com cautela em pacientes com função renal prejudicada
  - *Eventos adversos*: distúrbios gastrintestinais, reações de hipersensibilidade.

- Cefazolina
- *Apresentação*: frasco-ampola com pó para solução injetável
- *Vias de administração:* IM e IV
- *Indicações*: profilaxia de infecções após cirurgias limpas ou potencialmente contaminadas (cesarianas, histerectomias e correção de fraturas fechadas). Como tem meia-vida mais longa do que a cefalotina, possibilita administração de apenas uma dose no período intraoperatório em procedimentos com duração de até 4 h.

Cefalosporinas de 2ª geração

A 2ª geração das cefalosporinas difere da 1ª por ter maior espectro de ação, atingindo microrganismos Gram-negativos resistentes. São ineficazes contra pseudomonas e enterococos.

- Cefoxitina
- *Apresentação*: frasco-ampola com pó liofilizado
- *Vias de administração:* IV
- *Indicação*: uso profilático em procedimentos cirúrgicos gastrintestinais.

- Cefuroxima
- *Apresentação*: comprimido, suspensão oral e frasco-ampola
- *Vias de administração:* VO e IV
- *Indicação*: atividade contra *Haemophilus influenzae* e *E. coli* resistentes às cefalosporinas de 1ª geração, uso profilático em cirurgia neurológica e cardíaca.

- Cefaclor
- *Apresentação*: comprimido, drágea e suspensão oral
- *Eventos adversos*: distúrbios gastrintestinais, náuseas, vômitos e diarreia, reações dermatológicas por hipersensibilidade.

Cefalosporinas de 3ª geração

De uso mais restrito, as cefalosporinas de 3ª geração administradas por via parenteral, indicadas em infecções causadas por bactérias multirresistentes, tem ação pseudomonicida.

- Cefotaxima, ceftriaxona, ceftazidima e cefixima
- *Precauções*: dor transitória na aplicação IM e flebite em aplicação IV
- *Eventos adversos*: diarreia, distúrbios de evacuação, cefaleia, náuseas, dor abdominal, flatulência, vômitos, erupções cutâneas, reações de hipersensibilidade com erupções máculopapulares, urticária, eosinofilia e hipertermia.

Cefalosporinas de 4ª geração

As cefalosporinas de 4ª geração foram desenvolvidas para conservar a boa atuação contra bacilos Gram-negativos, inclusive *Pseudomo-*

nas aeruginosa e ampliar o espectro contra outras bactérias Gram-positivas.

- Cefepima
- *Apresentação*: frasco-ampola com pó liofilizado
- *Vias de administração:* IM e IV
- *Indicação*: infecções hospitalares graves como pneumonia, meningite causadas por bacilos Gram-negativos sensíveis ao fármaco.

Grupo das tetraciclinas

- Tetraciclina
- *Ação*: bacteriostático
- *Precauções*: administrar com o estômago vazio, 1 h antes ou 2 h após a ingestão de alimentos. Não associar com antiácidos, pois estes prejudicam a absorção dessa substância; evitar administração concomitante com leite e derivados pela inativação provocada pelo cálcio
- *Eventos adversos*: náuseas, vômitos, diarreia, irritação gástrica, trombocitopenia, neutropenia, eosinofilia, urticária, anafilaxia, nefrotoxicidade.

- Oxitetraciclina
- *Precauções*: na administração VO, recomenda-se administrar o medicamento 1 h antes ou 2 h após as refeições e evitar ingestão de leite. No preparo do medicamento para uso IM: aspirar o conteúdo na seringa, trocar por agulha nova e fazer aplicação IM profunda, em região de grande musculatura
- *Eventos adversos*: alterações gastrintestinais, anorexia, náuseas, vômito, diarreia, glossite, disfagia, enterocolite e lesões inflamatórias na região anogenital.

- Doxiciclina
- *Precauções*: administrar 1 h antes ou 2 h após a ingestão de alimentos. Evitar o uso durante o último trimestre de gravidez e durante a lactação. Medicamentos com cálcio, magnésio, alumínio e ferro interferem na absorção
- *Eventos adversos*: náuseas, vômito, dor abdominal, urticária, disfunção hepática, artralgia, anafilaxia.

Grupo das lincosamidas

- Clindamicina
- *Apresentação*: cápsula, solução injetável e creme.
- *Vias de administração*: VO, IM, IV e aplicação tópica.
- *Precauções*: são fármacos que podem ser usados em pacientes alérgicos a penicilina e cefalosporinas. Não são recomendadas injeções IM únicas, acima de 600 mg. Em aplicação IV, diluir no mínimo em 50 mℓ de diluente e infundir lentamente
- *Eventos adversos*: distúrbios gastrintestinais e colites.

- Lincomicina
  - *Vias de administração*: antibiótico bem absorvido VO, independentemente da presença de alimentos no trato gastrintestinal. Pode ser usado também por via parenteral
  - *Eventos adversos*: os sintomas gastrintestinais são os mais frequentes.

Grupo dos glicopeptídios

- Vancomicina
  - *Apresentação*: frasco-ampola com pó para solução injetável
  - *Vias de administração:* IV
  - *Indicação*: endocardite bacteriana, infecção articular, infecção grave por estafilococo (em pacientes que não podem receber penicilina ou cefalosporina), infecção óssea, do trato respiratório inferior, da pele e estruturas, septicemia bacteriana
  - *Ação*: bactericida que pertence à classe dos glicopeptídios tricíclicos
  - *Precauções*: a infusão rápida provoca a reação "síndrome do homem vermelho", caracterizada por rubor de face, pescoço e tórax, prurido, hipotensão e choque. Esses sintomas costumam cessar com a interrupção da infusão. As infusões rápidas, em *bolus*, podem provocar dor e espasmos musculares do tórax e do dorso
  - *Eventos adversos*: cuidados com portadores de comprometimento renal, por maior risco de manifestações tóxicas nesses casos. É irritante de tecido, pode ocorrer dor e necrose, em administrações IM ou em extravasamento acidental nas aplicações IV. A tromboflebite pode ser evitada com infusões lentas e soluções bem diluídas.

Grupo das sulfonamidas

Sulfonamidas
Bacteriostáticos indicados para infecções do trato urinário, geralmente administrados por via oral

Indicados em infecções do trato urinário e por *Toxoplasma gondii*, são bacteriostáticos, em geral administrados VO, metabolizados no fígado e excretados pelas vias urinárias.

- Sulfametoxazol-trimetoprima
  - *Apresentação*: comprimido, suspensão oral e ampola com solução injetável
  - *Vias de administração:* VO, IV
  - *Indicação*: infecções dos tratos respiratório e urinário e gastrintestinal
  - *Precauções*: ingerir com alimentos para amenizar a irritação gástrica. Na infusão IV não associar com outras substâncias ou soluções. Não injetar em *bolus*, diretamente na veia; proceder à diluição previamente à infusão
  - *Eventos adversos*: exantema alérgico, náuseas, vômitos, anemia megaloblástica.

Grupo dos macrolídeos

- Azitromicina, claritromicina e eritromicina
- *Indicação*: infecções de vias respiratórias superiores e inferiores, de pele e tecidos moles
- *Precauções*: efeitos hepatotóxico e nefrotóxico, risco de ocorrência de colite pseudomembranosa
- *Eventos adversos*: náuseas, dispepsia, dor abdominal, vômito e diarreia, cefaleia, paladar alterado, glossite, estomatite, monilíase oral e descoloração da língua elevação transitória de enzimas hepáticas, disfunção hepática, colite pseudomembranosa, arritmias ventriculares, incluindo taquicardia ventricular e *torsade de pointes*. Reações alérgicas, desde urticária e erupções cutâneas leves até anafilaxia e síndrome de Stevens-Johnson, foram relatadas; efeitos transitórios sobre o SNC, tontura, ansiedade, insônia e pesadelos a confusão, alucinação e psicose.

Grupo dos imidazólicos

- Metronidazol
- *Apresentação*: comprimido, suspensão oral, gel e solução injetável
- *Vias de administração:* VO, tópica e IV
- *Indicação*: constitui um potente agente bactericida, específico sobre os germes anaeróbios. Ação tricomonicida e giardicida
- *Precauções*: o comprimido não pode ser dividido ou mastigado. Durante a administração IV, não infundir outras soluções concomitantemente; a infusão lenta evita a tromboflebite
- *Eventos adversos*: observar sinais de comprometimento neurológico, como crise convulsiva, paresia e parestesia de extremidades. Podem ocorrer sinais gastrintestinais como anorexia, náuseas, gosto metálico na boca, dor epigástrica, vômitos e diarreia. As bebidas alcoólicas não devem ser consumidas durante o tratamento pela possibilidade de surgimento de cólicas abdominais, náuseas, vômitos, cefaleia e rubor facial
- *Contraindicação*: mulheres nutrizes.

Antibiótico antifúngico

- Anfotericina B
- *Apresentação*: frasco-ampola com pó liofilizado para solução injetável
- *Vias de administração:* IV
- *Indicações*: infecções fúngicas progressivas potencialmente graves; não usar no tratamento de infecções fúngicas não invasivas
- *Conservação*: é fotossensível. Antes da reconstituição, manter sob refrigeração e protegido da exposição à luz. Após reconstituição, pode ser conservado em temperatura ambiente por 24 h; se protegido da luz ou em geladeira, por 7 dias.

- *Precauções*: por causar precipitação do produto, não se recomenda utilizar solução de cloreto de sódio para infusão IV e lavagem do cateter. Monitorar a frequência cardíaca e a temperatura com frequência. Medicar previamente com antiemético, pois anorexia, náuseas e vômitos podem diminuir os efeitos do medicamento. Observar sinais de alterações urinárias devidas à nefrotoxicidade, além do monitoramento da creatinina sérica. A piridoxina é indicada para minimizar ou evitar os sintomas de neurite periférica
- *Eventos adversos*: febre, calafrios, náuseas, vômitos, cefaleia e hipotensão durante a infusão na primeira semana, diminuindo posteriormente. Podem ocorrer supressão medular e hipopotassemia. A flebite pode ser minimizada mediante administração cuidadosa e lenta.

- Nistatina
- *Apresentação*: suspensão oral com conta-gota, drágea e creme
- *Vias de administração*: VO e tópica
- *Indicações*: infecções por *Candida albicans*, decorrente da diminuição de imunidade. Candidíase oral, frequente em crianças, imunossuprimidos, após uso prolongado de antibióticos, radioterapia. Esofagite e candidíase dos tratos digestório e geniturinário
- *Recomendações*: proceder à higiene bucal adequada, incluindo os cuidados com a limpeza de próteses dentárias, antes de administrar a suspensão oral que deve ser bochechada e mantida por algum tempo na cavidade oral antes de ser deglutida. Nos lactentes e crianças menores, colocar a metade da dose indicada em cada lado da boca. Por exemplo: na prescrição de 1 conta-gota para o bebê, colocar metade do conta-gota em cada canto da boca de maneira que a solução escorra no interior da cavidade oral.

- Cetoconazol e fluconazol
- *Indicações*: Candidíase vaginal, candidíase oral, candidíase disseminada, *Tinea versicolor*, *Tinea corporis*, *Tinea cruris*, pé de atleta, dermatite seborreica.

Grupo das quinolonas

- Ciprofloxacino e norfloxacino
- *Recomendações*: deglutir os comprimidos inteiros com um pouco de líquido, independentemente das refeições. Se ingeridos com o estômago vazio, a substância ativa é absorvida mais rapidamente. Em administração por via intravenosa deve ter a duração aproximada de 60 min, lentamente, em veia de bom calibre para reduzir o desconforto e o risco de irritação venosa. A solução para infusão pode ser administrada diretamente ou após diluição em solução salina a 0,9%, solução de Ringer ou lactato de Ringer, soro glicosado a 5% ou a 10%. Administrar após a diluição por causa da sensibilidade à luz
- *Eventos adversos*: erupções cutâneas, prurido, febre medicamentosa, náuseas, diarreia, vômito, dispepsia, dor abdominal, flatulência, anorexia, colite pseudomembranosa, hepatite, necrose hepática, reações anafiláticas.

Grupo das tienamicinas

- Imipeném e meropeném
- *Apresentação*: formulações para administração parenteral
- *Precauções*: os medicamentos com duas apresentações diferentes para administração por vias IV e IM são de indicação exclusiva das vias recomendadas
- *Eventos adversos*: náuseas, vômitos, diarreia, manchas nos dentes; eritema, dor e enduração local, tromboflebite; exantema, prurido, urticária, eritema multiforme, síndrome de Stevens-Johnson; angioedema, necrólise epidérmica tóxica (raramente), dermatite esfoliativa (raramente), candidíase, febre, reações anafiláticas.

Antibióticos contra tuberculose

- Estreptomicina
- Ver grupo dos aminoglicosídios
- *Vias de administração*: injetável.

- Etionamida
- *Vias de administração:* comprimido associado a estreptomicina, etambutol e pirazinamida (esquema III, segundo o MS).
- *Indicação*: tratamento da tuberculose pulmonar e extrapulmonar, associado a outros tuberculostáticos nos casos de falência de tratamentos anteriores, por resistência ou intolerância a rifampicina e/ou izoniazida, ou abandono de tratamento
- *Precauções*: os pacientes devem ser alertados a comunicar qualquer alteração visual durante o tratamento.

- Cloridrato de etambutol
- *Vias de administração:* comprimido e solução oral
- *Indicação*: casos de tratamento em recidivantes e retorno após abandono de tratamento anterior (esquema IR, segundo o Ministério da Saúde, associado a rifampicina, isoniazida e pirazinamida) e nos casos de falência de tratamento com outros esquemas (esquema III, associado a estreptomicina, etionamida e pirazinamida)
- *Precauções*: não administrar a pacientes incapazes de comunicar alteração ou distúrbio visual.

- Isoniazida
- *Vias de administração:* de preferência em jejum, até 1 h antes das refeições. Caso ocorram distúrbios gastrintestinais, podem ser administrados com alimentos ou antiácidos, desde que não contenham alumínio
- *Precauções*: evitar bebidas alcoólicas durante o tratamento
- *Eventos adversos*: distúrbios gastrintestinais, anorexia, náuseas e vômitos.

Capítulo 12 | Noções de Farmacologia

- ▪ Rifampicina
- *Vias de administração:* em jejum, de preferência 30 min antes do desjejum; se houver distúrbios gastrintestinais, pode ser administrado com leite, suco ou alimento
- *Precauções:* evitar uso concomitante de salicilatos e bebidas alcoólicas. Não usar rifampicina nas últimas semanas de gestação pelo risco de hemorragia pós-natal, tanto para a puérpera quanto para o recém-nascido
- *Eventos adversos:* distúrbios gastrintestinais, coloração avermelhada da urina, das fezes, da saliva, do suor e da lágrima. Calafrios, tontura, febre, cefaleia, artralgia e mialgia, erupções cutâneas, prurido, anorexia.

- ▪ Pirazinamida
- *Vias de administração:* VO
- *Precauções:* manter monitoramento periódico do ácido úrico e das enzimas para controle da função hepática
- *Eventos adversos:* artralgia.

Quimioterápicos

Conceito

> **Quimioterapia**
> Tratamento por agentes químicos que podem atuar de modo efetivo sobre organismos patogênicos ou órgãos doentes

A quimioterapia é definida como "tratamento por agentes químicos que podem atuar de modo efetivo sobre organismos patogênicos ou órgãos doentes". Neste aspecto, destacam-se a quimioterapia antiviral, a antibacteriana e a quimioterapia destinada a destruir células cancerosas.

As substâncias antineoplásicas ou citostáticas são capazes de destruir células jovens que se multiplicam rapidamente, características de células que formam o tumor maligno. Considerando-se que existem células normais no organismo com essa característica, como na medula óssea, na mucosa do trato gastrintestinal e nos folículos pilosos, a ação das substâncias nesses sítios resulta em efeitos indesejáveis e tóxicos, causando desconfortos aos pacientes submetidos à quimioterapia. A maioria das substâncias citostáticas interfere na síntese de DNA e RNA, essenciais à formação da estrutura genética das células, o que provoca a interrupção da multiplicação celular.

A finalidade do tratamento por quimioterapia pode ser:
- *Adjuvante:* tratamento adicional efetuado após a cirurgia com o objetivo de controlar metástases subclínicas residuais
- *Neoadjuvante:* realizado antes da cirurgia para prevenir a disseminação e o crescimento de células cancerosas
- *Paliativo:* tem como objetivo diminuir os sinais e sintomas da doença, proporcionando ao paciente melhor qualidade de *vida.*

Classificação das substâncias antineoplásicas

As substâncias antineoplásicas são classificadas em duas formas principais:

- *Segundo a especificidade no ciclo celular*:
  - Ciclo celular específico: atuam sobre as células, em determinada fase do ciclo de divisão celular
  - Ciclo celular não específico: atuam sobre as células, independentemente da fase do ciclo de divisão celular
- *Segundo a estrutura química e a função nas células*:
  - Alquilantes: ciclo celular não específico; alteram as cadeias de DNA, impedindo a duplicação celular. Por exemplo: mecloretamina, ciclofosfamida, clorambucila, cisplatina
  - Antimetabólitos: ciclo celular específico; tem estrutura semelhante aos metabólitos naturais das células, incorporam-se a essas células, bloqueando a produção de enzimas essenciais ou interrompendo as cadeias de RNA e DNA. Por exemplo: metotrexato, fluoruracila, tioguanina, floxuridina
  - Antibióticos antitumorais: ciclo celular específico, derivados de fungos com atividade antimicrobiana e propriedades citotóxicas, interferem na síntese dos ácidos nucleicos, impedindo a duplicação e a separação do DNA e do RNA. Por exemplo: dactinomicina, doxorrubicina, bleomicina, mitomicina
  - Nitrosureias: ciclo celular específico; grupo composto por três substâncias com ação semelhante à dos alquilantes, ultrapassam a barreira hematoliquórica por serem lipossolúveis. Por exemplo: carmustina, lomustina
  - Alcaloides da vinca: ciclo celular específico; atuam na mitose celular, impedindo a formação de microtúbulos; responsáveis pela polarização dos cromossomos. Por exemplo: vincristina, vimblastina
  - Miscelânea: substâncias que não se encaixam nos grupos anteriormente citados, têm toxicidade e características diferentes entre si, mecanismo de ação variado e por vezes desconhecido. Por exemplo: procarbazina, hidroxiureia, asparginase
  - Agentes hormonais: a ingestão de hormônios ou de inibidores da produção de hormônios, na maioria das vezes, tem finalidade paliativa, com o objetivo de retardar o crescimento de tumores.

Principais efeitos colaterais sistêmicos

Os principais efeitos colaterais sistêmicos provocados pelos quimioterápicos estão listados na Tabela 12.1.

Substâncias antineoplásicas
São classificadas segundo a especificidade no ciclo celular e segundo a estrutura química e a função nas células

Capítulo 12 | Noções de Farmacologia

Tabela 12.1 Principais efeitos colaterais sistêmicos dos quimioterápicos.

Órgão-alvo	Manifestações clínicas
Medula óssea	Anemia, leucopenia, trombocitopenia
Sistema digestório	Náuseas, vômitos, ulcerações superficiais (mucosite), estomatite, diarreia, íleo paralítico
Sistema tegumentar	Alopecia, hiperpigmentação
Sistema nervoso	Parestesia, neuropatia periférica, letargia, surdez
Coração	Insuficiência cardíaca (tardia)
Pulmão	Fibrose (tardia)
Sistema urinário	Cistite

Efeitos tóxicos dermatológicos por extravasamento

As substâncias antineoplásicas podem ser vesicantes ou irritantes, provocando reações graves quando em contato com a pele:

- *Vesicantes*: provocam irritação grave, com formação de vesículas e destruição tecidual por necrose quando há extravasamento
- *Irritantes*: provocam reação cutânea menos intensa quando extravasadas e apresentam sintomas de dor, queimação e hiperemia, sem formação de vesículas ou necrose tecidual.

> **Substâncias vesicantes**
> Provocam irritação grave com formação de vesículas e destruição tecidual por necrose quando há extravasamento

> **Substâncias irritantes**
> Provocam reação cutânea menos intensa quando extravasadas e apresentam sintomas de dor, queimação e hiperemia, sem formação de vesículas ou necrose tecidual

Cuidados gerais com substâncias vesicantes

Segundo Bonassa, há inúmeras controvérsias sobre o manuseio de áreas infiltradas por citostáticos vesicantes, porém alguns cuidados são incontestáveis:

- Interromper de imediato a infusão da substância, mantendo a agulha no local
- Aspirar a substância residual do *scalp* com uma seringa
- Retirar a agulha e elevar o membro, apoiando-o acima do nível do coração
- Aplicar compressas geladas por 15 min, ao menos a cada 6 h nas primeiras 24 a 48 h (exceto se o extravasamento for por vincristina ou vimblastina)
- Aplicar compressas mornas por 15 min, ao menos a cada 6 h nas primeiras 24 a 48 h, no caso de vincristina, vimblastina, vinorelbine, vindesina, etoposídeo e teniposido
- Fazer anotação de enfermagem, registrando a evolução da lesão.

Cuidados de enfermagem no preparo e administração de substâncias antineoplásicas

Preconizam-se algumas normas para o uso de equipamentos de proteção individual (EPI) e equipamentos de proteção coletiva (EPC), segundo Frias, durante a reconstituição e a administração de substâncias antineoplásicas, uma vez que a contaminação dos profissionais ocorre por inalação e absorção pela mucosa e pele, ou mesmo em decorrência de traumatismos ocasionados por agulhas contaminadas ou fragmentos de ampolas. Visando à redução dos riscos, a Anvisa, por meio da RDC nº 220, estabeleceu, em 2004, o Regulamento Técnico de Funcionamento dos Serviços de Terapia Antineoplásica, especificando também as recomendações quanto aos cuidados com fluidos corpóreos dos pacientes, itens do *kit* de derramamento e substâncias utilizadas para inativação do medicamento em casos de acidente pessoal ou ambiental.

Assim, os profissionais envolvidos devem estar atentos à NR 32, bem como às normas de segurança estabelecidas no protocolo da instituição:

- Toda manipulação de citostático deve ser feita em capela de fluxo laminar vertical classe II
- Limitar, ao mínimo, a quantidade de pessoas envolvidas no manuseio
- Os profissionais devem receber treinamento e atualização permanentes
- Exame periódico semestral de profissionais em contato frequente com antineoplásicos
- Utilização de EPI: luvas não entalcadas, sendo que a troca deve ser feita a cada l h; avental de baixa permeabilidade com mangas longas e punho elástico
- Utilização de respirador com filtro de carvão ativado
- Proteção do gargalo das ampolas, das conexões da seringa e dos equipos de soro com algodão ou gaze umedecida em álcool 70%
- Descartar todo o material, inclusive luvas em saco plástico identificado como material contaminado e encaminhar para incineração
- Em caso de contaminação da pele, lavar o local com água e sabão neutro
- Se houver contaminação dos olhos, irrigar com solução salina a 0,9% por 5 min
- Na contaminação do EPI, este deve ser substituído imediatamente
- Para a limpeza de superfícies (bancadas, capela), o profissional deve estar paramentado, e, com uma compressa absorvente, retirar o excesso da substância; em seguida, proceder à lavagem do local com água e detergente neutro, enxaguando a seguir e desprezando a compressa em local próprio para o descarte de material contaminado com citostáticos (conheça o *kit* de derramamento no seu local de trabalho).

Agentes alquilantes

- Ciclofosfamida
- *Vias de administração*: VO, IM, intrapleural, intraperitoneal e IV (em 5 a 10 min, por meio de injetor lateral do equipo ou dispositivo de infusão múltipla, sempre avaliando o refluxo de sangue)

Capítulo 12 | Noções de Farmacologia

- *Eventos adversos*: alopecia; náuseas, vômitos, anorexia; depressão de medula óssea; cistite
- *Precauções*: substância não vesicante e não irritante; a administração VO é ideal pela manhã, em jejum, com bastante água; estabilidade por 24 h após reconstituição; causa infertilidade; estimular ingestão de líquidos.

■ Cisplatina

- *Vias de administração*: infusão venosa de 1 a 6 h
- *Eventos adversos*: anorexia, náuseas, vômitos; depressão da medula óssea; ototóxico, nefrotóxico; dores articulares; hipomagnesemia, hipocalcemia; reações no início da administração: tontura, taquicardia, hipotensão, edema facial
- *Precauções*: substância não vesicante; proteger da luz, estabilidade de 72 h após a reconstituição; hidratar previamente; aumentar a ingesta líquida; se combinada com bleomicina, esta deve ser aplicada antes.

■ Clorambucila

- *Vias de administração*: VO
- *Eventos adversos*: febre; estomatite; depressão da medula óssea
- Precauções: interfere na fertilidade; proteger da luz.

■ Ifosfamida

- *Vias de administração*: IV, em infusão de l a 2 h
- *Eventos adversos*: alopecia; náuseas e vômitos; depressão da medula óssea; cistite hemorrágica
- *Precauções*: não vesicante, irritante; manter vigilância quanto à infusão; hidratar previamente e após a administração; estimular esvaziamento da bexiga; interfere na fertilidade; administrar concomitantemente à substância uroprotetora.

■ Mefalan

- *Vias de administração*: VO e IV
- *Eventos adversos*: depressão da medula óssea; náuseas, vômitos
- *Precauções*: não vesicante; interfere na fertilidade; não administrar se houver precipitação ou turvação; substância instável, uso imediato após preparo; efetuar a infusão venosa em cerca de 2 h.

Agentes antimetabólitos

■ Fluoruracila

- *Vias de administração:* VO, tópico, IV, intra-arterial e intracavitário
- *Eventos adversos*: náuseas, vômitos, diarreia, estomatite; alopecia, hiperpigmentação; depressão da medula óssea
- *Precauções*: não vesicante, irritante; evitar aplicação IV direta em *bolus*; se necessário, aplicar lentamente, em mais de 10 min; proteger da luz; após a reconstituição, tem estabilidade por 24 h; a cor

amarelo-escura após a diluição pode ser indício de decomposição; não usar em olhos e mucosa.

- Metotrexato
- *Vias de administração*: VO, IV, IM, intra-arterial e intratecal
- *Eventos adversos*: depressão da medula óssea; alopecia; náuseas e vômitos; diarreia; estomatite ulcerativa; febre; erupções eritematosas, urticária; aplicação intratecal: cefaleia, rigidez de nuca, paraplegia, confusão, demência
- *Precauções*: não vesicante; proteger da luz; após a reconstituição, manter em refrigerador até 48 h; administrar ácido fólico para resgate; potente abortivo; não ingerir álcool durante o tratamento; urina fica amarelada por aproximadamente 2 dias.

Antibiótico antineoplásico

- Bleomicina
- *Vias de administração*: IM, SC, intra-arterial e infusão local
- *Eventos adversos*: hipertermia; alopecia; anorexia, náuseas, vômitos; estomatite; erupções cutâneas, hiperpigmentação
- *Precauções*: não vesicante; após a reconstituição, manter em refrigerador por até 7 dias; se associado à cisplatina, administrar primeiro a bleomicina; se associado à vimblastina, administrar após; ocasiona febre imediata; interfere na fertilidade; risco de parada cardiorrespiratória e infarto do miocárdio.

- Doxorrubicina
- *Vias de administração*: IV lenta (mais de 5 min), intra-arterial e intracavitário
- *Eventos adversos*: cardiotóxico; anorexia, náuseas, vômitos; alopecia; mucosite
- *Precauções*: vesicante, testar refluxo venoso; estabilidade de 48 h em refrigerador e 24 h à temperatura ambiente, após a reconstituição; interfere na fertilidade; teratogênico; infusões de mais de 1 h devem ser protegidas da luz; urina avermelhada por 1 a 2 dias; manter vigilância maior em pacientes com problemas cardíacos.

- Epirrubicina
- *Vias de administração*: IV se tempo de aplicação maior que 5 min; intracavitária
- *Eventos adversos*: alopecia; cardiotóxico; diarreia, náuseas, vômitos, depressão de medula óssea; estomatite
- *Cuidados*: substância vesicante; após a reconstituição, estabilidade de 24 h em temperatura ambiente e 48 h em refrigerador; estar atento à coloração vermelha da urina.

Alcaloide da vinca

- Vimblastina
  - *Vias de administração*: IV, em *bolus* por 5 min
  - *Eventos adversos*: anorexia, náuseas, vômitos; manifestações neurológicas; alopecia; depressão de medula óssea
  - *Precauções*: vesicante; não diluir em grandes volumes; proteger da luz; estabilidade de 30 dias no refrigerador após a reconstituição; não administrar por períodos prolongados (30 a 60 min ou mais); aplicar vimblastina antes, quando associada à bleomicina.

- Vincristina
  - *Vias de administração*: IV lentamente
  - *Eventos adversos*: alopecia; distúrbios neurológicos; náuseas, vômitos; constipação intestinal e dor abdominal; supressão gonádico; dor óssea
  - *Precauções*: vesicante; letal por via intratecal; administrar ácido folínico para proteger dos efeitos tóxicos; não usar veia periférica para a administração prolongada.

Outros

- Etoposido
  - *Vias de administração*: VO e IV lentamente, mais de 30 min
  - *Eventos adversos*: depressão da medula óssea; leucopenia, anemia, trombocitopenia; alopecia; náuseas, vômitos; hipotensão
  - *Precauções*: proteger da luz; não é vesicante, é irritante; vigilância quanto ao acesso venoso; solução concentrada pode precipitar; observar reações alérgicas, sinais de hipotensão; a cápsula deve ser administrada em jejum.

Medicamentos que atuam no SNC

Ansiolíticos

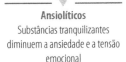

Ansiolíticos
Substâncias tranquilizantes diminuem a ansiedade e a tensão emocional

Substâncias tranquilizantes que diminuem a ansiedade e a tensão emocional, os ansiolíticos devem ser guardados em armário ou gaveta com chave, de acesso restrito e controlado, pois provocam dependência física e psíquica.

- Diazepam
  - *Apresentação*: comprimido e ampola com solução injetável
  - *Vias de administração*: VO, IM e IV
  - *Precauções*: o uso prolongado pode resultar em dependência química. O início do uso terapêutico ou a retirada abrupta do diazepam em pacientes com epilepsia ou transtornos convulsivos pode precipitar crises de estado epiléptico

- *Eventos adversos*: ataxia, tontura, sonolência, disfasia, hipotensão, bradicardia, hipotonia. Ocasionalmente, acarreta soluço, tosse, adormecimento ou formigamento nas mãos e nos pés. Raramente provoca dificuldade respiratória
- *Contraindicações*: pacientes dependentes de drogas ou álcool e gravidez, principalmente no primeiro trimestre.

- Bromazepam
- *Precauções*: miastenia *gravis*, disfunções renais e hepáticas, em situações que requerem concentração, como dirigir, operar máquinas
- *Abstinência*: tremor, agitação, insônia, ansiedade, dificuldade de concentração, sudorese, espasmos muscular e abdominal.

- Lorazepam
- *Precauções*: evitar bebidas alcoólicas, atividades que requerem concentração.

- Clordiazepóxido
- *Contraindicações*: glaucoma, miastenia *gravis*.

Hipnóticos ou barbitúricos

> **Hipnóticos**
> Substâncias que atuam principalmente sobre o sono

Os hipnóticos atuam principalmente sobre a função do sono. Os efeitos colaterais relacionam-se principalmente com intoxicação pelo efeito cumulativo.

- Cloridrato de midazolam
- *Indicações*: injetável, é indicado como medicamento pré-anestésico
- *Eventos adversos*: após a administração parenteral, o paciente não deve ser liberado do serviço de saúde antes de completar aproximadamente 3 h. A administração rápida ou a dose excessiva em pacientes idosos, principalmente, pode desencadear quadro de insuficiência respiratória.

- Flunitrazepam
- *Cuidados durante o uso de hipnóticos ou barbitúricos*: não ingerir bebidas alcoólicas; evitar uso no primeiro trimestre de gravidez; não fazer uso regular durante a lactação; precaução especial em casos de miastenia *gravis*; estar atento à dependência a esse medicamento; evitar atividades que requerem concentração, como dirigir veículos, operar máquinas pesadas.

Antipsicóticos ou neurolépticos

> **Antipsicóticos**
> Substâncias que reduzem os sintomas psicóticos

Antipsicóticos são substâncias que auxiliam na redução dos sintomas psicóticos.

Capítulo 12 | Noções de Farmacologia

- Clorpromazina, haloperidol e risperidona
- *Indicações*: psicose, esquizofrenia, manifestações psicomotoras neurológicas
- *Eventos adversos*: hipotensão, hipotermia, aumento de peso, obstipação, lentidão de pensamento, prolongamento do tempo de reação, diminuição da iniciativa, lentidão motora, tremores
- *Precauções*: proteger da luz, pesar o paciente, observar icterícia, febre, náuseas, vômitos; aquecer o paciente em caso de hipotermia; observar sinais e sintomas de síndrome neurológica que desaparecem na interrupção do tratamento.

Antidepressivos e estabilizadores de humor

> **Antidepressivos e estabilizadores de humor**
> Fármacos indicados no tratamento de transtornos do estado de ânimo e do humor, em transtornos psiquiátricos, estresse pós-traumático e em doenças orgânicas

Antidepressivos e estabilizadores de humor são fármacos indicados no tratamento de transtornos do estado de ânimo e do humor, em transtornos psiquiátricos como transtorno bipolar, transtornos de ansiedade, transtorno obsessivo-compulsivo, estresse pós-traumático e em doenças orgânicas, como a fibromialgia.

- Fluoxetina
- *Precauções*: evitar associação com álcool, analgésicos opioides, varfarina, carbamazepina, anti-inflamatórios, sibutramina, tamoxifeno, tramadol, fenitoína, outros antidepressivos. Pode alterar o controle da glicemia, por isso deve-se dar atenção aos diabéticos
- *Eventos adversos*: náuseas, insônia, redução da libido, retardo na ejaculação, tremores, redução do apetite, astenia e ansiedade.

- Sertralina e paroxetina
- *Precauções*: pacientes com depressão, adultos e crianças podem apresentar piora da depressão e/ou ideação e comportamento suicida no uso ou não de antidepressivos, recomendando-se o monitoramento desses pacientes, pois o uso de medicamentos antidepressivos pode ativar estado de mania/hipomania. O uso deve ser interrompido em caso de insuficiências hepática e/ou renal e convulsões
- *Eventos adversos*: distúrbios sexuais (diminuição do desejo sexual, impotência, distúrbios da ejaculação; na mulher, ausência de orgasmo); distúrbios gastrintestinais (náuseas, vômitos, diarreia, anorexia e perda de peso); secura na boca; cefaleia, fadiga, sedação, insônia, inquietação excessiva, confusão, tontura, tremores, sudorese.

- Citalopram
- *Precauções*: os pacientes devem ser advertidos quanto à sua capacidade de dirigir carro e operar máquinas
- *Eventos adversos*: sudorese aumentada, cefaleia, tremor, sonolência, insônia, secura na boca, constipação intestinal e astenia.

- Amitriptilina
- *Precauções*: ingerir com alimentos para diminuir a irritação gástrica; evitar a ingestão de bebidas alcoólicas e atividades que exijam atenção pelo risco de acidentes. Não suspender o medicamento de modo abrupto
- *Eventos adversos*: tontura, sonolência, cefaleia, náuseas, secura na boca, fraqueza, borramento visual, movimentos incontrolados das pernas e dos braços, disfasia, disfagia, confusão, *delirium*, alucinações; constipação intestinal, principalmente em idosos.

- Imipracina
- *Precauções*: ingerir com alimentos para diminuir a irritação gástrica; evitar a ingestão de bebidas alcoólicas e atividades que exijam atenção
- *Eventos adversos*: tontura, sonolência, cefaleia, náuseas, fraqueza.

- Carbonato de lítio
- *Indicações*: transtorno bipolar, mania recorrente, depressão recorrente ou unipolar, psicoses esquizoafetivas recidivantes, alcoolismo crônico, agressividade patológica
- *Precauções*: avaliação prévia das funções renais, cardiovasculares e tireoidianas. No período inicial, a litioterapia pode causar depleção de sódio e aumentar a necessidade de ingestão de líquidos. Atenção a idosos e portadores de hipotireoidismo e diabetes melito. Se ocorrerem sinais de toxicidade, diarreia, vômito, tremor, ataxia ou fraqueza muscular, fala pastosa, alterações de visão, confusão mental, sonolência exagerada e tremores, o medicamento deve ser descontinuado e o médico contatado. Podem ocorrer aumento exagerado de volume urinário, ganho anormal de peso, insônia, cansaço, diminuição da velocidade de pensamento, sensação de frio, alterações menstruais, dor de cabeça e dores musculares. O início do efeito desejado é obtido entre 5 e 10 dias, após iniciar o tratamento. Evitar ingestão de bebidas alcoólicas, conduzir veículos ou operar máquinas
- *Interações medicamentosas*: cautela na associação com antibióticos, anti-inflamatórios não esteroides, digitálicos, outras substâncias psicoativas, bloqueadores neuromusculares, xantinas, iodeto de potássio e bloqueadores de canal de cálcio. Aminofilina, teofilina, cafeína, difelina e bicarbonato de sódio podem diminuir a eficácia do tratamento com lítio por aumentarem a excreção urinária. A administração concomitante com carbamazepina, clonazepam ou antidepressivos tricíclicos pode aumentar o risco de efeitos neurotóxicos. A administração com haloperidol pode ocasionar dano cerebral irreversível
- *Contraindicações*: doenças renais ou cardiovasculares, desidratação, uso de diuréticos, gravidez e lactação, doença de Parkinson; miastenia *gravis*, úlcera gastroduodenal e retocolite ulcerativa, leucemia mieloide, psoríase.

Capítulo 12 | Noções de Farmacologia

Anticonvulsivantes

> **Anticonvulsivantes**
> Medicamentos indicados no tratamento das crises convulsivas, pois colaboram na sua prevenção ou interrupção

Indicados no tratamento da convulsão, os anticonvulsivantes colaboram na prevenção ou na interrupção da crise convulsiva.

- Fenobarbital
- *Apresentação*: comprimido, solução oral e solução injetável
- *Precauções*: a infusão IV deve ser lenta, não excedendo 60 mg/min; concentrações maiores podem causar depressão respiratória. Recomenda-se suspender gradualmente a administração de fenobarbital para evitar sintomas de abstinência
- *Eventos adversos*: lassidão, apreensão, insegurança, tontura, sonolência, "ressaca". Doses excessivas podem levar à intoxicação barbitúrica, caracterizada por diminuição dos reflexos, miose, bradipneia, coma
- *Contraindicações*: porfiria aguda intermitente.

- Fenitoína
- *Apresentação*: comprimido e ampola com solução injetável
- *Precauções*: ingerir com alimentos para diminuir a irritação gástrica e aumentar a absorção. A administração IV deve ser feita em veias calibrosas
- *Eventos adversos*: distúrbios gastrintestinais, tontura, sonolência, nistagmo, ataxia, hiperplasia das gengivas
- *Contraindicações*: comprometimento da função cardíaca
- *Precauções*: se a aplicação é IV, não utilizar solução glicosada e infundir lentamente; sinais de flebite, pois é uma substância irritante; não ingerir bebida alcoólica durante o tratamento, pois o álcool pode potencializar a ação da substância.

- Primidona
- *Eventos adversos*: sonolência, ataxia, vertigens, distúrbios gastrintestinais, alopecia, leucopenia, alterações de personalidade, diplopia.

- Carbamazepina
- *Precauções*: ingerir com alimentos para amenizar a irritação gastrintestinal. A suspensão abrupta, no caso de tratamento epiléptico, pode resultar no aparecimento de convulsões
- *Eventos adversos*: mais comuns são erupções cutâneas, insegurança, confusão mental, tontura, sonolência, náuseas, vômitos, borramento visual ou diplopia, nistagmo
- *Contraindicações*: crise de ausência atípica ou generalizada, convulsões, bloqueio atrioventricular.

- Clonazepam
- *Precauções*: evitar álcool e outros depressores do SNC durante o tratamento.

- Valproato de sódio ou ácido valproico
- *Precauções*: a administração em crianças deve ser cuidadosa pelo maior risco de desenvolver hepatoxicidade. Em casos de cirurgia, tratamentos odontológicos ou emergências, observar risco de aumento do tempo de sangramento. Evitar ingestão de álcool ou outros depressores do SNC. A interrupção deve ser gradual, pois a suspensão brusca pode precipitar crise convulsiva
- *Eventos adversos*: náuseas, vômitos, sonolência, hepatotoxicidade, alterações intestinais, diarreia, tremores, inibição da agregação plaquetária, trombocitopenia, hemorragia, hematomas, *rash*.

Antiparksoniano

Indicados no controle da doença de Parkinson, os antiparkinsonianos aliviam os sintomas relacionados com a rigidez e a bradicinesia.

- Levodopa
- *Apresentação*: comprimido
- *Ação*: aumenta a concentração de dopamina para restaurar a função motora
- *Eventos adversos*: náuseas, vômitos, diarreia, anorexia, perda de peso, alterações do paladar, disfagia, constipação intestinal, secura na boca, euforia, frequência urinária aumentada, flatulência, diminuição da tolerância à glicose, discinesias e movimentos involuntários, alucinações, ardência na língua, alterações do ritmo cardíaco, hipotensão postural, prurido e vermelhidão, anemia, insônia, agitação ou depressão, perda de memória, visão dupla
- *Contraindicações*: hipersensibilidade à substância, melanoma, lesões de pele suspeitas, uso de medicamentos contendo inibidores da monoamina oxidase (IMAO).

> **Antiparkinsonianos**
> Medicamentos para o controle da doença de Parkinson que aliviam sintomas relacionados com a rigidez e a bradicinesia

Anestésicos

Utilizados em diferentes tipos de anestesia, anestésicos são fármacos que bloqueiam reversivelmente a condução do impulso nervoso, entre eles os neurônios relacionados com estímulos nociceptivos. Cada tipo de anestesia produz um efeito específico em determinada parte do sistema nervoso, resultando em depressão das vias nervosas.

Anestésicos gerais

Atuam no SNC, podem ser administrados por via inalatória ou IV, na indução ou na manutenção da anestesia geral, afetam as células cerebrais e ocasionam a perda da consciência. A maioria dos adultos é primeiramente anestesiada com anestésicos IV e, depois, com gases anestésicos. Entretanto, as crianças não gostam de injeções ou cateteres IV, por isso o processo pode ser inverso: são anestesiadas com gases primeiramente. Atualmente, o éter é um anestésico não mais utilizado por ser inflamável.

Agentes anestésicos inalatórios

- Halotano
- *Características*: líquido incolor, volátil, não explosivo e não inflamável, nas concentrações normalmente utilizadas. Os seus vapores misturados com o oxigênio, nas proporções de 0,5 a 50%, não são explosivos. O produto não se decompõe quando em contato com a cal sodada aquecida. Na presença de umidade, os vapores agridem o alumínio, bronze e o chumbo, exceto o cobre. Como a borracha, alguns plásticos e materiais similares são solúveis no halotano, o uso desses materiais deve ser criterioso.
- *Ação*: produz indução rápida, de fácil reversibilidade, relaxamento muscular na maioria das intervenções cirúrgicas e supressão das secreções salivares, brônquicas e gástricas.

- Óxido nitroso
- *Indicação*: em anestesia geral, associado a outros agentes, como opioides, hipnóticos e anestésicos voláteis
- *Características*: baixa solubilidade, baixa toxicidade, alta difusibilidade e potencializador do efeito de outros agentes, possibilitando que as doses desses agentes sejam reduzidas, o que proporciona menor risco de toxicidade e redução dos efeitos colaterais.

- Sevoflurano, desflurano e isoflurano
- *Indicações*: indução e manutenção de anestesia geral em pacientes pediátricos ou adultos durante procedimentos cirúrgicos hospitalares ou ambulatoriais
- *Contraindicações*: sensibilidade ao agente ou outro anestésico halogenado, hipertermia maligna
- *Atenção*: a administração desse anestésico requer competência profissional, pois durante a manutenção anestésica podem ocorrer hipotensão arterial e depressão respiratória. Portanto, é necessário ter na sala cirúrgica materiais para o suporte ventilatório e para reanimação.

Os absorvedores de CO_2 devem ser rotineiramente observados para evitar o ressecamento e substituídos independentemente da coloração do indicador.

Agentes anestésicos intravenosos

Os agentes anestésicos intravenosos podem ser utilizados como pré-medicação, antes da anestesia geral, ou como sedação, quando em conjunto com a anestesia local ou regional.

- Cloridrato de cetamina, propofol, tiopental sódico e etomidato
- *Ação*: de início de ação rápida, mas de curta duração, são empregados na indução e manutenção da anestesia
- *Precauções*: em crianças, idosos, portadores de disfunções respiratória, cardíaca, hepática e/ou renal

- *Eventos adversos*: náuseas, vômito, hipotensão, bradicardia, arritmias, depressão respiratória, apneia, sonolência, laringospasmos, hipertonia muscular, convulsões.

Bloqueadores neuromusculares periféricos e anticolinesterásicos

O agente bloqueador neuromuscular paralisa as musculaturas esquelética e respiratória. Na anestesia regional produz efeito em inervação extensa de uma área específica do corpo, resultando na perda sensorial de determinada área, o que mantém o nível de consciência preservado.

> **Bloqueadores neuromusculares periféricos e anticolinesterásicos**
> Substâncias que paralisam as musculaturas esquelética e respiratória

- ▪ Besilato de atracúrio, brometo de pancurônio e cloreto de suxametônio
- *Ação*: adjuvante da anestesia geral, a ação curarizante de curta duração favorece a realização de procedimentos como intubação traqueal, ao propiciar o relaxamento da musculatura esquelética, facilitando o suporte ventilatório
- *Precauções*: utilizar com critério em pacientes com fraturas devido à fasciculação que pode provocar trauma adicional. O monitoramento cardíaca permite a identificação de arritmias
- *Eventos adversos*: o relaxamento muscular pode resultar em depressão respiratória e apneia. Rigidez de mandíbula, hipersialorreia, reação cutânea, também foram relatadas.

- ▪ Metilsulfato de neostigmina
- *Ação*: antagoniza os efeitos dos relaxantes musculares do grupo do curare, neutraliza o bloqueio neuromuscular induzido pelos miorrelaxantes. As propriedades colinérgicas devem-se ao efeito inibidor da colinesterase; nos sistemas digestório e geniturinário e na musculatura lisa dos órgãos provoca contrações e aumento do peristaltismo
- *Indicações*: constipação intestinal atônica, meteorismo, atonia intestinal pós-operatória e retenção urinária, miastenia *gravis* pseudoparalítica, antagonista dos curarizantes
- *Contraindicações*: hipersensibilidade à substância, obstrução intestinal mecânica ou do trato urinário
- *Precauções*: bradicardia, asma brônquica ou diabetes melito e após cirurgia gastrintestinal. Reações colinérgicas podem ocorrer se utilizado na neutralização de miorrelaxantes; recomenda-se administração simultânea de sulfato de atropina
- *Eventos adversos*: os efeitos secundários muscarínicos são náuseas, vômitos, diarreia, cólicas abdominais, aumento do peristaltismo e das secreções brônquicas, hipersialorreia, lacrimejamento, bradicardia e miose. Os efeitos secundários nicotínicos são espasmos musculares, contrações e fraqueza muscular.

Capítulo 12 | Noções de Farmacologia

Anestésicos locais

> **Anestésicos locais**
> Substâncias que atuam na inervação local, inclusive da pele, impedindo a propagação dos impulsos elétricos nas células nervosas e promovem a ausência da sensação dolorosa

Os anestésicos locais atuam na inervação local, inclusive da pele, impedindo a propagação dos impulsos elétricos nas células nervosas e promovem ausência da sensação dolorosa. A administração de agentes associados a um vasoconstritor reduz os efeitos sistêmicos, potencializa e prolonga os efeitos locais. A anestesia local é indicada para procedimentos simples e suturas que envolvem áreas menores em pequenas cirurgias.

Agentes anestésicos locais intravenosos

- Cloridrato de bupivacaína, cloridrato de bupivacaína + glicose, cloridrato de lidocaína, cloridrato de lidocaína + glicose e cloridrato de lidocaína + hemitartarato de epinefrina
- *Apresentação*: solução injetável
- *Indicações*: anestesia por infiltração, bloqueios de longa duração ou anestesia peridural, anestesia em obstetrícia. A bupivacaína é mais potente que a lidocaína.
- *Precauções*: em crianças e idosos pelo risco de toxicidade sistêmica, efeitos leves na função mental e coordenação, podem prejudicar a locomoção e vigília. Atenção no uso de anestésico local associado a vasoconstritor
- *Eventos adversos*: arritmia ventricular, fibrilação ventricular, colapso cardiovascular súbito. A anestesia epidural pode causar hipotensão e bradicardia precário
- *Contraindicações*: hipersensibilidade, em anestesia peridural em pacientes com hipotensão acentuada.

Anestésicos locais aplicados por via tópica

- Cloridrato de lidocaína
- *Apresentação*: em gel, *spray* ou pomada.

Analgésicos, antitérmicos e anti-inflamatórios

Analgésicos e antitérmicos

> **Analgésicos e antitérmicos**
> Medicamentos que atuam no alívio da dor em grau leve, não causam dependência e contribuem também para a redução da temperatura em quadro febril

Substâncias que atuam no alívio da dor em grau leve, os analgésicos e antitérmicos não causam dependência e contribuem também para a redução da temperatura em quadro febril.

- Ácido acetilsalicílico (AAS), paracetamol e dipirona
- *Ações*: analgésico, antipirético. O AAS age também como antiagregante plaquetário
- *Eventos adversos*: dor epigástrica, náuseas, vômitos, úlcera gástrica, aumento do tempo de sangramento, hepatotoxicidade
- *Contraindicações*: gastrite, úlcera péptica, lesões hepáticas graves, hemofilia.

Analgésicos opiáceos

Medicamento analgésico, derivado do ópio, os analgésicos opiáceos provocam depressão neurológica e respiratória. Pode ocorrer hipotensão e bradicardia.

- Meperidina, morfina, citrato de fentanila e tramadol
- *Indicações*: dor aguda ou crônica, grave e moderada, em procedimentos diagnósticos dolorosos e dor após cirurgia
- *Contraindicações*: intoxicação aguda ao álcool, hipnóticos, analgésicos ou outras substâncias de ação no SNC
- *Precauções*: depressão respiratória, hipotensão grave.

Anti-inflamatórios

Medicamentos com ação analgésica e anti-inflamatória os anti-inflamatórios são indicados em dor leve a moderada e podem ser administrados por diferentes vias como oral, intravenosa, intramuscular, intra-articular, intralesional, retal e tópica (cutânea, ocular e otológica).

Recomenda-se usar com cautela em pacientes com distúrbios gastrintestinais, antecedentes de úlcera péptica, doença de Crohn, anemia, função cardíaca comprometida, alterações das funções renal e hepática, antecedentes de gastrite ou úlcera gastroduodenal, discrasias sanguíneas e em uso de anticoagulantes.

Os eventos adversos mais comuns dor epigástrica, náuseas, vômitos, diarreia, cefaleia, vertigem, erupções cutâneas.

Entre as contraindicações, destacam-se as lesões gastroduodenais.

Os anti-inflamatórios são divididos em duas classes.

Anti-inflamatórios não hormonais ou não esteroides

- Ibuprofeno
- Diclofenaco
- Cetoprofeno
- Naproxeno.

Anti-inflamatórios hormonais ou esteroides

São também denominados corticosteroides.

- Dexametasona
- Hidrocortisona
- Metilprednisolona
- Prednisona
- Betametasona.

Analgésicos opiáceos
Medicamentos analgésicos, derivados do ópio, que provocam depressão neurológica e respiratória

---

Anti-inflamatórios
Medicamentos com ação analgésica e anti-inflamatória indicados para dor leve a moderada podendo ser administrados por vias oral, intravenosa, intramuscular, intra-articular, intralesional, retal e tópica (cutânea, ocular e otológica)

Classes dos anti-inflamatórios
Essas substâncias são divididas em duas classes: anti-inflamatórios não hormonais ou não esteroides e anti-inflamatórios hormonais ou esteroides ou corticosteroides

Capítulo 12 | Noções de Farmacologia

Cuidados na administração dos corticosteroides

- Controle de peso diário: o aumento de peso em pacientes que usam corticosteroides pode ser indício de edema pela retenção de sódio e água
- Controle frequente da pressão arterial, pois os pacientes submetidos à terapia com corticosteroides estão propensos à hipertensão
- É comum, como medida preventiva, a indicação de dieta hipossódica ou assódica durante a terapia prolongada com corticosteroides, no entanto os pacientes podem ter dificuldade para aceitar esse tipo de restrição. Nesse caso, a equipe de enfermagem pode colaborar na orientação para a compreensão e a aceitação dessa nova alimentação. Indica-se a aplicação de estratégias que estimulam a aceitação da alimentação tais como boa apresentação do prato, disposição dos alimentos em pequenas porções, uso de limão, temperos e ervas
- A administração VO deve ser acompanhada de leite ou alimentos para amenizar o desconforto e as complicações gástricas. Os medicamentos antiácidos são associados à terapêutica com corticosteroides, administrados VO ou por via parenteral
- Observar sinais e sintomas de hipernatremia: cefaleia, hipertensão arterial, edema, oligúria ou anúria, sede excessiva, alterações de consciência
- Vigilância quanto ao volume de líquidos ingeridos e eliminados. Estabelecer controle hídrico, conforme a orientação médica
- Observar alterações de comportamento, como flutuações de humor, alucinações, irritabilidade, agressividade, apatia, depressão, insônia
- Observar surgimento de alterações como hirsutismo, acne, "cara de lua cheia". Orientar o paciente a não espremer ou coçar acne com as unhas para evitar infecção local. Muitos pacientes sentem-se desorientados e preocupados com a autoimagem, apresentando relativa resistência na aceitação do tratamento. O esclarecimento desses aspectos é importante, com explicação sobre a regressão dessas alterações ao término do tratamento
- A suspensão do medicamento deve ser feita gradativamente e não de maneira abrupta para evitar insuficiência aguda da função cortical adrenal.

Antiespasmódicos

> **Antiespasmódicos**
> Medicamentos que promovem alívio do desconforto, da cólica e da dor abdominal porque atuam na musculatura lisa controlando espasmos dos tratos gastrintestinal e geniturinário

Os antiespasmódicos atuam na musculatura lisa controlando os espasmos dos tratos gastrintestinal e geniturinário, promovendo alívio do desconforto, cólica e dor abdominal.

- Diciclomina, homatropina, escopolamina, hioscina e dipirona, adifenina e prometazina
- *Eventos adversos*: secura na boca, disidrose, taquicardia, retenção urinária, alergia e hipersensibilidade, reações da pele, dispneia, anafilaxia e choque

- *Contraindicações*: miastenia *gravis*, megacólon, diarreia aguda ou persistente, glaucoma de ângulo fechado, obstrução intestinal ou urinária, taquiarritmia.

Insulina e hipoglicemiantes orais

Insulina

A insulina é um hormônio responsável pelo metabolismo da glicose; é secretado pelas células beta das ilhotas de Langerhans no pâncreas. A deficiência ou ausência na produção desse hormônio causa diabetes melito, cujo tratamento pode ser simples, fundamentado no controle da dieta, atividade física, uso de medicamentos VO até as terapêuticas mais complexas, utilizando insumos de custo elevado. Como estratégia na saúde pública, em 2006, a Lei Federal nº 11.347 definiu critérios para a distribuição gratuita de medicamentos e materiais necessários para o controle e automonitoramento da doença, aos pacientes inscritos em programas de educação para diabéticos. Em 2007, esta lei foi regulamentada pela Portaria nº 2.583, definindo o elenco de medicamentos e insumos necessários, disponibilizados pelo SUS, aos portadores de diabetes melito.

Entre esses insumos, inclui-se a insulina. Existem vários tipos, e pode ser classificada:

- Quanto à origem: insulina humana (DNA recombinante), bovina ou suína
- Quanto ao tempo de ação; cuja síntese está descrita na Tabela 12.2
  - Ultrarrápida: é rapidamente absorvida pelo organismo e o efeito após aplicação subcutânea se manifesta em poucos minutos. Por isso, recomenda-se não retardar a ingestão da alimentação, após a aplicação
  - Rápida, regular ou simples: o efeito após aplicação subcutânea se manifesta em cerca de meia hora. Por ter ação rápida, a insulina regular é indicada no tratamento da acidose diabética. Pode ser aplicada por via SC, IM ou IV; pode ser associada à insulina NPH
  - Intermediária: insulina modificada, inclui a protamina na composição, responsável por retardar a absorção, ocasionando a liberação lentamente, prolongando a ação da insulina NPH. Não aplicar por via IM ou IV
  - Lenta e ultralenta: mantém a concentração por período prolongado, sem pico de ação pela liberação gradual da insulina no organismo, simulando a liberação fisiológica basal que deveria ocorrer, se o pâncreas estivesse em atividade adequada
  - Bifásica ou pré-mistura: consiste na associação de diferentes tipos de insulinas em um único produto. Facilita o uso, evita que o próprio paciente efetue a mistura, aspirando cada insulina por vez, simplificando o manejo no tratamento e prevenindo erros de dosagem.

Insulina

Hormônio secretado pelas células beta das ilhotas de Langerhans no pâncreas, responsável pelo metabolismo da glicose. A deficiência ou ausência na produção desse hormônio causa diabetes melito

Capítulo 12 | Noções de Farmacologia

Tabela 12.2 Classificação do tipo de insulina quanto ao tempo de ação.

Tipo de ação		Tempo de ação		
		Início	Pico	Duração
Ultrarrápida		10 a 20 min	1 a 3 h	4 a 5 h
Rápida – Regular		20 a 30 min	1 a 3 h	6 a 8 h
Intermediária		2 a 4 h	6 a 10 h	16 a 24 h
Lenta		1 a 2 h	Sem pico	24 h
Ultralenta		4 a 6 h	12 a 16 h	Mais de 24 h
Bifásica ou pré-mistura	NPH + regular	30 min a 1 h	2 a 12 h	20 a 24 h
	Protamina Lispro + Lispro	10 a 20 min	1 a 4 h	24 h

Fonte: Adaptada de Sociedade Brasileira de Diabetes. Disponível em http://www.diabetes.org.br.

Cuidados no uso de insulina

- Aplicar a insulina com seringa apropriada, descartável
- Observar o aspecto da insulina, quanto à mudança de cor, precipitação, turvação, relacionada com a alteração da ação
- O frasco de insulina em uso pode ser mantido em lugar fresco e protegido de luz direta, à temperatura ambiente (de 15 a 30°C)
- Preferencialmente, guardar o frasco de insulina em geladeira (2 a 8°C). Não pode congelar
- Rolar o frasco suavemente entre as mãos para homogeneizar a solução, antes do preparo. Evite agitar vigorosamente
- Fazer rodízio dos locais de aplicação para evitar lipodistrofia
- Orientar os pacientes quanto a situações que predispõem à hipoglicemia: atraso ou supressão de refeições, aumento de exercícios físicos, dosagem excessiva de insulina administrada, melhora na tolerância à glicose. As reações hipoglicêmicas podem se manifestar 1 a 3 h após a aplicação de insulina regular, 4 a 18 h após NPH e 18 a 30 h após a insulina protamina zinco
- Explicar sobre os sinais e sintomas da hipoglicemia: cefaleia, visão turva, calafrios, sudorese, palidez, tremor, ansiedade, agitação, taquicardia, dormência dos lábios e na língua, fala arrastada, marcha cambaleante, sonolência e eventualmente convulsão
- Recomendar aos pacientes usar uma forma de identificação como cartão, pulseira, indicando que é diabético e principalmente aos que utilizam insulina, terem consigo pelo menos 20 g de carboidratos para situações de emergência em caso de hipoglicemia
- Medidas de prevenção de hipoglicemia: obedecer rigorosamente ao horário das refeições; ter hábitos regulares na realização de exercícios físicos; evitar intervalos longos entre uma refeição e outra,

atentando-se para manter lanche da tarde e antes de dormir; andar sempre com balas açucaradas para ingerir quando houver ameaças de hipoglicemia

- Orientar o paciente sobre os sintomas de hiperglicemia: secura na boca, sede, poliúria, náuseas ou vômitos, anorexia, taquipneia, sonolência, coma
- Promover ações educativas sobre a necessidade de alimentação adequada, exercícios e atividade física para obter bons resultados no tratamento
- Orientar sobre o autocuidado e capacitar o paciente quanto ao monitoramento da glicemia e formas de aplicação, conforme os dispositivos disponíveis como uso de seringa, caneta e bomba de infusão, tão logo seja indicada a insulinoterapia
- Monitoramento periódico de glicemia e hemoglobina glicosilada (hemoglobina glicada ou glicohemoglobina)
- Controle da glicosúria e cetonúria.

Cuidados no preparo e associação de insulinas

Nas misturas de insulinas NPH com Regular (R) ou Lispro:

- Utilize uma seringa de insulina, graduada em unidades, com agulha fixa no corpo da seringa. Evite a seringa com agulha separada devido ao espaço extra, no canhão que pode resultar em diferença no volume final de insulina aplicada
- Aspirar primeiro a insulina de ação rápida (R) ou ultrarrápida (Lispro), que tem aspecto límpido e transparente; em seguida, aspirar a insulina de ação intermediária (NPH) que tem aspecto turvo, leitoso
- No caso de dúvidas ou erros durante o preparo, despreze tudo e recomece novamente. Nunca devolva para nenhum dos frascos as insulinas já misturadas
- Não faça nenhum tipo de mistura, sem prescrição e orientação médica.

Hipoglicemiantes orais

▼
Hipoglicemiantes orais
Medicamentos não derivados
da insulina, eficientes para o
tratamento do diabetes melito
em adultos

Os hipoglicemiantes orais não são derivados da insulina, mostram-se eficientes no tratamento de diabetes em adultos. Não têm efeito satisfatório em jovens ou na vigência de quadro infeccioso, necessitando da utilização de insulina.

- Clorpropamida e glipizida
- *Apresentação*: comprimidos
- *Características*: grupo das sulfonilureias. A ação principal consiste na estimulação pancreática das células beta, aumentando a secreção e a liberação de insulina, no diabetes tipo 2. A resposta hipoglicemiante pode ser melhorada com a dieta adequada
- *Eventos adversos*: tontura e cefaleia, retenção de água e hiponatremia, náuseas, diarreia, vômito, anorexia e aumento do apetite,

leucopenia, agranulocitose, trombocitopenia, anemia hemolítica, anemia aplásica e pancitopenia, icterícia, porfíria hepática, hipoglicemia, prurido, urticária e erupções maculopapulares, eritema multiforme e dermatite esfoliativa

- *Contraindicações*: diabetes tipo 1, cetoacidose diabética, coma diabético, insuficiência hepática ou renal, doenças infecciosas e febris, por ocasião de traumatismos graves e intervenções cirúrgicas, gravidez, lactação.

- Metformina

- *Apresentação*: comprimidos
- *Características*: grupo das biguanidas. Facilita a ação periférica da insulina, promovendo aumento da absorção periférica de glicose, essencialmente em nível muscular. Reduz a neoglicogênese e aumenta a sensibilidade à insulina, ocasionando a diminuição dos níveis glicêmicos
- *Indicações*: diabetes tipo 2 não complicado por cetoacidose, nos casos de falha das sulfonilureias, em casos de resistência à insulina e síndrome do ovário policístico
- *Precauções*: ingerir o comprimido com água, logo após uma refeição, a fim de reduzir a ocorrência de diarreia, enjoo e náuseas
- *Reações adversas*: hipoglicemia, redução de peso, náuseas, vômitos, diarreia.

- Glucagon

- *Características*: hormônio pancreático produzido pelas células alfa das ilhotas de Langerhans. Tem ação contrária da insulina, promove a elevação da taxa glicêmica ao mobilizar o glicogênio hepático e liberação de glicose na corrente sanguínea. Eficiente na hipoglicemia em pacientes com suficiente reserva hepática de glicose, como glicogênio. Se a quantidade armazenada no fígado for insuficiente, o paciente não responderá adequadamente à administração do glucagon, necessitando de glicose
- *Indicações*: reações hipoglicêmicas graves após injeções de insulina ou ingestão de agentes hipoglicêmicos em pacientes diabéticos. Quando o paciente recuperar a consciência, administrar carboidratos VO para restaurar os níveis de glicogênio no fígado e prevenir uma hipoglicemia secundária
- *Contraindicações*: feocromocitoma, em glucagonoma e insulinoma.

Medicamentos que atuam no sistema cardiocirculatório

Cardiotônicos

Cardiotônicos são substâncias que aumentam a força de contração miocárdica (ação inotrópica positiva). A restauração do trabalho cardíaco promove a redução da taquicardia e a melhora da estase venosa.

▼

Cardiotônicos
Medicamentos que aumentam a força de contração miocárdica (ação inotrópica positiva)

Os cardiotônicos são representados principalmente pelo grupo dos digitálicos, extraídos das plantas dos gêneros *Digitalis*, *Strophantus* e *Scilla*. A ação está relacionada com uma série de substâncias, sob a denominação comum de glicosídios, representados principalmente pela digoxina, lanatosídeo C, estrofantina K, estrofantina G.

- Lanatosídeo C, digoxina e digitoxina
- *Indicação*: insuficiência cardíaca congestiva (ICC) e arritmias (taquicardia atrial, fibrilação e *flutter* atrial)
- *Precauções*: os digitálicos devem ser utilizados com muito cuidado em pacientes com insuficiência renal, hipocalcemia e hipopotassemia
- *Eventos adversos*: intoxicação digitálica, devida à dose excessiva, ou efeito cumulativo de doses de manutenção usadas por longos períodos ou concomitantes a diuréticos. A margem de segurança dos digitálicos é menor quanto mais grave a cardiopatia e em situações como a hipopotassemia e hipocalcemia.

Cuidados na administração de cardiotônicos

- Verificar pulso antes da administração de digitálicos, pois são substâncias que induzem à bradicardia
- Se a frequência cardíaca estiver igual ou abaixo de 60 batimentos por minuto, solicitar orientação médica
- Antes da administração da substância, averiguar qualquer sinal ou sintoma de intoxicação digitálica: náuseas, vômitos, sialorreia, diarreia, cefaleia, sonolência, prostração, alterações do ritmo cardíaco, como bradicardia, extrassístoles ventriculares, taquicardia atrial, bloqueio atrioventricular total, fibrilação ventricular
- Manter vigilância quanto à diurese do paciente, pois os digitálicos são eliminados pela urina. A estreita margem de segurança e o efeito cumulativo da substância favorecem a intoxicação se não for adequadamente excretada
- Coletar e encaminhar amostra de sangue para dosagem periódica de potássio sérico, conforme a orientação médica. A hipopotassemia predispõe à intoxicação digitálica
- A aplicação intravenosa deve ser feita lentamente, observando-se as reações do paciente. Recomenda-se que o paciente esteja monitorado.

Cuidados na intoxicação digitálica

- Monitoramento cardíaco, com o paciente em repouso no leito. Estar atento a qualquer alteração no ritmo cardíaco; na intoxicação digitálica é comum surgirem extrassístoles ventriculares esparsas ou na proporção de 1 batimento normal para 1 extrassístole (bigeminismo). Nestes casos, pode-se desencadear "salva" de extrassístoles (várias extrassístoles seguidas, sem intercalar com o batimento normal) ou fibrilação ventricular

Capítulo 12 | Noções de Farmacologia

- Ter cuidados específicos na administração de substâncias antiarrítmicas
- Coletar e encaminhar amostra de sangue para controle de potássio sérico, conforme orientação médica. Alterações no valor normal devem ser imediatamente comunicadas
- Controlar ou manter vigilância quanto a líquidos ingeridos e líquidos eliminados.

Antiarrítmicos

> **Antiarrítmicos**
> Medicamentos que melhoram ou interrompem as arritmias cardíacas

Antiarrítmicos são medicamentos que melhoram ou interrompem as arritmias cardíacas. As arritmias podem estar relacionadas com anomalias na formação do impulso, defeitos de condução, alteração na excitabilidade e na força de contração miocárdica (ação inotrópica).

- **Amiodarona**
- *Apresentação*: ampola com solução injetável
- *Vias de administração*: IV
- *Indicações*: tratamento profilático da taquicardia supraventricular paroxística, associada à síndrome de Wolff-Parkinson-White, nas arritmias ventriculares (FV/TV), reversão farmacológica da fibrilação atrial
- *Precauções*: controlar bomba de infusão, monitoramento cardíaca
- *Eventos adversos*: flebites quando administrada por veia periférica, bradicardia, distúrbios de condução, efeito inotrópico negativo, toxicidade hepática, disfunção neurológica, pneumonite.

- **Lidocaína**
- *Indicações*: anestesia local e arritmia do tipo extrassístoles e taquicardia ventricular
- *Vias de administração*: lidocaína sem vasoconstritor pode ser aplicada IV diretamente (em *bolus*) ou diluída em soro glicosado a 5%. Pode também ser aplicada por via IM
- *Contraindicações*: em caso de bloqueios e com cuidado em pacientes com hepatopatias
- *Eventos adversos*: sonolência, confusão mental, vômitos, parestesias, visão turva.

- **Quinidina**
- *Apresentação*: comprimidos
- *Indicação*: arritmias do tipo fibrilação e *flutter* atrial, taquicardia paroxística supraventricular
- *Ação*: diminui a excitabilidade e retarda o período refratário da fibra cardíaca
- *Eventos adversos*: cardiotoxicidade.

- **Procainamida**
- *Apresentação*: comprimidos e solução injetável
- *Vias de administração*: VO, IM e IV

- *Ação*: diminui a excitabilidade miocárdica e retarda a condução de estímulos AV
- *Indicação*: arritmias ventriculares
- *Eventos adversos*: distúrbios gastrintestinais, erupções cutâneas.

- Cloridrato de propafenona

- *Apresentação*: comprimidos
- *Indicações*: taquiarritmias supraventriculares, fibrilação atrial paroxística, taquicardia juncional AV e taquicardia supraventricular em portadores da síndrome de Wolff-Parkinson-White, taquiarritmia ventricular
- *Precauções*: os comprimidos devem ser deglutidos, sem sugar ou mastigar, com um pouco de líquido, após as refeições. O paciente deve informar sobre possíveis doenças renais, hepáticas, febre ou outros sinais de infecção, dor de garganta ou calafrios, especialmente durante os três primeiros meses de tratamento. Evitar dirigir veículos ou operar máquinas
- *Reações adversas*: secura na boca, gosto salino ou amargo, sensação de anestesia na língua e lábios, cefaleia, perturbações visuais, tonturas, palpitações, náuseas, vômitos e constipação intestinal.

Cuidados na administração de antiarrítmicos

- Controle de pulso e pressão arterial, antes e após a administração do medicamento. A pressão arterial deve ser controlada com o paciente na posição deitada e em pé, devido à hipotensão postural
- Observar eventos adversos e sinais de intoxicação, manter o paciente monitorado
- Em via IV, utilizar bomba de infusão para controle rigoroso do gotejamento
- Observar quadro de confusão mental; se necessário, colocar o paciente em cama com grades por questões de segurança
- Deixar o material de emergência em local de fácil acesso.

Anti-hipertensivos

Os anti-hipertensivos são medicamentos usados para controlar a pressão arterial.

> **Anti-hipertensivos**
> Medicamentos para controle da pressão arterial

- Captopril e maleato de enalapril

- *Apresentação*: comprimido
- *Ação*: inibidores da enzima conversora de angiotensina (ECA), diminuem a pressão arterial, com reduções máximas da pressão cerca de 1 h após a ingestão
- *Indicação*: hipertensão, ICC, infarto do miocárdio
- *Precauções*: interromper o uso do medicamento em caso de angioedema, edema (face, pálpebras, lábios, língua, laringe e extremidades), disfagia, dispneia ou rouquidão

Capítulo 12 | Noções de Farmacologia

- *Eventos adversos*: tosse seca e persistente, cefaleia, diarreia, perda do paladar, fadiga e náuseas, erupções na pele, prurido, febre, artralgia, eosinofilia, reações cutâneas de fotossensibilidade, rubor, palidez, hipotensão, taquicardia, dores no peito e palpitações; angina de peito, infarto do miocárdio, síndrome de Raynaud e ICC
- *Contraindicações*: hipersensibilidade, em gestantes ou lactantes.

- ▪ Atenolol, metoprolol, propranolol e metildopa
- *Ação*: medicamento betabloqueador, reduz a pressão arterial por diminuição do débito cardíaco
- *Eventos adversos*: sonolência, cefaleia, hipotensão postural, distúrbios gastrintestinais, bradicardia, hipotensão, náuseas, vômitos, diarreia ou constipação intestinal, erupções cutâneas, perturbações visuais, depressão mental
- *Contraindicações*: em pacientes com bradicardia sinusal, bloqueio AV, insuficiência cardíaca, choque cardiogênico, asma brônquica. Administração cuidadosa, em hepatopatias e nefropatias.

- ▪ Diazóxido
- *Apresentação*: ampola com solução injetável
- *Vias de administração*: IV
- *Ação*: potente anti-hipertensivo, age sobre a musculatura lisa da parede das arteríolas
- *Indicação*: usado em situações de emergência, principalmente em casos de hipertensão grave rebelde a outros tratamentos medicamentosos
- *Precauções*: não administrar por via IM
- *Eventos adversos*: retenção de sódio e água, quando utilizado com furosemida, hipotensão postural, distúrbios gastrintestinais, cefaleia, rubor, erupções cutâneas
- *Contraindicações*: infarto agudo do miocárdio, insuficiência coronariana, feocromocitoma, diabetes descompensado.

- ▪ Guanetidina
- *Apresentação*: comprimido, solução oftálmica
- *Indicação*: hipertensão, glaucoma de ângulo estreito
- *Ação*: início de ação tardia, cerca de 1 a 2 dias após a ingestão, com duração do efeito até 1 semana após
- *Precauções*: idosos podem ser mais sensíveis aos efeitos hipotensores. Acompanhar a dieta, restrição de sódio e redução de peso. Recomenda-se precaução ao levantar-se, principalmente pela manhã (hipotensão ortostática)
- *Eventos adversos*: sonolência, hipotensão postural, retenção de sódio e água, fraqueza, pode apresentar distúrbios gastrintestinais.

- ▪ Prazosina
- *Apresentação*: cápsula.
- *Vias de administração*: VO
- *Eventos adversos*: hipotensão, cefaleia, náuseas, zumbido, edema.

- Besilato de anlodipino e verapamil
- *Apresentação*: comprimidos
- *Ação*: bloqueadores de canal de cálcio, diminuem a pressão arterial
- *Recomendações*: administrar comprimidos com a alimentação, sem mastigar. Não administrar com suco de laranja
- *Eventos adversos*: arritmia e bloqueio cardíaco e bradicardia, náuseas e constipação intestinal, fadiga, vertigem, cefaleia
- *Contraindicações*: hipotensão, bradicardia, bloqueio AV de segundo e terceiro graus, bloqueio sinoatrial, *flutter* atrial e fibrilação, choque cardiogênico, ICC ou insuficiência ventricular esquerda, porfiria, gravidez.

- Losartana
- *Apresentação*: comprimidos
- *Ação*: antagonista do receptor da angiotensina II, reduz a pressão arterial
- *Indicação*: hipertensão arterial, insuficiência cardíaca
- *Eventos adversos*: tontura, hipotensão, atordoamento, erupção cutânea ou urticária, alergia.

Cuidados na administração de anti-hipertensivos
- Controle frequente da pressão arterial, com o paciente na posição sentada e deitada, pois, na sua maioria, os medicamentos anti-hipertensivos provocam hipotensão e lipotimia
- Observar sinais e sintomas de eventos adversos: comunicar o enfermeiro ou o médico, registrando as anormalidades e as providências tomadas na papeleta
- Controlar diurese em pacientes que fazem uso de diuréticos associados a anti-hipertensivos
- Paciente que recebeu diazóxido deve permanecer em repouso no leito por causa da hipotensão postural.

Diuréticos

Medicamentos que atuam no rim, em diferentes locais dos néfrons, estimulando a eliminação de líquidos no organismo, os diuréticos são amplamente utilizados no controle da hipertensão pela eficácia e pelo baixo custo, estando indicados também em casos de retenção de líquidos que ocasionam a formação de quadros edematosos e anasarca.

Diuréticos que atuam no túbulo proximal

Inibem a anidrase carbônica, dificultando a reabsorção de sódio pela ausência de íons H^+, o que favorece a excreção de água.

- Acetazolamida
- *Apresentação*: comprimidos
- *Indicação*: edema, glaucoma de ângulo aberto

Diuréticos

Medicamentos que atuam no rim, em diferentes locais dos néfrons, estimulam a eliminação de líquidos no organismo. São amplamente utilizados no controle da hipertensão e estão indicados também em casos de retenção de líquidos que ocasionam a formação de quadros edematosos e anasarca

- *Eventos adversos*: hiperglicemia, hipopotassemia, erupção na pele, náuseas, vômito, anorexia, sonolência, parestesia
- *Contraindicação*: gestante, lactante, acidose hiperclorêmica, baixo nível de sódio ou potássio, insuficiências hepática e renal.

Diuréticos de alça

Considerados os mais potentes diuréticos utilizados por via oral, são assim denominados porque agem no ramo ascendente da alça de Henle, bloqueando a reabsorção de cloro e sódio. Além do aumento na eliminação renal de sódio e água, ocorre também maior eliminação de cloro e potássio.

- Furosemida
- *Apresentação*: comprimido e ampola com solução injetável
- *Vias de administração*: VO e IV
- *Indicação*: insuficiência cardíaca congestiva, renal, hepática, edema agudo de pulmão e em situações que exigem eliminação rápida de líquidos
- *Eventos adversos*: náuseas, vômitos, diarreia, erupções cutâneas, hipotensão postural, disfunção hepática, depressão medular, hipopotassemia, hiperuricemia e hiperglicemia.

Diuréticos tiazídicos

Atuam no túbulo distal, inibindo o transporte de sódio e cloro; aumentam moderadamente a eliminação de urina, juntamente com sódio, cloro e potássio.

- Hidroclorotiazida e clortalidona
- *Vias de administração*: por serem bem absorvidos por VO, esta é a via de eleição para administração. A ação inicia em cerca de 1 h após a ingestão, com duração variável, entre 6 h até no máximo de 72 h, conforme a substância
- *Indicação*: com discreta ação anti-hipertensiva, é indicado isoladamente ou associado a outro medicamento anti-hipertensivo em pacientes com hipertensão leve e moderada. Utilizado também para combater o edema da síndrome nefrótica, associado à espironolactona. O uso de tiazídicos deve ser cuidadoso para não agravar o quadro em nefropatia e hepatopatia
- *Eventos adversos*: náuseas, vômitos, diarreia, obstipação e cólicas abdominais, tontura, vertigens, hipotensão postural, espasmos musculares.

Diuréticos poupadores de potássio

Atuam no receptor da aldosterona do túbulo distal e previnem a perda de potássio. Indicado em casos de síndrome nefrótica e cirrose hepática, são frequentemente utilizados em pacientes com ICC.

- Espironolactona
- *Apresentação*: comprimidos
- *Ação*: a espironolactona é uma antagonista competitiva da aldosterona, agindo, portanto, apenas em sua presença para obter o efeito diurético e reduzir a pressão arterial. Provoca perda de sódio nos túbulos renais
- *Precauções*: maior atenção em pacientes com insuficiência renal
- *Eventos adversos*: hiperpotassemia, náuseas, vômitos, cefaleia, sonolência, tonturas, ginecomastia.

Diuréticos osmóticos

São compostos inertes que atuam no interior do néfron; o principal efeito é exercido sobre as partes que são permeáveis à água como o túbulo proximal, o ramo descendente da alça de Henle e o ducto coletor, reduzindo a reabsorção passiva de água, devido à presença do soluto não reabsorvível no interior do túbulo, exercendo um efeito secundário na redução da reabsorção de sódio. Consequentemente, ocorre o aumento da eliminação na quantidade de água e sódio.

- Manitol e albumina humana
- *Indicação*: principalmente no tratamento de emergência em casos de edema cerebral e aumento de pressão intraocular.
- *Vias de administração*: IV.
- *Precauções*: evitar o extravasamento do líquido, risco de necrose tecidual.
- *Eventos adversos*: distúrbios gastrintestinais, cefaleia, tontura, confusão mental.

Cuidados durante o uso de diuréticos

- Controle diário de peso: permite avaliar se o medicamento está apresentando o efeito desejado, pois a redução do peso do paciente indica a diminuição do edema. O controle de peso é um indicador importante para a conduta médica quanto à manutenção, suspensão ou alteração na dosagem do diurético
- Controle da pressão arterial: os diuréticos são medicamentos que podem levar a uma hipotensão postural, além de serem utilizados em associação a outras substâncias como anti-hipertensivos e cardiotônicos, que interferem diretamente na pressão arterial
- Controle hídrico: costuma-se indicar o controle hídrico quando o diurético é utilizado com a finalidade de diminuir o edema
- Os diuréticos devem ser administrados, conforme a prescrição diária e, de preferência, no período da manhã, para não interferir com o sono e repouso do paciente no transcorrer da noite
- Observar sinais de hipopotassemia: pulso filiforme, hipotensão arterial, cãibra, fraqueza, respiração superficial, hipotonia muscular, sonolência. A depleção de potássio é mais intensa como diuréticos

Capítulo 12 | Noções de Farmacologia

de alça. Como medida preventiva, orientar a complementação na dieta com alimentos ricos em potássio, ou associar potássio (drágeas ou xarope) às refeições. O controle periódico de potássio sérico é fundamental em pacientes que usam diuréticos associados a digitálicos, pois a hipopotassemia favorece a intoxicação digitálica. O valor normal de potássio sérico é de 3,5 a 5,0 mEq/ℓ.

Vasodilatadores

> **Vasodilatadores**
> Com atuação sobre as arteríolas, produzem relaxamento do músculo liso vascular e vasodilatação, o que melhora o fluxo sanguíneo tecidual e reduz a pressão arterial e a pressão venosa central

Atuam sobre as arteríolas, produzindo relaxamento do músculo liso vascular e vasodilatação, melhorando o fluxo sanguíneo tecidual, reduzindo a pressão arterial e a pressão venosa central. Os vasodilatadores podem agir sobre qualquer região do sistema circulatório (gerais) ou especificamente em determinados locais, como vasos coronarianos, cerebrais ou periféricos (seletivos).

- Dinitrato de isossorbida
  - *Apresentação*: comprimidos
  - *Ação*: vasodilatador coronariano, reduz a pré-carga cardíaca (redução da pressão de enchimento), aliviando congestão pulmonar; favorece o fluxo sanguíneo coronariano, reduz a pós-carga (redução da resistência vascular), com consequente diminuição do trabalho cardíaco e da pressão arterial
  - *Indicação*: tratamento e prevenção de angina e infarto do miocárdio
  - *Vias de administração*: sublingual
  - *Eventos adversos*: cefaleia, vertigens, hipotensão arterial.

- Dipiridamol
  - *Apresentação*: drágeas, solução injetável
  - *Vias de administração*: VO e IV
  - *Ação*: vasodilatadora sobre as coronárias e antiagregante plaquetário
  - *Indicação*: insuficiência coronariana, infarto agudo do miocárdio
  - *Eventos adversos*: cefaleia, distúrbios gastrintestinais.

- Hidralazina
  - *Apresentação*: ampola com solução injetável
  - *Ação*: relaxa a musculatura lisa das arteríolas resultando na redução da pressão arterial sanguínea (mais a diastólica do que a sistólica), no aumento da frequência cardíaca (efeito cronotrópico positivo), no volume de ejeção e do débito cardíaco. A dilatação preferencial das arteríolas atenua a hipotensão postural e promove aumento do débito cardíaco
  - *Indicação*: hipertensão
  - *Vias de administração*: IV
  - *Eventos adversos*: taquicardia, palpitação, sintomas de angina, rubor, cefaleia, vertigens, congestão nasal e distúrbios gastrintestinais

- *Contraindicações*: lúpus eritematoso sistêmico, taquicardia grave, insuficiência cardíaca com alto débito cardíaco, estenose aórtica ou mitral, pericardite, *cor pulmonale*, aneurisma dissecante da aorta.

- Nitroprussiato de sódio
- *Apresentação*: pó para solução injetável
- *Indicação*: potente agente hipotensor, indicado em casos de hipertensão grave, rebelde a outros tratamentos medicamentosos
- *Vias de administração*: infusão IV, em cateter central e utilizar bomba de infusão
- *Precauções*: verificar orientações do fabricante, diluir o pó em soro glicosado, essa solução preliminar é estável por 4 h ao abrigo da luz. A solução para infusão é estável por até 24 h protegida da luz, manter o frasco protegido com a capa protetora que acompanha o produto e usar equipo específico para substâncias fotossensíveis, pois a luz inativa a substância. Avaliar a velocidade de infusão rigorosamente, correlacionando com os valores da pressão arterial
- *Eventos adversos*: tonturas, cefaleia, palpitações, distúrbios gastrintestinais, taquicardia
- *Contraindicações*: insuficiência hepática.

- Mesilato de codergocrina
- *Ação*: vasodilatação de vasos periféricos, associada à ação hipotensora
- *Indicação*: tromboangiite obliterante, doença de Raynaud e doenças do colágeno.

- Cinarizina
- *Ação*: antivertiginoso, vasodilatador cerebral
- *Indicação*: zumbido, tontura, distúrbios do equilíbrio, do labirinto e da circulação cerebral.

Cuidados na administração de vasodilatadores
- Controle de pressão arterial com o paciente em pé e deitado
- Controle de pulso
- Orientar o paciente a permanecer sentado por alguns minutos, antes de levantar-se, pois poderá apresentar hipotensão postural.

Vasopressores

As aminas vasoativas atuam melhorando sensivelmente o débito cardíaco, elevando a pressão arterial e os fluxos sanguíneos mesentérico e renal, restabelecendo a diurese.

- Epinefrina
- *Apresentação*: ampola com solução injetável
- *Vias de administração*: inalatória em broncoespasmo grave; SC em choque anafilático ou edema de glote; IV em *bolus*, na parada car-

> **Vasopressores**
> Substâncias que melhoram sensivelmente o débito cardíaco, elevando a pressão arterial e os fluxos sanguíneos mesentérico e renal, restabelecendo a diurese

diorrespiratória ou sob infusão contínua, em cateter central com bomba de infusão, nas situações de choque com hipotensão grave, não responsiva à expansão do espaço intravascular ou às demais aminas vasoativas
- *Ação*: agonista de receptores alfa e beta do SNA, é inotrópica e cronotrópica positiva, promove vasoconstrição e broncodilatação
- *Indicação*: choque circulatório e hipotensão grave, parada cardiorrespiratória, broncospasmo grave, choque anafilático
- *Eventos adversos*: taquicardia, taquiarritmia, hipertensão arterial, necrose de extremidades.

- Norepinefrina
- *Apresentação*: ampola com solução injetável
- *Vias de administração*: IV sob infusão contínua em cateter central, com bomba de infusão. O extravasamento pode determinar lesão tecidual e necrose. A dosagem da substância deve ser reduzida gradativamente para evitar hipotensão grave
- *Ação*: agonista dos receptores alfa e beta do sistema nervoso autônomo (SNA), apresenta atividade cronotrópica e inotrópica positiva, promove vasoconstrição
- *Indicação*: no tratamento do choque cardiogênico, ICC, hipotensão grave
- *Eventos adversos*: dor no peito, dispneia, taquicardia, palpitação, hipertensão arterial e hipoperfusão de extremidades, angina de peito, arritmias ventriculares, cefaleia, hiperglicemia e acidose metabólica
- *Precauções*: monitorar frequência cardíaca e pressão arterial frequentemente. Não deve ser diluída em soro fisiológico.

- Dopamina
- *Apresentação*: ampola com solução injetável
- *Vias de administração*: IV, em cateter central com bomba de infusão
- *Ação*: agonista dos receptores alfa e beta-adrenérgicos do SNA, tem atividade cronotrópica e inotrópica positiva, vasoconstrição crescente segundo a concentração
- *Indicação*: choque hemodinâmico em falência de bomba, bradicardia, choque distributivo
- *Eventos adversos*: taquiarritmia, extrassistolia, angina de peito, hipotensão ou hipertensão arterial, cefaleia, midríase e gangrena de extremidades
- *Precauções*: diluir em soro glicosado, monitorar a frequência cardíaca e a pressão arterial regularmente, controlar débito urinário.

- Dobutamina
- *Apresentação*: ampola com solução injetável
- *Vias de administração*: IV, preferencialmente em cateter central, com bomba de infusão

- *Ação*: cardiotônico não digitálico, amina vasoativa com características cronotrópica e inotrópica positiva, broncodilatadora e vasodilatação em resposta ao estímulo beta-2 (musculatura esquelética)
- *Indicação*: choque circulatório por falência de contratilidade cardíaca, choque cardiogênico, em casos de descompensação cardíaca, pela diminuição da contratilidade miocárdica
- *Precauções*: controle da bomba de infusão, monitoramento cardíaco, da frequência cardíaca e pressão arterial
- *Eventos adversos*: cefaleia, náuseas e vômito, flebite no local da infusão, aumento da atividade ectópica ventricular, taquicardia, hipertensão arterial, dor torácica, angina de peito, arritmias ventriculares, cãibras e parestesias.

- Levosimendana
- *Ação*: agentes cardiotônicos, sensibilizadores de cálcio que melhoram a força de contração cardíaca pela intensificação da sensibilidade do coração ao cálcio, pela ligação à troponina cardíaca C, produzindo efeito inotrópico positivo independente dos receptores betas. Reduz a pré-carga e a pós-carga
- *Indicação*: insuficiência cardíaca, manejo de choque cardiogênico, aparentemente mais segura que medicações tradicionais como a dobutamina, por não aumentar o consumo miocárdico, falência cardíaca pós-infarto agudo do miocárdio, tratamento da disfunção miocárdica pós-circulação extracorpórea
- *Precauções*: monitoramento cardíaco (eletrocardiograma), da pressão sanguínea, da frequência cardíaca e do débito urinário
- *Eventos adversos*: cefaleia, náuseas, vômito, hipotensão, taquicardia, arritmias
- *Contraindicações*: comprometimento renal e hepático grave, hipotensão grave e taquicardia e histórico de *torsade de pointes*.

- Lactato de milrinona
- *Indicação*: insuficiência cardíaca congestiva, choque circulatório, choque cardiogênico, disfunção cardíaca em hipertensão pulmonar reversível por vasodilatação arterial
- *Ação*: derivado bipiridínico com ação inibidora da fosfodiesterase, tem efeito inotrópico positivo e vasodilatador e atividade cronotrópica. Promove relaxamento da musculatura lisa vascular arteriovenosa com redução da pré-carga e pós-carga. Quando administrado em esquema de dose de ataque seguido de infusão de manutenção, promove aumento do débito cardíaco, diminuição da pressão capilar pulmonar e da resistência vascular sistêmica, sem elevação significativa na frequência cardíaca ou no consumo de oxigênio pelo miocárdio. A melhora hemodinâmica ocorre após 5 a 15 min
- *Vias de administração*: IV, em bomba de infusão com paciente sob monitoramento

Capítulo 12 | Noções de Farmacologia

- *Eventos adversos*: cefaleia, dor anginosa, hipotensão, arritmias ventriculares e supraventriculares. Casos raros de hipopotassemia, trombocitopenia, tremores
- *Precaução*: em razão da interação química imediata entre a milrinona e a furosemida, com formação de precipitado, não administrar em conjunto. Frequência cardíaca e pressão arterial devem ser monitoradas.

- Isoproterenol
- *Apresentação*: solução injetável
- *Vias de administração:* IV
- *Ação*: agonista dos receptores beta do SNA, amina simpaticomimética com efeitos cronotrópicos e inotrópicos positivos, broncodilatador
- *Indicação*: bloqueio atrioventricular total ou parcial, choque cardiogênico, pois aumenta o débito cardíaco e diminui a resistência vascular periférica, broncospasmo em ambiente cirúrgico, bradicardia sintomática
- *Precauções*: diluir em soro glicosado 5% e administrar em bomba de infusão. Monitorar frequentemente a frequência cardíaca, pressão arterial
- *Eventos adversos*: cefaleia, tremores, tontura, taquicardia, extrassístoles
- *Contraindicações*: em pacientes coronarianos, pois o medicamento provoca aumento do consumo de oxigênio no miocárdio.

Cuidados na administração de vasopressores

- Controlar rigorosamente os parâmetros: pressão arterial, pulso, débito urinário e perfusão periférica
- Nas infusões venosas com substâncias vasoativas, utilizar bomba de infusão para evitar acidentes relativos à superdosagem
- Administrar substância vasoativa em cateter central, de múltiplos lumens para favorecer a exclusividade da via de infusão de cada substância
- A norepinefrina deve ser diluída em soro glicosado, pois em solução fisiológica perde o efeito.

Hipolipemiantes

- Fenofibrato e sinvastatina
- *Vias de administração:* VO
- *Ação*: redução do LDL colesterol ou mau colesterol, triglicerídios e elevação do HDL colesterol (ou bom colesterol)
- *Indicação*: tratamento de hiperlipidemias não controladas por meio de dieta alimentar
- *Eventos adversos*: cefaleia, vertigem, náuseas, vômito, diarreia, flatulência, prurido, urticária

- *Contraindicações*: hipersensibilidade à substância, insuficiência hepática, gestação, aleitamento.

Medicamentos que atuam no sistema hematológico

Coagulantes

A vitamina K é lipossolúvel e está disponível em várias formas. A vitamina K_1 (filoquinona, fitomenadiona) encontra-se principalmente nos vegetais verde escuros. A vitamina K_2 (menaquinona) é sintetizada por bactérias no trato intestinal dos seres humanos e de vários animais. A vitamina K_3 (menadiona) é um composto sintético que pode ser convertido em K_2 no trato intestinal. As vias de administração variam conforme o tipo de vitamina, por isso vale certificar-se sobre as indicações do fabricante.

- Vitamina K
- *Indicações*: hemorragia, insuficiência dos fatores de coagulação, superdosagem de anticoagulantes cumarínicos, hipovitaminose K, resultante de icterícia obstrutiva, distúrbios digestivos ou hepáticos
- *Eventos adversos*: quando administrada IM, pode ocasionar infiltrado local
- *Precauções*: o medicamento é fotossensível, administrar em seguida ao preparo, preferencialmente na região glútea. A vitamina K age como antagonista específico dos agentes cumarínicos, mas não inibe a ação da heparina cujo antídoto é a protamina.

- Protamina
- *Apresentação*: ampola de 5 mℓ (1 mℓ neutraliza 1.000 UI de heparina). As protaminas são proteínas de baixo peso molecular, com elevada proporção de arginina e são extraídas dos testículos de diversas espécies de salmão. Combina-se com a heparina, formando complexos que inativam ação anticoagulante. Administrada isoladamente, a protamina pode apresentar um efeito anticoagulante
- *Indicações*: inativação da heparina em casos de hemorragias graves consecutivas à heparinoterapia; inativação da heparina após emprego de circulação extracorpórea e diálise
- *Vias de administração:* IV lenta
- *Posologia*: administrar até 1 mℓ de protamina por via IV, lentamente. A superdosagem pode causar hemorragia pelo efeito anticoagulante próprio da protamina
- *Eventos adversos*: vômito, náuseas, hipotensão, bradicardia, dispneia, hemorragia, vermelhidão transitória, sensação de calor. Em algumas ocasiões, foram observadas raras reações alérgicas, com estados semelhantes ao choque

Capítulo 12 | Noções de Farmacologia

- *Contraindicações*: hipersensibilidade; não administrar concomitantemente com outros medicamentos, especialmente antibióticos ou meios de contraste, pode ocorrer precipitação.

Anticoagulantes

> **Anticoagulantes**
> Medicamentos que dificultam a coagulação sanguínea e a formação de trombos e êmbolos

Anticoagulantes são substâncias que dificultam a coagulação do sangue e a formação de trombos e êmbolos, porém favorecem risco aumentado de hemorragia.

- Heparina sódica, enoxaparina e dalteparina
- *Ação*: anticoagulante sintético, apresenta efeitos 12 h após a administração e efeito máximo entre 24 e 36 h
- *Indicação*: prevenir ou controlar fenômenos tromboembólicos, como trombose venosa profunda, trombose arterial aguda, embolia pulmonar, infarto do miocárdio e coagulação intravascular disseminada
- *Vias de administração:* SC. Apenas a heparina pode ser administrada também por via IV. A VO não é utilizada, pois ocorre inativação da substância no trato digestório. Certifique-se das orientações do fabricante sobre os locais indicados para aplicação SC.

- Ticlopidina, clopidogrel, fenindiona e varfarina
- *Indicação*: anticoagulante administrado por VO, eficaz na prevenção do tromboembolismo venoso, na prevenção do embolismo sistêmico
- *Contraindicações*: não deve ser administrada em doença hepática ou renal, hemorragia, hipertensão arterial grave não controlada, hipersensibilidade à substância, nas primeiras 24 h após cirurgia ou parto.

- Hialuronidase
- Anticoagulantes de uso tópico
- *Indicação*: uso tópico em casos de hematomas, tromboflebites, contusões.

Cuidados na administração de anticoagulantes

- Orientar o paciente sobre os riscos de sangramentos e medidas preventivas no autocuidado: evitar esportes de contato, usar escova de dente macia
- Reconhecer os sinais de pequenos sangramentos, aparecimento de petéquias, hematomas, alteração coloração da urina e fezes
- Evitar injeção SC ou IM; se necessária, utilizar agulhas de menor calibre
- Realizar a tricotomia com aparelho elétrico, se possível
- Acompanhar os resultados de exames de sangue, tempo de coagulação, de sangramento, razão normalizada internacional (INR) do tempo de protrombina (normal é de cerca de 11 a 14,6 s – quanto maior for o TP, menor será a concentração de protrombina no sangue)

- São contraindicados em vigência de sangramento, distúrbios de coagulação, trombocitopenia.

Estimulantes da eritropoese

Agentes que promovem a multiplicação das células-tronco na medula óssea.

- Eritropoetina
- *Apresentação*: frasco-ampola com pó liofilizado para injeções IV e SC
- *Vias de administração:* SC e IV
- *Ação*: colabora na eritropoese, atua como fator de crescimento estimulando a atividade mitótica das células progenitoras de eritroide e aumentando as hemácias para correção de anemias de diferentes etiologias. Em administração subcutânea, observa-se o pico de concentração máxima do medicamento em 5 a 24 h
- *Indicação*: anemia grave por insuficiência renal crônica em pacientes em diálise; em quimioterapia, portadores de HIV, por artrite reumatoide e prematuridade ou previamente a procedimentos cirúrgicos
- *Precauções*: antes de iniciar a terapêutica com eritropoetina humana recombinante, analisar a reserva de ferro no organismo, avaliando o índice de transferrina e ferritina sérica. Suplemento à base de ferro pode ser necessário para aumentar ou manter os níveis de saturação da transferrina, a fim de suportar a eritropoese estimulada. A eritropoetina não pode ser administrada concomitantemente com outras substâncias. Após diluição, conservar em geladeira (2 a 8°C), não congelar e utilizar em até 7 dias. Orientar o paciente sobre a autoaplicação e manejo do medicamento
- *Eventos adversos*: hipertensão arterial devido ao aumento do hematócrito, trombose no local de acesso ao venoso, policitemia, náuseas, vômitos e diarreia, conjuntivite, reações cutâneas e edema de pálpebra, de possível origem alérgica; dores musculoesqueléticas difusas, febre, transpiração, tremor e cãibras abdominais podem aparecer, mas desaparecem espontaneamente 10 a 12 h após a injeção. Podem ocorrer convulsões em pacientes com insuficiência renal crônica
- *Contraindicações*: hipersensibilidade, hipertensão maligna, gestação, lactação.

Trombolíticos

> **Trombolíticos**
> Substâncias que desagregam trombos e depósitos de fibrina que obstruem os vasos sanguíneos

Os trombolíticos desagregam trombos e depósitos de fibrina que obstruem os vasos sanguíneos. O sistema fibrinolítico contém uma proenzima inativa, o plasminogênio, que pode ser convertida na forma ativa, em plasmina; é uma potente enzima proteolítica que degrada a fibrina e mantém a desobstrução da rede vascular.

- Alteplase e tenecteplase
- *Apresentação*: pó liofilizado para injeção IV
- *Vias de administração:* IV
- *Ação*: ativador de plasminogênio tecidual humano recombinante, promove a trombólise
- *Indicação*: infarto agudo do miocárdio. Também apresentou resultados positivos em acidente vascular encefálico (AVE) isquêmico, quando utilizado em até 3 h do início do quadro. Recomendado em alguns casos de embolia pulmonar aguda grave
- *Precauções*: após diluição, conservar em geladeira (2 a 8°C), por até 24 h, não congelar ou utilizar em até 8 h, em temperatura ambiente. Evitar solução glicosada na diluição e infusão. Em situações de hemorragia grave ou cerebral, considerar o uso de protamina, transfusão de crioprecipitado, plasma fresco congelado, plaquetas
- *Eventos adversos*: hemorragia, arritmia, tromboembolismo pulmonar
- *Contraindicações*: distúrbios hemorrágicos, hipertensão arterial grave, diabetes melito grave; manobras de reanimação cardiopulmonar, cirurgia, parto ou traumatismo grave nos últimos 10 dias; hepatopatia, aneurisma, neoplasia com risco de sangramento; glicemia < 50 ou > 400 mg/dℓ; INR < 1,3.

- Estreptoquinase
- *Apresentação*: pó liofilizado para injeção IV, intracoronariana
- *Vias de administração:* IV
- *Ação*: produto metabólico secretado por estreptococos beta-hemolíticos, é um agente trombolítico que indiretamente ativa o sistema fibrinolítico
- *Indicação*: embolismo, infarto agudo do miocárdio, oclusão da cânula arteriovenosa, trombose arterial
- *Precauções*: o tratamento deve ser iniciado o mais rápido possível após o aparecimento dos sintomas. Quanto mais precoce for o início do tratamento, maior será o benefício e redução da mortalidade. A administração de estreptoquinase provoca diminuição acentuada do plasminogênio e no fibrinogênio, aumento do tempo de trombina, tempo de tromboplastina parcial ativada e tempo de protrombina. A heparina deve ser instituída com cuidado na terapêutica, durante ou após a infusão de estreptoquinase
- *Eventos adversos*: febre, reação alérgica, sangramento
- *Contraindicações*: gravidez, AVE, aneurisma, cirurgia torácica recente, hipertensão grave, história de reação anafilática grave, malformação arteriovenosa, sangramento ativo, traumatismo recente do SNC, tumor cerebral.

Medicamentos mais comuns que atuam no sistema respiratório

Broncodilatadores

Os broncodilatadores atuam na musculatura lisa dos brônquios, promovendo a dilatação da árvore brônquica.

- Aminofilina, fenoterol, brometo de ipratrópio, salbutamol, teofilina e terbutalina
- *Indicação*: bronquite asmática, edema agudo de pulmão de origem cardíaca
- *Precauções*: a administração intravenosa direta (em *bolus*) deve ser feita com cautela, lentamente, para evitar complicações como arritmias e convulsão, nem sempre precedida de sintomas gastrintestinais. Recomenda-se evitar a IV direta, principalmente em cateteres venosos centrais. A infusão venosa deve ser administrada em 30 min, em 50 mℓ ou mais de soro
- *Eventos adversos*: náuseas, vômitos, diarreia, irritabilidade, insônia, tonturas, são os sinais mais frequentes. Em casos de falência cardíaca, o risco de toxicidade é maior.

Mucolíticos e expectorantes

Mucolíticos e expectorantes atuam na fluidificação de secreções brônquicas e facilitam a expectoração na tosse produtiva. A ingestão de líquidos quentes e a adequação da hidratação colaboram para a redução da viscosidade e a eliminação do muco. Exemplos desses agentes são a acetilcisteína e a carbocisteína.

Antitussígenos

Os antitussígenos são indicados para o alívio da tosse seca.

- Bromidrato de dextrometorfano, clobutinol e codeína
- *Precauções*: os derivados do ópio devem ser evitados em crianças com idade inferior a 2 anos pelo risco de depressão respiratória
- O efeito adverso mais frequente é o ressecamento de secreções.

Medicamentos mais comuns que atuam no sistema digestório

Antieméticos e pró-cinéticos

Os antieméticos e pró-cinéticos estimulam a motilidade gastrintestinal superior.

Broncodilatadores
Medicamentos que atuam na musculatura lisa dos brônquios promovendo a dilatação da árvore brônquica

Mucolíticos e expectorantes
Medicamentos que fluidificam as secreções brônquicas e facilitam a expectoração

Antitussígenos
Medicamentos indicados para alívio da tosse seca

Antieméticos e pró-cinéticos
Medicamentos que estimulam a motilidade gastrintestinal superior

Capítulo 12 | Noções de Farmacologia

- Metoclopramida, dimenidrinato e ondansetrona
- *Indicação*: náuseas e vômitos, distúrbios da motilidade gastrintestinal
- *Contraindicações*: síndrome de Stevens-Johnson, hipersensibilidade à substância, hemorragia gastrintestinal, obstrução mecânica ou perfuração do trato gastrintestinal.

Antiácidos

Antiácidos são indicados para neutralização do excesso de acidez gástrica.

Antiácidos
Medicamentos que neutralizam o excesso de acidez gástrica

- Hidróxido de magnésio e alumínio e hidróxido de alumínio
- *Apresentação*: comprimido e suspensão oral.
- Reduzem a carga ácida total pela reação de neutralização do ácido clorídrico, o que diminui as quantidades de íons hidrogênio para retrodifusão na mucosa gastrintestinal, aumentando a secreção de bicarbonato e muco e a produção e liberação de prostaglandinas e a manutenção da microcirculação. Com a elevação de pH resultante da reação de neutralização ocorre alívio dos sintomas de hiperacidez gástrica. É recomendado administrar no intervalo entre as refeições e ao deitar, quando os sintomas de hiperacidez geralmente ocorrem. Os compostos que permanecem no trato gastrintestinal são excretados nas fezes sob a forma de hidróxidos, carbonatos e fosfatos, podendo ocorrer constipação intestinal.

Bloqueadores de receptor H_2

Os bloqueadores de receptor H_2 antagonizam seletivamente a ação da histamina na secreção gástrica, o que favorece o tratamento de gastrite e úlcera.

Bloqueadores de receptor H_2
Substâncias para tratamento de gastrite e úlcera que antagonizam seletivamente a ação da histamina na secreção gástrica

- Cimetidina, ranitidina e omeprazol
- *Indicação*: hipersecreção gástrica, esofagite por refluxo, gastrite, úlcera gástrica e duodenal
- *Eventos adversos*: diarreia, sonolência, confusão mental, cefaleia, *rash*, diminuição da capacidade mental.

Laxantes e catárticos

- *Indicação*: facilitam a evacuação e auxiliam o trânsito intestinal.
- Atuam de diferentes maneiras:
  - Formadores de massa: estimulam a motilidade intestinal, devido ao aumento do bolo fecal. Exercem efeito laxativo, agem de modo semelhante ao fisiológico. Preparados de ágar-ágar, metilcelulose, carboximetilcelulose sódica, como muciloide de *Psyllium*
  - Catárticos emolientes: lubrificam e amolecem as fezes; não estimulam o peristaltismo direta ou reflexamente; vaselina líquida, óleos vegetais

- Catárticos osmóticos: retêm água no lúmen do intestino, aumentando o volume do bolo fecal e, assim, estimulando o peristaltismo
- Catárticos estimulantes: estimulam diretamente a motilidade do intestino. Por exemplo: óleo de rícino.

Constipantes

> **Constipantes**
> Também chamados de antidiarreicos, atualmente são pouco recomendados

Também chamados de antidiarreicos, atualmente os constipantes têm uso pouco recomendado.

- Elixir paregórico
- *Ação*: retarda o trânsito intestinal, diminuindo o conteúdo hídrico
- *Eventos adversos*: boca seca, náuseas, vômitos, redução da motilidade gastrintestinal, obstipação, tontura, sonolência, fadiga, hipotensão, sedação, depressão respiratória, taquicardia, bradicardia, cefaleia, nervosismo, confusão e/ou alterações visuais. Reduz o volume e a frequência da micção
- *Contraindicações*: consumo concomitante de álcool, gravidez, lactação. Pode causar dependência com altas doses e uso prolongado, por ser derivado do ópio.

Antiparasitários

> **Antiparasitários**
> Medicamentos utilizados no combate aos parasitos predominantemente do sistema digestório

Antiparasitários são medicamentos utilizados no combate aos parasitos, predominantemente do sistema digestório, detectados por exames protoparasitológicos. Medidas de higiene alimentar, pessoal e saneamento básico são recomendadas para combater os diferentes agentes relacionados com as causas da infecção ou infestação.

Anti-helmínticos

- Albendazol, citrato de dietilcarbamazina, ivermectina, oxamniquina e praziquantel
- *Apresentação*: comprimido e suspensão oral
- *Indicação*: tratamento das infecções por parasitos intestinais por *Ascaris lumbricoides*, *Trichuris trichiura*, *Enterobius vermiculares*, *Ancylostoma duodenale*, *Necator americanus*, *Taenia* spp. e *Strongyloides stercoralis*
- *Recomendações*: ingerir com alimentos, pois aumentam em até 5 vezes o grau de absorção, especialmente se a refeição for rica em gordura (40 g de gordura). O comprimido deve ser engolido inteiro, sem mastigar
- *Eventos adversos*: dor abdominal, diarreia, tontura, cefaleia, febre, prurido no corpo, alteração da função hepática
- *Contraindicações*: gravidez, hipersensibilidade à substância.

Antiprotozoários

- Benzoilmetronidazol, metronidazol e teclozana
- *Indicações*: tratamento de giardíase e amebíase

- *Eventos adversos*: dor epigástrica, náuseas, vômito, diarreia; mucosite oral, alterações no paladar, incluindo gosto metálico, anorexia, pancreatite. Reações de hipersensibilidade como *rash*, prurido, rubor, urticária e comprometimento neurológico como parestesia, ataxia, tontura e crises convulsivas. Pode ocorrer escurecimento da urina (devido aos metabólitos de benzoilmetronidazol – metronidazol). Os pacientes devem ser alertados sobre a possibilidade de confusão, tontura, alucinações, convulsões ou alterações visuais transitórias e aconselhados a não dirigir veículos ou operar máquinas caso estes sintomas ocorram. Não ingerir bebidas alcoólicas ou medicamentos que contenham álcool.

Antifiséticos

- ▪ Dimeticona
- *Apresentação*: comprimido, solução oral em gotas
- *Ação*: é um silicone antiespumante com ação antiflatulenta, reduz a tensão superficial das bolhas de ar presentes no trato gastrintestinal, permitindo que estas se desfaçam ou que ajudem na formação de uma grande massa de ar, expelida facilmente por meio de eructações ou flatos, aliviando o mal-estar gástrico causado pelo excesso de gases. Atua localmente, não é absorvida e, após administração VO, é eliminada inalterada pelas fezes
- *Indicações*: excesso de gases no aparelho gastrintestinal, motivando dores ou cólicas intestinais, meteorismo, eructação, borborigmos, aerofagia, flatulência
- *Precauções*: risco mínimo em mulheres grávidas ou suspeita de gravidez
- *Eventos adversos*: é fisiologicamente inerte e desprovido de toxicidade
- *Contraindicações*: hipersensibilidade, perfuração ou obstrução intestinal.

13

Cálculo de Medicação

Emilia Emi Kawamoto

- Conceito, *161*
- Revisão de matemática, *161*

Capítulo 13 | Cálculo de Medicação

■ Conceito

Cálculo de medicação é o método pelo qual se calcula a quantidade de medicamento a ser administrada para que o paciente receba a medicação na dose prescrita.

■ Revisão de matemática

Operações matemáticas

Adição

Dispor os números da direita para a esquerda e iniciar a operação também da direita para a esquerda.

- Por exemplo: 248 + 4 = 252

248
+ 4
―――
252

- Por exemplo: 1.001 + 100 = 1.101

1.001
+ 100
―――
1.101

Subtração

Dispor os números da direita para a esquerda e iniciar a operação também da direita para a esquerda.

- Por exemplo: 212 – 2 = 210

212
– 2
―――
210

- Por exemplo: 401 – 6 = 395

401
– 6
―――
395

Multiplicação

- Quando o multiplicador for unidade
  - Por exemplo: 12 × 2 = 24

12   12 = multiplicando
× 2   2 = multiplicador
―――
24   24 = produto

- Quando o multiplicador for dezena ou mais de dois números
  - Por exemplo: $107 \times 22 = 2.354$

```
107                          22
× 22      ou               ×107
─────                     ─────
214                        154
214+                       000+
─────                      22+
2.354                     ─────
                          2.354
```

Divisão

- Quando, ao término da operação, o resto é zero
  - Por exemplo: $270 \div 15 = 18$

```
0270      |15       270 = dividendo
120        18        15 = divisor
00                   18 = quociente
                     00 = resto
```

- Quando, ao término da operação, o resto não é zero, pode-se acrescentar uma vírgula ao quociente e um zero ao resto
  - Por exemplo: $261 \div 15 = 17,4$

```
0261      |15
111        17,4
060
 00
```

Operações matemáticas com frações decimais

A parte inteira do número localiza-se à esquerda da vírgula e a parte fracionada, à direita.

Por exemplo: no número 13,04 a parte inteira é 13 e a fracionada, 04.

Adição

- Quando todos os números são decimais, colocar as vírgulas uma embaixo da outra
  - Por exemplo: $13,08 + 13,04 + 112,13 = 138,25$

```
 13,08
 13,04 +
112,13
──────
138,25
```

Capítulo 13 | Cálculo de Medicação

- Quando um dos números é inteiro e os demais decimais, colocar uma vírgula no número inteiro, acrescentar tantos zeros quantas forem as casas decimais dos demais números e colocar as vírgulas uma embaixo da outra
  - Por exemplo: 230 + 110,20 + 12,03 = 352,23

230,00

110,20 +

  12,03
———
352,23

Subtração

- Quando todos os números são decimais, colocar a vírgula uma embaixo da outra
  - Por exemplo: 5,02 – 2,03 = 2,99

5,02 _

2,03
———
2,99

- Quando um número é inteiro e o outro decimal, colocar uma vírgula no número inteiro, acrescentar tantos zeros quantas forem as casas decimais do outro número e, a seguir, colocar as vírgulas uma embaixo da outra
  - Por exemplo: 230 – 110,20 = 119,80

230,00 _

110,20
———
119,80

Multiplicação

Ao final da operação, somar as casas decimais à direita do multiplicador e do multiplicando; a seguir, colocar a vírgula no produto, após descontar o total de casas decimais.

- Por exemplo: 240,1 × 0,11 = 26,411

240,1

× 0,11
———
  2.401

2.401
———
26,411

Divisão

- Quando o número de casas decimais é igual no divisor e no dividendo o Por exemplo: $26,62 \div 2,42 = 11$

026,62 |2,42

0242　11

000

- Quando o número de casas decimais do divisor é diferente do dividendo (ou vice-versa), devem-se igualar as vírgulas, ou seja, acrescentar tantos zeros de acordo com a diferença do número de casas decimais
  o Por exemplo: $28,26 \div 1,2 = 23,55$

0 28,26 |1,20

0426　23,55

0 660

 0600

 000

Multiplicação de frações decimais por múltiplos de 10

Ao multiplicar o número por 10, 100 ou 1.000, desloca-se a vírgula para a direita tantas casas quantos forem os números de zeros

- Por exemplo: $0,4 \times 10 = 4$

$$0,4 \times 100 = 40$$

$$0,4 \times 1.000 = 400$$

Regra de três

Na regra de três há dados conhecidos e 1 desconhecido (padronizado pela letra X). Na montagem, as unidades semelhantes são posicionadas na mesma coluna; a incógnita (X) a ser calculada ficará na coluna da mesma unidade de medida a que pertence.

- Exemplo correto:

  1ª coluna　　　　2ª coluna

  2 mg ——————— 1 mℓ

  4 mg ——————— X mℓ
- Exemplo errado:

  1ª coluna　　　　2ª coluna

  2 mg ——————— 1 mℓ

  　4 g ——————— X mℓ

Após a montagem da regra de três, o X deverá ser multiplicado pelo número superior da coluna oposta. E o número, ao passar da 1ª para a 2ª equação, tornar-se-á divisor.

- Exemplo:

2 mg _____ 1 mℓ

4 mg _____ X mℓ

2. X = 4.1

X = $\underline{4}$

   2

X = 2 mℓ

Considerações gerais

- Soluto = substância a ser dissolvida (em geral, na forma de pó)
- Solvente = líquido diluente (água destilada ou soro fisiológico)
- Solução = resultado da mistura do soluto e solvente
- 1 g = 1.000 mg
- 1 ℓ = 1.000 mℓ
- Dexametasona a 0,4% significa que 0,4 g de dexametasona foi diluído em 100 mℓ de diluente.

  As unidades de medida mais utilizadas são relacionadas ao:
- peso: g (grama) e mg (miligrama)
- volume: mℓ (mililitro) ou cc ou cm^3 (centímetros cúbicos).

  Na montagem da regra de três, em uma coluna ficarão as unidades de peso e na outra, as unidades de volume.

Exemplos de cálculo

- Administrar ampicilina 500 mg, VO, 6/6 h. Apresentação: Ampicilina comprimido de 250 mg

500 mg   X comp.

250 mg   1 comp.

250 . X = 500 . 1

X = $\underline{500}$

   250

X = 2 comp.

Resposta: Serão administrados 2 comprimidos.

- Ampicilina 250 mg, VO, 6/6 h. Apresentação: Ampicilina comprimido de 1 g

1 g = 1.000 mg   1 comp.

       250 mg   X comp.

1.000 . X = 250 . 1

X = $\underline{250}$

   1.000

X = 0,25 comp.

Resposta: Será administrado 1/4 do comprimido.

- Gentamicina 40 mg, IM, 12/12 h. Apresentação: Gentamicina ampola com 80 mg/2 mℓ

  40 mg   X mℓ

  80 mg   2 mℓ

  80 . X = 40 . 2

  X = 80/80

  X = 1 mℓ

  Resposta: Será administrado 1 mℓ, ou seja, 1/2 ampola.

- Gentamicina 80 mg, IM, 12/12 h. Apresentação: Gentamicina ampola com 40 mg/1 mℓ

  80 mg   X mℓ

  40 mg   1 mℓ

  40. X = 80. 1

  X = $\underline{80}$

     40

  X = 2 mℓ

  Resposta: Serão administrados 2 mℓ, ou seja, 2 ampolas.

- Gentamicina 40 mg, IM, 12/12 h. Apresentação: Gentamicina ampola com 60 mg/2 mℓ

  60 mg   2 mℓ

  40 mg   X mℓ

  60 . X = 40 . 2

  X = $\underline{80}$

     60

  X = 1,3333 ...

Como o resultado é uma dízima periódica, poderá ser acrescentada à ampola de gentamicina uma quantidade de diluente que permita aspirar um volume mais exato na seringa.

Por exemplo: adicionar + 1 mℓ

Portanto:

60 mg   2 mℓ + 1 mℓ de diluente

40 mg   X mℓ

Assim:

60 mg   3 mℓ

40 mg   X mℓ

60. X = 40 . 3

X = 120/60

X = 2 mℓ

Capítulo 13 | Cálculo de Medicação

Resposta: Serão administrados 2 mℓ de gentamicina de 60 mg, em cuja ampola foi acrescentado 1 mℓ de diluente.

- Cloridrato de lincomicina 2 g, IV, 6/6 h. Apresentação: Cloridrato de lincomicina ampola com 600 mg/2 mℓ

2 g = 2.000 mg   X mℓ

      600 mg   2 mℓ

600 . X = 2.000. 2

X = 4.000/600

X = 6,666 ...

Como o resultado é uma dízima periódica, o diluente será colocado na ampola de cloridrato de lincomicina.

Para facilitar, acrescenta-se o diluente apenas na última ampola do medicamento.

Quantas ampolas serão utilizadas?

Considerando-se que cada ampola contém 600 mg em 2 mℓ, utilizando-se três ampolas haverá 1.800 mg. Da 4ª ampola aspirar apenas 200 mg para completar os 2.000 mg prescritos (1.800 + 200 = 2.000 mg).

Portanto:

600 mg   2 mℓ + 1 mℓ de diluente

200 mg   X mℓ

Assim:

600 mg   3 mℓ

200 mg   X mℓ

600 . X = 200 . 3

X = 600/600

X = 1 mℓ

Resposta: Serão usadas quatro ampolas de cloridrato de lincomicina e aspirados 7 mℓ (6 mℓ + 1 mℓ da 4ª ampola em que foi acrescentado 1 mℓ de diluente

- Cefalotina sódica 500 mg, IV, 6/6 h. Apresentação: Cefalotina sódica frasco-ampola com 1 g, em pó liofilizado

1 g = 1.000 mg   5 mℓ

      500 mg   X mℓ

1.000 . X = 5. 500

X = 2.500/1.000

X = 2,5 mℓ

Resposta: Serão colocados 5 mℓ de diluente no frasco de cefalotina sódica e aspirados 2,5 mℓ.

Fundamentos de Enfermagem

- Cefalotina sódica 1 g, IV, 6/6 h. Apresentação: Cefalotina sódica frasco-ampola com 250 mg, em pó liofilizado

  1 g = 1.000 mg   X mℓ

         250 mg   5 mℓ

  250 . X = 1.000 . 5

  X = 5.000/250

  X = 20 mℓ

  Resposta: Serão administrados 20 mℓ e usados 4 frascos.

- Penicilina cristalina 2.500.000 UI, IV, 4/4 h. Apresentação: frasco-ampola de penicilina cristalina contendo 5 milhões UI.

  2.500.000 UI   X mℓ

  5.000.000 UI   8 mℓ

  O volume de medicação em pó da penicilina cristalina é grande, equivalente a 2 mℓ. Ao injetar 8 mℓ, o total do volume existente dentro do frasco resulta em 10 mℓ (somam-se 8 mℓ de diluente + 2 mℓ do pó de medicação).

  Portanto:

  2.500.000 UI   X mℓ

  5.000.000 UI   10 mℓ

  5.000.000 . X = 2.500.000 . 10

  X = 25.000.000/5.000.000

  X = 5 mℓ

  Resposta: Será usado 1 frasco e aspirados 5 mℓ do conteúdo, ou seja, a metade do volume total.

- Glicose 20 g, IV, 12/12 h. Apresentação: Glicose a 50%, ampola com 20 mℓ

  50% = 50 g de glicose em 100 mℓ

  Portanto:

  50 g   100 mℓ

  X g   20 mℓ

  100 . X = 50 . 20

  X = 1.000/100

  X = 10 g

  Portanto, dentro da ampola de 20 mℓ de glicose a 50% há 10 g do medicamento.

  O próximo passo é calcular quantos mililitros serão administrados:

  10 g   20 mℓ

  20 g   X mℓ

Capítulo 13 | Cálculo de Medicação

10. X = 20 . 20

X = 400/10

X = 40 mℓ

Resposta: Serão aspirados 40 mℓ, ou seja, 2 ampolas.

- Dexametasona 4 mg, IV, 6/6 h. Apresentação: Dexametasona a 0,4%, em ampola com 2 mℓ

0,4% = 0,4 g de dexametasona em 100 mℓ

Fazendo a conversão de unidades: 0,4 g = 400 mg

Assim: há 400 mg de dexametasona em 100 mℓ

400 mg   100 mℓ

X mg   2 mℓ

100 . X = 400 . 2

X = 800/100

X = 8 mg

Portanto, dentro da ampola de 2 mℓ de dexametasona a 0,4%, há 8 mg do medicamento.

Assim:

8 mg   2 mℓ

4 mg   X mℓ

8 . X = 4 . 2

X = 8 / 8

X = 1 mℓ

Resposta: Será aspirado 1 mℓ de dexametasona ou seja, 1/2 ampola.

- Administrar soro glicosado a 10%, 500 mℓ. Apresentação: SG 5%, 500 mℓ, e glicose a 50%, ampola com 20 mℓ

Nesse tipo de cálculo, o SG 5% é transformado em SG 10% utilizando-se glicose 50%.

  ○ 1º passo: calcular quantos gramas de glicose deverá haver no frasco de SG 10%, 500 mℓ

Lembrando que 10% = 10 g de glicose em 100 mℓ

Portanto:

100 mℓ   10 g

500 mℓ   X g

100 . X = 500 . 10

X = 5.000/100

X = 50 g

  ○ 2º passo: calcular quantos gramas de glicose há no frasco de SG 5%, 500 mℓ

Lembrando que 5% = 5 g de glicose em 100 mℓ

Portanto:

5 g   100 mℓ

X g   500 mℓ

100 . X = 500 . 5

X = 2.500/100

X = 25 g

- 3º passo: calcular quantos gramas de glicose há na ampola de glicose a 50%, 20 mℓ

Lembrando que 50% = 50 g de glicose em 100 mℓ

Portanto:

50 g   100 mℓ

X g   20 mℓ

100 . X = 50 . 20

X = 1.000/100

X = 10 g

- 4º passo: calcular quantos gramas de glicose são necessário colocar no SG 5% para que se transformem em SG 10%

Conforme os cálculos nos passos anteriores, é possível observar que:

SG 10% = deverá haver 50 g de glicose

SG 5% = tem 25 g de glicose

Portanto, é necessário adicionar = 25 g de glicose

- 5º passo: calcular quantos mililitros de glicose equivalem aos 25 g que faltam para serem adicionados ao frasco de SG 5% e transformar em SG 10%

Se 1 ampola de glicose a 50% contém 10 g em 20 mℓ e faltam 25 g de glicose no frasco SG 5%, teremos:

10 g   20 mℓ

25 g   X mℓ

10 . X = 20 . 25

X = 500/10

X = 50 mℓ

Resposta: Serão aspirados 50 mℓ de glicose 50% (2 1/2 ampolas) e colocados no frasco de SG 5%, 500 mℓ.

14

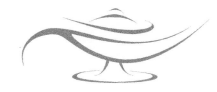

Alimentação e Suporte Nutricional

Julia Ikeda Fortes

- ▶ Introdução, *172*
- ▶ Alimentação do paciente, *172*
- ▶ Finalidades do suporte nutricional, *173*
- ▶ Fatores que afetam o apetite, *173*
- ▶ Classificação das dietas hospitalares, *173*
- ▶ Preparo do paciente e do ambiente para a refeição, *174*
- ▶ Cuidados de enfermagem quanto à hidratação, *175*
- ▶ Nutrição enteral, *175*
- ▶ Nutrição parenteral, *176*

■ Introdução

> **Alimentação e nutrição**
> São requisitos básicos para a promoção e a proteção da saúde, reconhecidos pelo MS, em 1999, mediante PNAN

Alimentação e nutrição constituem requisitos básicos para a promoção e a proteção da saúde, reconhecidos pelo MS quando apresentou a Política Nacional de Alimentação e Nutrição (PNAN), em 1999, configurando um marco importante no cenário brasileiro pelas situações extremas prevalentes encontradas, entre a desnutrição e as crescentes taxas de obesidade. Essa PNAN insere-se no contexto da segurança alimentar e nutricional, com o propósito de garantir a qualidade e o acesso universal ao alimento, promover práticas alimentares saudáveis, com o incentivo ao aleitamento materno e à adoção de estilos de vida saudáveis, prevenir e controlar distúrbios nutricionais.[1]

Na promoção da saúde, ações educativas de saúde fortalecem a socialização do conhecimento sobre os alimentos, o processo de alimentação e a prevenção dos problemas nutricionais da família vulnerável por meio de orientação alimentar. Na esfera governamental, decisões públicas também são importantes, como medidas de enriquecimento alimentar com a adição de ácido fólico e ferro, a fortificação de farinhas de trigo e de milho, alimentos de amplo consumo popular e de baixo custo, colaboram na redução da anemia por carência de ferro no País, segundo a Anvisa,[2] desde 2004.

■ Alimentação do paciente

> **Alimentação**
> Em todas as fases do ciclo vital, constitui aspecto fundamental no suporte nutricional quanto à manutenção da saúde, ao tratamento e à evolução da doença

A alimentação, em todas as fases do ciclo vital, constitui aspecto fundamental no suporte nutricional, em relação à manutenção da saúde, ao tratamento e à evolução da doença; muitas vezes, toda a conduta terapêutica resume-se na dieta. Nesse sentido, a enfermagem desempenha um papel muito importante na alimentação do paciente, considerando as diversidades culturais, respeitando os hábitos individuais. A prescrição das dietas é efetuada pelo médico, definidas conforme a avaliação da nutricionista, o estado geral e a enfermidade do paciente. O controle de medidas antropométricas colabora na avaliação nutricional pela equipe multiprofissional de terapia nutricional (EMTN) e na prevenção da desnutrição do paciente, sobretudo durante a internação.

---

[1]Ministério da Saúde. Política Nacional de Alimentação e Nutrição do Setor Saúde. Disponível em http://bvsms.saude.gov.br/bvs/publicacoes/pnan.pdf

[2]Anvisa. RDC nº 344, de 13/12/2002. Disponível em http://www.anvisa.gov.br/alimentos/farinha.htm

Finalidades do suporte nutricional

- Proporcionar meios que favoreçam a aceitação alimentar
- Oferecer alimentos adequados, em quantidade e qualidade
- Repor elementos deficientes no organismo
- Auxiliar o paciente a se adaptar ao tipo de dieta indicada.

Fatores que afetam o apetite

- Favorecem o apetite:
  - Aparência agradável dos alimentos no prato, na consistência e temperatura adequadas
  - Flexibilidade na composição do cardápio, respeitando sempre que possível a preferência do paciente
  - Ambiente limpo, calmo e arejado
  - Conforto físico, psicossocial e espiritual
  - Evitar procedimentos e interrupções no momento da refeição
- Prejudicam o apetite:
  - Alterações na atividade e estado geral do paciente
  - Restrição de determinados alimentos na dieta
  - Peristaltismo lento
  - Condições patológicas, tremores, hipertermia, fraqueza, dor, infecção.

Classificação das dietas hospitalares

Dietas básicas

> **Dietas básicas**
> São classificadas em dieta livre, normal ou geral, dieta branda, dieta leve, dieta pastosa e dieta líquida

- *Dieta livre, normal ou geral*: destina-se aos pacientes cuja condição clínica não exige modificação dietoterápica
- *Dieta branda*: é aquela com pouco resíduo e restrição de alimentos crus; os vegetais são cozidos, exceto os de textura mais suave, frutas maduras e descascadas como maçã, pera, mamão; as carnes são cozidas, assadas ou grelhadas. Frituras, bebidas alcoólicas e gasosas, condimentos fortes devem ser evitados
- *Dieta leve*: contém menos resíduos do que a dieta branda; mais restrita em frutas, carne e vegetais. Inclui frutas cozidas e liquidificadas, vegetais em forma de purês, carne moída ou triturada
- *Dieta pastosa*: é constituída de sopas, vegetais em forma de purês, carne moída ou triturada, mingau, cremes; frutas cozidas e liquidificadas
- *Dieta líquida*: além da água, pode incluir caldo de carne, sumo de frutas, chá, gelatina, caldo de legumes, caldo de feijão. Os pacientes com esta dieta devem ser alimentados a cada 2 ou 3 h durante o dia e, às vezes, também à noite. A ingestão de bebidas gasosas dependerá de orientações médicas e da nutricionista.

Dietas básicas modificadas

> **Dietas básicas modificadas**
> Alterações na quantidade de nutrientes e outros elementos das dietas básicas

São alterações das dietas básicas, modificadas na quantidade de nutrientes e outros elementos. Por exemplo: hipocalórica, hiperproteica, hipossódica.

Dietas especiais

> **Dietas especiais**
> Indicadas para pacientes portadores de determinadas moléstias

São dietas indicadas para pacientes portadores de determinadas moléstias. Por exemplo: dieta de arroz, dieta para diabético, dieta para úlcera gástrica.

■ Preparo do paciente e do ambiente para a refeição

- Certificar se a dieta está correta e servir enquanto está aquecida
- Elevar a cabeceira e colocar o paciente em posição confortável
- Manter o paciente com boa aparência e mãos lavadas
- Colocar a bandeja com a dieta sobre a mesa de refeição
- Colocar uma toalha ou o guardanapo sobre o tórax do paciente
- Auxiliar a cortar os alimentos e descascar as frutas, se necessário.

Pacientes que podem alimentar-se sozinhos

- Orientar o paciente quanto à importância da aceitação da alimentação
- Após a refeição, oferecer material para higiene oral, se for paciente acamado
- Colocar o paciente em posição confortável e a unidade em ordem.

Pacientes que não podem alimentar-se sozinhos

- Oferecer os alimentos na ordem de preferência do paciente
- Colocar o alimento na boca do paciente, em pequenas porções por vez, incentivando-o a comer
- Oferecer água ou suco, ao término da refeição, se ele desejar
- Proceder à higiene oral, colocá-lo em posição confortável.

Observações

- Evitar interromper a refeição com qualquer conduta terapêutica
- Ao auxiliar na alimentação, evitar atitude de impaciência ou pressa
- Descrever os alimentos antes de oferecer para pacientes impossibilitados de enxergar
- Registrar o procedimento: horário, tipo de dieta, aceitação do paciente e anormalidades.

Capítulo 14 | Alimentação e Suporte Nutricional

■ Cuidados de enfermagem quanto à hidratação

Outro aspecto importante que a equipe de enfermagem deve observar é em relação ao atendimento da necessidade de hidratação. Desde que não haja restrições, o serviço de nutrição e dietética deve fornecer água aos pacientes em recipiente:

- Apresentável e de fácil limpeza
- Com tampa, para evitar exposição desnecessária e possível contaminação
- Substituído ou higienizado diariamente e abastecido com água potável.

Nem sempre os pacientes atendem adequadamente à necessidade de hidratação, por comodismo ou falta de hábito em ingerir quantidade suficiente de água, o que, em situações de doença, pode levá-los facilmente ao desequilíbrio hidreletrolítico. Cabe ao profissional de enfermagem orientar e incentivar a ingesta líquida e prevenir essa disfunção. Em outros casos, há necessidade de auxiliar o paciente, oferecendo-lhe água na boca, com canudo. A posição sentada é a mais conveniente, porém, se não for possível, atentar para que não ocorra aspiração acidental de líquido. Em algumas situações, a hidratação é feita por sonda gástrica, sonda enteral ou via IV.

■ Nutrição enteral

Conceito

Nutrição enteral
Administração de alimentos e nutrientes por meio de sonda enteral, gástrica ou estoma localizado em determinado segmento do trato digestório

Nutrição enteral consiste na administração de alimentos e nutrientes por meio de sonda enteral, gástrica ou estoma localizado em determinado segmento do trato digestório.

Métodos de administração

Alimentação intermitente

- *Em* bolus: consiste na administração da dieta lentamente com auxílio de seringa; não é recomendado em geral
- *Intermitente gravitacional*: mais frequente, consiste na administração da dieta em gotejamento, utilizando equipo próprio, a cada 3 ou 4 h. O volume recomendado, por horário, varia até 300 mℓ.

Ao infundir a dieta, de modo intermitente, administrar entre 40 min e 1 h, se a sonda está localizada no estômago.

Em sondas localizadas no duodeno e no jejuno, o gotejamento de dieta deve ser mais lento, em cerca de 2 h; se infundido rapidamente, pode ocasionar cólica, diarreia e menor aproveitamento dos nutrientes

Alimentação contínua

- *Gotejamento gravitacional ou em bomba de infusão*: a dieta é infundida de modo contínuo, na velocidade prescrita, calculada conforme o volume e intervalo recomendado, entre 12 e 24 h. Recomenda-se permitir a pausa noturna, que favorece a acidificação gástrica fisiológica e confere o fator protetor contra a translocação bacteriana.

Cuidados de enfermagem

- Confirmar o posicionamento da sonda, antes de administrar a dieta, com ausculta abdominal, aspiração do conteúdo gástrico ou por meio de radiografias
- Observar o posicionamento externo e a fixação correta da sonda
- Colocar o paciente em decúbito elevado
- Administrar a dieta em temperatura ambiente. O aquecimento por qualquer método deve ser feito com muito critério, aos cuidados da equipe do serviço de nutrição, para não interferir na constituição do produto
- Verificar tipo de dieta prescrita, volume, aspecto e odor antes de administrá-la; ao observar qualquer alteração, suspender a dieta desse horário e comunicar ao serviço de nutrição e dietética
- Medir resíduo gástrico, se indicado, aspirar com seringa e medir o volume obtido, decorrente do retorno de dieta infundida, anteriormente
- Administrar a dieta após certificar-se da prescrição e da identidade do paciente
- Após a administração da dieta, infundir água filtrada para manter a sonda limpa e permeável. A infusão em *bolus*, com seringa de 20 mℓ proporciona a pressão necessária, em caso de obstrução da sonda
- Promover higiene oral com frequência
- Colocar ordem na unidade e anotar: horário, tipo de dieta, volume administrado, tipo de sonda, lado da narina onde a sonda está inserida, os cuidados prestados antes e após a administração, conforme prescrição (decúbito elevado, lavagem após administração da dieta) e anormalidades.[3]

■ Nutrição parenteral

Conceito

Nutrição parenteral
Administração de solução nutricional por via IV

Nutrição parenteral (NP) consiste na administração de solução nutricional por via IV. A solução ou emulsão é composta basicamente de

---

[3]COREN-SP. http://inter.coren-sp.gov.br/sites/default/files/anotacoes_enfermagem.pdf

carboidratos, aminoácidos, lipídios, vitaminas e minerais, estéril e apirogênica, acondicionada em recipiente de vidro ou plástico, destinada à administração intravenosa em pacientes desnutridos ou não, em regime hospitalar, ambulatorial ou domiciliar, visando à síntese ou manutenção dos tecidos, órgãos ou sistemas. O enfermeiro é o responsável pela administração da NP e pela prescrição dos cuidados de enfermagem em ambientes hospitalar, ambulatorial e domiciliar.[4]

É indicada para pacientes que não toleram todo o aporte calórico proteico calculado pela via oral ou enteral, ou para pacientes sob o risco de desnutrição que necessitam manter-se em jejum por dias consecutivos.

Métodos de administração

- *Periférica*: as veias superficiais, antecubital e cefálica são as mais utilizadas na infusão de soluções com baixa osmolaridade; em geral o limite aceito é de aproximadamente 800 mOsm/ℓ, embora varie consideravelmente com a idade, a condição geral do paciente e as características das veias periféricas.[5] Na via periférica, o aporte oferecido é menor em relação às necessidades proteico-calóricas diárias. Examinar continuamente o local da punção, observando sinais inflamatórios e trocar o acesso em cerca de 72 h para evitar flebite
- *Central*: a administração da solução de alta osmolaridade é realizada por meio de diversos tipos de cateter vascular, cuja extremidade distal é posicionada na veia cava superior. A técnica de passagem do cateter deve ser rigorosamente asséptica, com paramentação adequada, conforme preconizado pela instituição. Após a inserção, é necessária a confirmação da posição do cateter por meio de radiografia antes de iniciar a infusão
- O uso de cateter central por inserção periférica (PICC) também pode ser recomendado.

Cuidados de enfermagem

- Armazenar a solução sob refrigeração, em temperatura entre 2 e 8°C
- Administrar a solução em temperatura ambiente
- Utilizar técnica asséptica na punção do frasco que contém a solução e no manejo do cateter venoso

---

[4]Anvisa. RDC nº 63/2000. Terapia de Nutrição Parenteral. Disponível em http://www.anvisa. gov.br/legis/resol/2000/63_00rdc.htm
[5]http://www.fresenius-kabi.com.br/file/pdf/BULA-Aminosteril.pdf

- O acesso vascular deve ser exclusivo para NP, evitar a infusão concomitante de medicações ou outras soluções pela mesma via
- Utilizar bomba infusora para controlar o fluxo de infusão e prevenir sobrecarga de volume e alterações metabólicas e cardiocirculatórias
- Controlar a glicemia capilar regularmente; a correção da hiperglicemia é realizada com administração de insulina regular
- Evitar desconexão do cateter na interrupção da infusão pelo risco de contaminação da solução e de colonização do cateter
- Se for necessário interromper a infusão, substituir por solução de glicose a 10% na mesma velocidade de infusão para prevenir hipoglicemia
- Atenção para o controle laboratorial e clínico diário quanto aos riscos de complicações metabólicas
- Na suspeita de eventos adversos, interromper imediatamente a infusão da solução; coletar amostra de sangue para hemocultura e da solução para análise laboratorial.

15

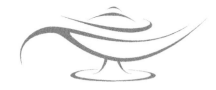

Procedimentos Terapêuticos

Emilia Emi Kawamoto

- ▶ Cuidados gerais no preparo e na administração de medicamentos, *180*
- ▶ Vias enterais, *182*
- ▶ Vias parenterais, *186*
- ▶ Venóclise, *200*
- ▶ Suporte hemoterápico, *203*
- ▶ Medicação tópica, *207*
- ▶ Via inalatória, *210*
- ▶ Aspiração das vias respiratórias, *212*
- ▶ Sondagem gástrica, *214*
- ▶ Sondagem enteral, *217*
- ▶ Sondagem vesical, *218*
- ▶ Aplicação de calor, *223*
- ▶ Aplicação de frio, *224*

■ Cuidados gerais no preparo e na administração de medicamentos

Todo medicamento deve ser prescrito pelo médico, e a administração não é um ato simples. Exige responsabilidade, conhecimentos de microbiologia, farmacologia e de cuidados de enfermagem específicos para definir os critérios desde a escolha do medicamento, o preparo até a observação do paciente após a administração.

Antes de administrar, o profissional observa algumas regras: medicamento certo, dose certa, via certa, hora certa e paciente certo.

Local da guarda dos medicamentos

Os medicamentos podem ser estocados na farmácia central, na farmácia-satélite ou, em menor quantidade, na unidade de internação. A distribuição de medicamentos pode ser efetuada por sistema coletivo, individual, semi-individual e em dose unitária. Nas instituições hospitalares, a tendência é a implantação do sistema de distribuição de medicamentos por dose unitária. Nesse processo, a medicação é preparada na farmácia, embalada individualmente, na posologia prescrita, conforme cada horário de administração, identificada a partir da cópia da prescrição original e encaminhada às unidades de internação, já pronta para a administração. Esse sistema favorece o controle de medicamentos, quanto a conservação, validade, manejo, minimiza os erros, reduz as perdas e otimiza os produtos e o tempo do profissional de enfermagem.

Cuidados no preparo da medicação

- Estar ciente do estado geral do paciente e dos dispositivos que ele apresenta, tais como dispositivos de infusão IV, acessórios e conectores, sondas e outras vias que podem ser utilizadas para administração de medicamentos, e de efeitos desejados e colaterais dos medicamentos
- Manter a atenção no trabalho, evitar conversas e atividades paralelas
- Organizar previamente a área de trabalho: limpeza de superfície, provisão de materiais necessários como copinho descartável, seringas, agulhas, bolas de algodão, gaze, etiqueta adesiva, fita adesiva, impressos de rótulos para soro, prescrições
- Lavar as mãos antes de iniciar o preparo das medicações
- Ler o rótulo do medicamento por, pelo menos, três vezes antes de:
  - Retirar o frasco/ampola da embalagem
  - Colocar o medicamento no recipiente ou aspirá-lo na seringa
  - Recolocar o frasco no lugar ou desprezar ampola/frasco vazios

- Se houver dúvida, letra ilegível, medicamento sem rótulo, ausência de data da validade, não preparar o medicamento até o devido esclarecimento
- Prepare exatamente a dose prescrita
- Todo medicamento preparado deve ser identificado, preferencialmente com etiqueta em letra maiúscula, descrevendo:
- Dispor os recipientes na bandeja, segundo a sequência de identificações, conforme o nº de leito e a via de administração
- Desprezar o medicamento quando houver alteração de odor, consistência ou outras características indesejáveis
- Providenciar o medicamento em falta na unidade; não substituir por outro se tiver dúvidas sobre os efeitos farmacológicos.

Cuidados na administração do medicamento

- Avaliar previamente o estado geral do paciente e as condições locais para a aplicação
- Não ministrar o medicamento preparado por outra pessoa; não permitir que familiares e outros pacientes o façam
- Não deixar a bandeja de medicação no quarto caso necessite sair do aposento
- Antes de administrar a medicação:
  - Observar sinais e sintomas que contraindicam o procedimento
  - Conferir o nº do leito e o nome do paciente, descritos na pulseira de identificação
- Se o paciente recusar o medicamento, estiver ausente, se o medicamento estiver indisponível na instituição, ou se houver outro motivo que impossibilite a administração, fazer um círculo ao redor do horário correspondente e justificar na anotação de enfermagem
- Após a administração do medicamento:
  - Observar eventuais reações adversas
  - Notificar e anotar as anormalidades que o paciente apresentar
  - Higienizar e organizar os materiais utilizados
  - Checar o horário correspondente, a prescrição e proceder à anotação de enfermagem. Segundo o COREN (2009),[1] registrar o(s) item(ns) da prescrição e o(s) medicamento(s) administrado(s); se injetável, registrar o local onde foi administrado e especificar o dispositivo em que foi administrado (intracath, cateter de duplo ou triplo lúmen, acesso venoso periférico, injetor lateral de equipo ou dispositivos de infusão de múltiplas vias)
  - Observar a eficácia da ação do medicamento, verificando a evolução dos sinais e sintomas.

---

[1]COREN-SP. Disponível em http://inter.coren-sp.gov.br/sites/default/files/anotacoes_enfermagem.pdf

Fundamentos de Enfermagem

Observações

- Em situações de emergência, a medicação poderá ser administrada sob orientação verbal do médico, mas devidamente registrada na anotação de enfermagem. Após a prescrição ser efetuada por escrito, colocar o horário e checar
- A prescrição médica é válida por 24 h.

Abreviaturas mais utilizadas para dosagem do medicamento

- cc ou cm³ ou mℓ = centímetro cúbico ou mililitro
- cgt = conta-gotas
- gt = gota
- mgt = microgota
- g = grama
- mg = miligrama
- cp ou comp. = comprimido
- amp. = ampola.

■ Vias enterais

Via enteral
Aquela em que se utiliza o trato digestório para a administração de medicamentos (vias oral, sublingual e retal)

Vias enterais são aquelas em que se utiliza o trato digestório para a administração de medicamentos, como a via oral, a sublingual e a retal. Por definição, enteral significa "dentro ou através do trato gastrintestinal". O paciente pode apresentar dispositivos como cateter gástrico, sonda enteral, ostomia utilizados também, na administração de medicamentos.

Via oral

Via oral
Administração de medicamentos pela boca com água, líquidos ou previamente diluídos

Indicada ao indivíduo consciente, colaborativo, com capacidade de deglutição preservada e sem alterações gastrintestinais, como náuseas, vômitos, diarreia, a via oral consiste na administração de medicamentos pela boca com água, líquidos ou previamente diluídos.

- *Vantagens*: fácil aceitação pelo cliente, principalmente crianças; propicia a adesão no tratamento; é segura e econômica; o manejo é simples, de baixa complexidade para administração e orientação, no autocuidado do paciente ou ao cuidador domiciliar
- *Desvantagens*: intolerância individual; prejuízo na ação de determinadas medicações, contraindicadas nessa via; alguns medicamentos podem sofrer ação do suco gástrico, interferindo na absorção e na metabolização, necessitando por vezes de dosagem maior em relação às formas injetáveis.

Procedimentos de enfermagem

- Verificar o estado geral do paciente, as alterações de sinais vitais, náuseas, vômitos e condições específicas como jejum para exames ou cirurgias, controle hídrico, tipo de dieta, condições de deglutição, presença de dispositivos
- Reunir o material: bandeja ou carrinho de medicamento, prescrição médica, copinhos descartáveis, conta-gotas, espátulas, gral e pistilo (triturador de comprimido), etiqueta adesiva para identificação
- Não tocar o comprimido, drágea ou cápsula com a mão
- Quando necessário, triturar e diluir o comprimido
- Colocar o paciente em decúbito elevado
- Certificar-se da ingestão do medicamento
- No manejo de medicamento líquido, como xarope e solução oral, retirar a dose prescrita e limpar a borda do gargalo do frasco antes de fechar. O volume a ser administrado pode ser medido em copinho-medida graduado, em seringas ou colheres. Embora as colheres não tenham tamanho padronizado, as medidas mais utilizadas equivalem a:
  - 1 colher de sopa = 1 medida = 15 mℓ
  - 1 colher de sobremesa = 10 mℓ
  - 1 colher de chá = 5 mℓ.

Via sublingual

> **Via sublingual**
> O medicamento é colocado sob a língua do paciente para ser absorvido pela mucosa sublingual

Na via sublingual, o medicamento é colocado sob a língua do paciente para ser absorvido pela mucosa sublingual. Em razão da fina espessura dessa mucosa e da boa vascularização nessa área, a absorção é mais rápida em relação à via oral. É indicada ao indivíduo consciente, colaborativo.

Procedimentos de enfermagem

- Proceder ao enxágue bucal com água previamente, se indicado
- Solicitar ao paciente para colocar o medicamento embaixo da língua
- Orientar para manter a medicação na boca e não deglutir
- Aguardar um pouco, antes de ingerir líquidos e alimentos.

Via retal

> **Via retal**
> É utilizada em pacientes com alterações gástricas como náuseas e vômito, com dificuldade ou incapacidade de deglutição e aos inconscientes

A via retal é utilizada em pacientes com alterações gástricas como náuseas e vômito, com dificuldade ou incapacidade de deglutição, aos inconscientes. A mucosa retal é altamente vascularizada e favorece a absorção do medicamento. Previamente, verificar a integridade dessa via em razão do desconforto e do risco de lesão anorretal.

O medicamento pode ser administrado por meio de sonda retal, se líquido, ou diretamente, se supositório.

Procedimentos de enfermagem

- Confirmar, previamente, a necessidade de evacuação do paciente
- Reunir o material: gaze, luvas de procedimento e medicação prescrita
- Orientar o paciente e colocá-lo na posição de Sims
- Calçar as luvas
- Aplicação de supositório:
  - Afastar as nádegas e introduzir, no orifício anal, o supositório envolto em gaze
  - Pedir para o paciente contrair o ânus a fim de reter o supositório
- Aplicação de medicação líquida:
  - Aspirar o conteúdo em uma seringa, conectar na sonda retal e introduzir a sonda no ânus
  - Injetar o medicamento e retirar a sonda.

Lavagem intestinal

Lavagem intestinal
Introdução de líquido no intestino através do ânus ou da colostomia

Lavagem intestinal, realizada para intervenção cirúrgica para a exteriorização de uma alça intestinal na parede abdominal ("ânus artificial"), para administrar medicamentos ou pela dificuldade de evacuação, consiste na introdução de líquido no intestino através do ânus ou da colostomia. Denomina-se clister a introdução de pequena quantidade de líquido (150 a 500 mℓ) no intestino. Enema ou enteroclisma ou enteróclise consiste na introdução de grande quantidade de líquido (cerca de 1.000 mℓ) na alça intestinal, infundido rápida ou lentamente, gota a gota.

Embora disponha de recursos variados para realizar o procedimento, é necessário que o profissional de saúde reflita sobre os fatores relacionados com a dificuldade de evacuação do paciente, priorizando as medidas educativas e não invasivas, como reconsiderar os hábitos alimentares, a ingestão de líquidos e manutenção da hidratação corpórea, a reeducação de hábitos, mobilidade e horários definidos para a eliminação fisiológica. Aos pacientes acamados ou com comprometimentos neurológicos, como os portadores de lesão medular, é necessário aplicar estratégias que estimulem o funcionamento intestinal, de modo que as sondas possam ser empregadas quando outros recursos foram esgotados. Os riscos de lesão, perfuração intestinal e sangramento devem ser considerados, bem como condições que contraindicam o procedimento, lesões anais, fissuras, fístulas e cirurgias intestinais recentes.

Finalidades

- Eliminar ou evitar distensão abdominal e flatulência
- Facilitar a eliminação das fezes em caso de insucesso na manobra de Rosing: método não invasivo, realizado por meio de massagens

abdominais, no sentido horário, da direita para a esquerda e de baixo para cima com leve compressão
- Remover o sangue nos casos de melena
- Preparar o paciente para cirurgias, exames e procedimento no trato intestinal
- Introduzir medicamentos.

Soluções utilizadas
- Solução específica para a lavagem intestinal ou soro fisiológico acrescido ou não de:
  - Glicerina: atua como emoliente
  - Neomicina: para destruir os microrganismos entéricos.

Material
- Frasco com solução da lavagem intestinal aquecida, equipo
- Sonda retal: em geral, para as mulheres é a de nº 22 ou 24, para os homens de nº 24 ou 26 e para crianças e adolescentes de nºs 12 a 20
- Luvas de procedimento, cuba-rim, gaze, papel higiênico
- Lubrificante, vaselina ou pomada de lidocaína
- Suporte de soro
- Impermeável ou plástico descartável
- Roupas de cama e para o paciente
- Biombo e comadre coberta
- Material para higiene íntima, se necessário.

Procedimentos de enfermagem
- Conduzir o paciente à sala de preparo ou levar o material até o leito do paciente
- Proteger o local com biombo, colocar o impermeável no leito
- Calçar a luva de procedimento
- Colocar o paciente em posição de Sims (ver Capítulo 10) e protegido com lençol
- Pendurar o frasco no suporte, cerca de 50 cm acima do nível do paciente
- Adaptar a sonda retal (protegida na própria embalagem) à extensão de equipo, retirar o ar da extensão e pinçar
- Lubrificar a sonda retal com gaze e lubrificante/lidocaína
- Envolver a sonda com uma gaze marcando o comprimento da sonda a ser introduzida (10 cm no adulto; cerca de 5 a 7 cm na criança)
- Afastar os glúteos com gaze, avaliar a região previamente, avisar o paciente que irá introduzir cuidadosamente a sonda; abrir a pinça do equipo
- Durante a lavagem, observar as reações do paciente (principalmente problemas respiratórios), posicionamento correto da sonda, eventual vazamento ao redor da sonda

186   Fundamentos de Enfermagem

- Ao término, pinçar a extensão, retirar cuidadosamente a sonda retal
- Colocar a comadre ou encaminhar o paciente ao banheiro
- Orientar o paciente a reter o líquido da lavagem, o máximo que tolerar, para obter um efeito melhor
- Explicar ao paciente para não dar a descarga no vaso sanitário ou desprezar as fezes da comadre antes da verificação do efeito da lavagem e das características das eliminações
- Retirar as luvas, e, aos pacientes que necessitam de ajuda, retirá-las ao final do procedimento
- Registrar na anotação de enfermagem: horário; procedimento realizado; solução e dispositivo utilizado; via de eliminação (reto, ostomias); efeito da lavagem, quantidade (pequena, média, grande); consistência (pastosa, líquida, semipastosa); características (coloração, odor, consistência, quantidade); queixas e intercorrências.

Observações

- Nunca forçar a introdução da sonda; em caso de resistência, retirá-la e verificar a causa: dobra da sonda, contração retal
- Nos casos de colostomia, verificar qual é a abertura proximal e a distal, e introduzir a sonda no sentido do trajeto do intestino. Não forçar a introdução da sonda e utilizar sondas de calibre menor (nº 20). Colocar o paciente em posição dorsal e, ao término, orientá-lo para virar-se sobre a comadre, facilitando a drenagem das fezes eliminadas pela colostomia. Na lavagem intestinal pela abertura distal, encaminhar o paciente para o vaso sanitário
- Observar lipotimia em pacientes que realizam lavagens intestinais consecutivas.

■ Vias parenterais

Vias parenterais
Administração de medicamentos que não utilizam o trato digestório; é a injeção de medicamentos por diferentes vias

O termo parenteral, do grego *para* (ao lado) e *enteros* (tubo digestivo), significa administração de medicamentos que não utilizam o trato digestório e consiste na injeção de medicamentos por diferentes vias.

- *Vantagens*: absorção imediata e ação rápida; independe do nível de consciência para aplicação; o medicamento não sofre ação do suco digestivo
- *Desvantagens*: custo elevado; alta complexidade no manejo e na aplicação; menor aceitação do paciente, principalmente crianças, em razão da dor ocasionada pela injeção.

As vias mencionadas a seguir são realizadas por médicos especialistas:

- *Via intratecal*: os medicamentos são injetados diretamente no espaço subaracnóideo ou peridural, na região das meninges ou eixo cerebroespinal para obtenção de efeitos rápidos de medicamentos, nas anestesias, nas infecções agudas e nas neoplasias do SNC

Capítulo 15 | Procedimentos Terapêuticos

- *Via arterial*: os medicamentos, tais como os agentes antineoplásicos, são injetados diretamente na artéria para atingir um local ou órgão específico, no tratamento de tumores localizados
- *Via intracardíaca*: utilizada em manobras de reanimação cardíaca, no período intraoperatório de cirurgia cardíaca, com a injeção de epinefrina no ventrículo esquerdo, diretamente no coração. Em razão dos riscos de acidentes na punção em região subesternal, como perfuração pulmonar e pneumotórax, esta via não é muito utilizada.

Além dessas vias, outras mais frequentemente utilizadas, inclusive pelos profissionais de enfermagem, são as vias intradérmica (ID), subcutânea (SC), intramuscular (IM) e intravenosa (IV). Na impossibilidade de obtenção de uma via IV, o enfermeiro pode optar pela via intraóssea (IO).

Em razão dos riscos de contaminação e infecção, deve-se empregar a técnica asséptica e utilizar seringas, agulhas e medicamentos estéreis, atentando para:

- Previamente à manipulação de material esterilizado, certificar-se das características e das dimensões do produto a ser utilizado; conferir a data de validade e a integridade da embalagem
- Proceder à abertura do material, segurando a aba da embalagem no local indicado pelo fabricante
- Adaptar a agulha, encaixando ou rosqueando, conforme o tipo de seringa (bico Luer Slip ou Luer Lock), e manter a agulha com a capa protetora para evitar contaminação. Se, acidentalmente, tocar na parte metálica ou perfurar o dedo, reiniciar o procedimento
- Após conectar a agulha protegida, puxar e empurrar o êmbolo da seringa, duas ou três vezes, para favorecer a lubrificação interna e facilitar o manejo
- Durante o preparo, evitar conversar, principalmente quando a agulha estiver desprotegida e manter o conjunto de seringa e agulha na altura dos olhos, com muita atenção, ao aspirar o medicamento
- Após aspirar o conteúdo de medicamentos irritantes, recomenda-se trocar por nova agulha antes da aplicação da injeção. Por exemplo: vacina antitetânica
- Usar agulha de calibre maior para aspirar líquido mais viscoso e trocar por agulha de calibre adequado para a aplicação. As agulhas com calibre menor (25 $\times$ 7; 30 $\times$ 7) são usadas para soluções aquosas. As de calibre maior (25 $\times$ 8; 30 $\times$ 8) são reservadas para soluções oleosas e suspensões, pois facilitam a aplicação e evitam a obstrução da agulha
- Após o preparo, evitar levar a seringa até o paciente diretamente na mão; utilizar a bandeja, ainda que para uma medicação apenas
- Durante a aplicação da injeção, administrar lentamente, observando as reações do paciente e as eventuais alterações locais
- Após a aplicação, não reencapar a agulha para evitar acidentes percutâneos e descartar a seringa, ainda com a agulha conectada,

no recipiente apropriado. Conforme as orientações da NR 32, as instituições de saúde devem adequar-se para oferecer materiais seguros aos profissionais e aos pacientes.

As seringas mais utilizadas são graduadas, variam de 1 a 20 mℓ. A escolha do tamanho depende do volume da substância a ser aspirada. O calibre das agulhas é variável; estas são selecionadas conforme a via de aplicação, a espessura da camada subcutânea ou muscular, as características da rede vascular e o tipo de solução a ser aspirada/injetada.

Os materiais necessários para a execução da técnica são:
- Seringas e agulhas esterilizadas
- Bolas de algodão umedecidas com álcool
- Bandeja, medicamentos
- Garrote em caso de venopunção
- Recipiente para descarte de material perfurocortante.

Recomendações no preparo das medicações injetáveis

- Medicamento em ampola (líquido):
  - Dispor o material a ser usado
  - Preparar a seringa, adaptar a agulha e certificar-se do seu funcionamento e da sua integridade
  - Rolar suavemente a ampola entre as mãos, sem formar espuma, para homogeneizar a solução (quando necessário)
  - Retirar todo o conteúdo acima do gargalo, evitando a perda de medicamento ao quebrar a ampola
  - Passar algodão embebido em álcool e abrir a ampola
  - Segurar a ampola entre os dedos indicador e médio esquerdo
  - Introduzir a agulha na ampola, com bisel para baixo, tendo o cuidado de não introduzir o canhão da agulha na parte interna da ampola (Figura 15.1)

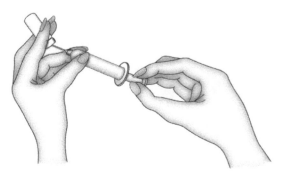

Figura 15.1 Técnica de aspiração de medicamento.

Capítulo 15 | Procedimentos Terapêuticos

- ○ Aspirar o conteúdo do interior da ampola e retirar a agulha
- ○ Proteger a agulha e manter a seringa em posição vertical
- ○ Puxar levemente o êmbolo e aspirar o medicamento residual do canhão da agulha, antes de retirar o ar excedente no interior da seringa, para evitar perdas
- • Medicamento em frasco-ampola (com pó liofilizado):
  - ○ Remover o lacre do frasco e passar o algodão umedecido com álcool sobre o vedante do frasco
  - ○ Preparar a seringa, selecionar agulhas de maior calibre e aspirar o ar do interior do frasco no volume correspondente ao líquido diluente
  - ○ Remover a agulha e aspirar o conteúdo do diluente adequado
  - ○ Introduzir o diluente, posicionando a agulha na parede interna do frasco; o líquido entra com facilidade, devido à diferença de pressão, no interior do frasco
  - ○ Retirar a agulha, protegê-la e homogeneizar a solução, em movimentos circulares para evitar a formação de espuma
  - ○ Passar o algodão umedecido com álcool na borracha da tampa do frasco
  - ○ Aspirar o volume de ar na seringa correspondente ao volume de solução diluída a ser utilizado
  - ○ Apoiar o frasco na superfície, de modo seguro, e reintroduzir a agulha no frasco
  - ○ Injetar o ar da seringa, posicionar o frasco na vertical, acima da agulha, e aspirar o medicamento diluído, mantendo o bisel imerso na solução
  - ○ Trocar a agulha antes de aplicar a injeção no paciente
  - ○ Não é necessário trocar a agulha se injetar em dispositivo de infusão
- • Recomendações para diminuir ou aliviar a dor provocada pelas injeções:
  - ○ Transmitir confiança, orientar e acalmar o paciente antes da aplicação
  - ○ Colocar o paciente em posição confortável para facilitar o procedimento
  - ○ Selecionar a agulha segundo as características do paciente e do medicamento
  - ○ Alternar os locais de aplicação para evitar dor local, endurecimento dos tecidos, abscessos e lipodistrofia em área de aplicação repetida
  - ○ Selecionar os locais de aplicação, evitando locais com processos inflamatórios e/ou infecciosos
  - ○ Introduzir a agulha em movimento único, de maneira cuidadosa, porém segura e firme
- • Condições especiais a serem observadas na aplicação de injeções:
  - ○ Aos pacientes com alterações vasculares, neurológicas nos membros inferiores ou superiores, não aplicar injeções no membro comprometido, com déficit

- As pacientes mastectomizadas não devem receber injeções no braço correspondente ao lado da mama operada
- Aos pacientes submetidos a intervenções recentes, como punção percutânea para angioplastia ou cateterismo cardíaco, evitar a aplicação da injeção no membro correspondente onde foi realizada intervenção
- Hematoma: extravasamento de sangue nos tecidos adjacentes pelo rompimento acidental do vaso
- Processos alérgicos: devidos à hipersensibilidade do paciente ao medicamento ou produto usado na antissepsia
- Abscesso: processos infecciosos devidos a falta de assepsia e introdução de soluções irritantes ou vesicantes fora da veia.

Via intradérmica

> **Via intradérmica**
> Administração de medicamento entre a epiderme e a derme

Via intradérmica consiste na administração de medicamento entre a epiderme e a derme; está indicada para aplicar vacina BCG, testes diagnósticos (PPD ou Mantoux) e testes alérgicos. Em razão do espaço restrito entre as camadas, comporta volume pequeno, até cerca de 0,5 mℓ. Os locais mais utilizados são a face interna do antebraço e região interescapular, embora a BCG seja aplicada na inserção inferior do deltoide direito.

Procedimentos de enfermagem

- Calçar luvas e avaliar a área a ser puncionada
- Fazer a antissepsia local se necessária, embora estudos indiquem que a reação do antisséptico na pele pode prejudicar na leitura de testes alérgicos e dificultar o diagnóstico. Não realizar antissepsia em caso de BCG. e PPD
- Esticar cuidadosamente a pele com a mão esquerda
- Introduzir a agulha, em ângulo de 10 a 15°, até a pele recobrir o bisel inserido, voltado para cima, por cerca de 2 mm, com a mão dominante
- Injetar a solução lentamente e observar a formação da pápula
- Retirar a agulha, apoiando o local com algodão seco, sem friccionar ou massagear a região
- Se indicado, proceder à leitura após a aplicação:
  - Teste alérgico: com uma caneta, fazer um círculo ao redor do local onde a solução foi injetada. Aguardar 15 min para a leitura
  - PPD: demarcar a região e aguardar, após 72 h.

Via subcutânea

> **Via subcutânea**
> Introdução de medicamento no tecido subcutâneo

Também denominada via hipodérmica, a via subcutânea consiste na introdução de medicamento no tecido subcutâneo. Essa via é utilizada na aplicação local de pequena quantidade de soluções medicamentosas. Entretanto, em algumas situações, é indicada a hipodermóclise, e, nesse caso, o volume de soro infundido é maior.

Nessa via, as soluções aquosas e as suspensões devem ser de fácil absorção e não irritantes para o tecido subcutâneo. O tempo de ação é mais lento em relação à via IM; indicada na aplicação de determinados medicamentos como insulina, epinefrina, vacina antirrábica. As agulhas específicas, utilizadas para injeção nessa via, são curtas e finas, de maneira que a camada muscular não seja atingida durante a aplicação. Se indisponíveis, é possível usar uma agulha mais longa, como as utilizadas na via IV, desde que não sejam introduzidas completamente, respeitando a espessura da camada subcutânea do paciente. Nesse caso, após introduzir a agulha, aspire o êmbolo antes de injetar o medicamento, em razão do maior risco de atingir um vaso. Esses danos são menos frequentes ao utilizar a agulha adequada (13 $\times$ 4,5; 13 $\times$ 3,3; 8 $\times$ 0,3).

As regiões para aplicação de injeção SC mais utilizadas são: região posterior do braço, face anterior da coxa, parede abdominal e região escapular.

Procedimentos de enfermagem
- Calçar luvas, selecionar o local e fazer a antissepsia
- Fazer a prega subcutânea com a mão não dominante isolando o grupo muscular
- Segurar a seringa como um lápis, na mão dominante, introduzir a agulha em ângulo de 90° (agulha específica) ou entre 45 e 60° (agulha 25 $\times$ 7)
- Injetar a medicação, aguardar pelo menos 5 s antes de retirar a agulha e comprimir o local com algodão seco, sem massagear.

Hipodermóclise

Hipodermólise
Infusão de fluidos no tecido subcutâneo para correção de desequilíbrio hidreletrolítico

Hipodermólise é a infusão de fluidos no tecido subcutâneo para correção de desequilíbrio hidreletrolítico. Essa modalidade é empregada desde a década de 1940, mas deixou de ser tão utilizada com as inovações tecnológicas e o surgimento dos novos cateteres intravenosos. Entretanto, desde a década de 1990, tem sido recomendada, especialmente para pacientes idosos ou para aqueles sob cuidados paliativos, tanto no ambiente hospitalar quanto no domiciliar, em razão das condições da rede vascular e dificuldades na venopunção.
- Indicações: hidratação, quando a ingesta oral não é efetiva ou na impossibilidade de sondagem enteral. Além da infusão de líquidos, possibilita a infusão de alguns medicamentos e soluções isotônicas, com pH próximo à neutralidade, como alternativa à infusão

IV. Alguns estudos relatam o uso de hialuronidase para facilitar a dispersão e a absorção dos líquidos infundidos[2]
- Contraindicações: pacientes com distúrbios de coagulação, edema, anasarca e risco grave de congestão pulmonar
- Vantagens: baixo custo; manejo de média complexidade; facilidade na educação do autocuidado e do cuidador, em domicílio; de risco mínimo de desconforto ou complicações locais/sistêmicas; menor tempo de internação pela possibilidade de alta hospitalar precoce
- Desvantagens: edema local, dificuldade de ajuste rápido de doses; limitação em infusões rápidas e reposição de grandes volumes nos tratamento de choque hipovolêmico ou desidratação grave; impossibilita a infusão de nutrição parenteral
- Regiões de punção: regiões anterior do tórax, escapular e abdominal e face anterolateral da coxa, utilizando dispositivo específico para esse procedimento. Se cateter agulhado comum ou cateter sobre agulha, inserção em ângulo de 30 a 45°
- O volume médio diário recomendado é de 2.000 mℓ em 24 h ou 1.000 mℓ por região. As soluções indicadas são solução salina, soro com ou sem glicose; solução eletrolítica não vesicante, com ou sem lactato. Não se recomenda SG 5% e SG 10%, embora alguns estudos descrevam a utilização de SG 5% diluídos em solução salina, na proporção de 1:1 ou 2:1, respectivamente
- Medicamentos permitidos nessa via: clonidina, clorpromazina, dexametasona, brometo de n-butilescopolamina, fenobarbital, fentanila, furosemida, haloperidol, insulina, cetamina, metoclopramida, metadona, midazolam, morfina, prometazina, octreotida, ondansetrona, ranitidina, tramadol, aminofilina, penicilina, estreptomicina[2,3]
- Medicamentos proibidos: diazepam, diclofenaco, eletrólitos não diluídos e fenitoína.

Recomendações[3]
- Diluição: diluir os medicamentos em água para injeção. Exceção: cetamina, octreotida e ondansetrona, que devem ser diluídos em solução salina
- Volume: a diluição dos medicamentos deve ser em partes iguais (1:1). Por exemplo: diluir 1 mℓ da medicação em 1 mℓ de água para injeção
- Incompatibilidade: as interações ocorrem entre soluto e solvente, soluto e soluto, solução e recipiente. Algumas como precipitação ou alteração de coloração são observáveis e outras, invisíveis, mas comprometem a eficácia do medicamento

---

[2]COREN-SP. Disponível em http://inter.coren-sp.gov.br/sites/default/files/Hipoderm%C3%B3clise.pdf
[3]Brasil. Ministério da Saúde. Instituto Nacional de Câncer. Terapia subcutânea no câncer avançado. Instituto Nacional de Câncer. Rio de Janeiro: INCA, 2009. Disponível em http://bvsms.saude.gov.br/bvs/publicacoes/inca/Terapia_subcutanea.pdf

Capítulo 15 | Procedimentos Terapêuticos

- Observar reações locais como edema, calor, rubor e dor (sinais flogísticos); endurecimento; hematoma; necrose do tecido (complicação tardia)
- Se edema local, recomenda-se diminuir o gotejamento ou suspender a infusão
- Fazer rodízio da região de punção entre 72 e 96 h, respeitando a distância de cerca de 5 cm entre um local e outro
- Observar o paciente: febre, calafrio e dor (sinais de infecção), cefaleia, ansiedade, taquicardia, turgência jugular, hipertensão arterial, tosse e dispneia (sinais de sobrecarga cardíaca).

Procedimentos de enfermagem

- Reunir os materiais, como indicado na via SC; se disponível, utilizar o dispositivo de infusão apropriado para a hipodermóclise
- Selecionar e avaliar a região de punção
- Calçar luvas, fazer antissepsia e puncionar
- Aspirar, antes de iniciar a infusão
- Fixar, com fita adesiva ou filme transparente
- Administrar a medicação e injetar 1 mℓ de solução salina para assegurar que todo o medicamento foi introduzido
- A velocidade de infusão da solução, em soroterapia, varia entre 60 e 120 mℓ/h, conforme as condições de cada paciente
- Identificar curativo do dispositivo, como descrito na venopunção.

Via intramuscular[4]

Introdução de solução aquosa, oleosa ou suspensão medicamentosa no músculo, preferencialmente com corpo muscular bem desenvolvido, de fácil acessibilidade, sem grandes vasos e nervos situados superficialmente, a via intramuscular é de absorção rápida, porém mais lenta do que a IV.

Segundo a literatura, o volume de administração varia conforme o local de aplicação, o tamanho do músculo e as características do paciente e do medicamento. O ângulo de aplicação é de 90° em relação à pele.

Quando possível, evitar a posição em pé por medida de segurança do paciente e por causa da contração muscular, por eventual mal-estar, risco de queda, além de dificultar o procedimento. Entretanto, se utilizada, solicitar ao paciente que se mantenha apoiado e flexione levemente a perna do lado correspondente à aplicação.

Via intramuscular
Introdução de solução aquosa, oleosa ou suspensão medicamentosa no músculo, preferencialmente com corpo muscular bem desenvolvido, de fácil acessibilidade, sem grandes vasos e nervos situados superficialmente

---

[4]COREN-SP. Administração de medicamentos por via IM. 2010. Disponível em http://inter.coren-sp.gov.br/sites/default/files/administracao_de_medicamentos_por_via_intramuscular.pdf

As regiões de aplicação mais comuns e posições são (Figura 15.2):
- Músculo glúteo máximo (região glútea): delimitar o quadrante superior externo pelo risco de lesão do nervo ciático. Posição: paciente deitado em decúbito lateral ou ventral

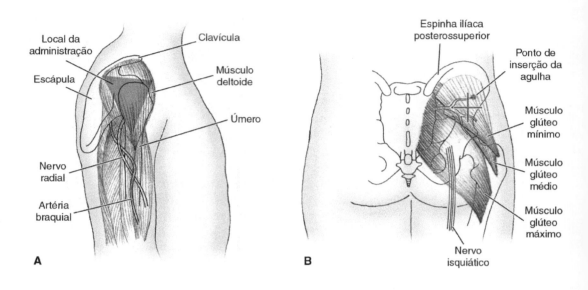

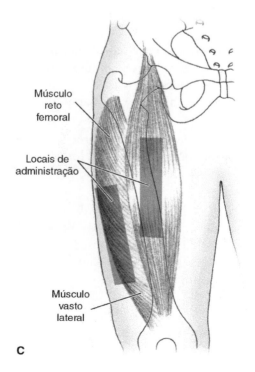

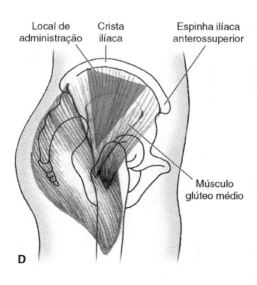

Figura 15.2 Locais de aplicação IM: (**A**) deltoide; (**B**) glúteo; (**C**) vasto lateral; (**D**) ventroglúteo.

Capítulo 15 | Procedimentos Terapêuticos

- Músculos glúteo médio e mínimo (região ventroglútea ou Hochstetter): localizar e posicionar o dedo indicador na crista ilíaca, afastar o dedo médio, em direção à região posterior, apoiando a palma da mão direita na área trocantérica. O espaço entre os dedos indicador e médio corresponde à área de aplicação. É um local seguro, de primeira escolha na aplicação IM, embora ainda seja uma região de utilização pouco conhecida por vários profissionais. Posição: paciente sentado ou deitado em decúbito lateral ou dorsal
- Com ligeira variação na descrição, Meneses e Marques[5] propõem o "modelo geométrico" na delimitação da área de aplicação, traçada por linhas imaginárias entre os referenciais ósseos (vértices): crista ilíaca anterossuperior, margem posterior do tubérculo ilíaco e trocânter maior do fêmur. A união dos vértices configura um triângulo e o baricentro corresponde à região de punção
- Músculo vasto lateral da coxa: no terço médio da coxa. Posição: paciente sentado ou deitado em decúbito dorsal
- Músculo reto femoral da coxa: pela semelhança, idem ao anterior
- Músculo deltoide: cerca de três a quatro dedos abaixo do acrômio, no terço médio do músculo. Posição: paciente sentado ou deitado com o braço fletido sobre o abdome. Entretanto, estudos demonstram que esse local é opção de última escolha e tende a ser contraindicado.[6] É essencial que o profissional conheça as características dos medicamentos e as recomendações do fabricante. Por exemplo, na descrição do diclofenaco sódico injetável, o fabricante recomenda a aplicação IM profunda, somente na região glútea.

Procedimentos de enfermagem

- Preparar a medicação e levar a bandeja até o paciente, colocando-a sobre a mesa de cabeceira
- Calçar luvas, orientar e posicionar o paciente

Tabela 15.1 Regiões de aplicação IM, calibre de agulha e volume.

Região de aplicação		Calibre da agulha	Volume
Glútea	Dorsoglútea Ventroglútea	30×7	$4\,m\ell$
Coxa	Vasto lateral Reto femoral	25×7	
Braço	Deltoide		$1\,m\ell$

Fonte: Adaptado COREN-SP.

---

[5]Fonte: Meneses AS, Marques IR. Proposta de um modelo de delimitação geométrica para a injeção ventroglútea. Rev. bras. enferm., Brasília, v. 60, n. 5, 2007. Disponível em http://www.scielo.br/scielo.php?script=sci_arttext&pid=S0034-71672007000500013&lng=en&nrm=iso. Acesso em 12/02/2011.

[6]Duque FL, Chagas CA. Acidente por injeção medicamentosa no músculo deltoide. *J Vasc Bras* 2009; 8(3)

- Fazer antissepsia ampla do local com algodão embebido em álcool
- Colocar o algodão seco, entre o dedo mínimo e anular da mão direita
- Retirar o protetor da agulha e segurar a seringa como um lápis
- Esticar a pele e segurar firmemente o músculo com a mão esquerda
- Introduzir a agulha em um só movimento, com bisel lateralizado
- Manter a mão que aplica a injeção apoiada no paciente para proporcionar firmeza durante a aplicação
- Aspirar o êmbolo com a mão esquerda, verificar refluxo de sangue; se ausente, injetar a medicação lentamente
- Se, ao aspirar o êmbolo, refluir sangue na seringa, é sinal de punção acidental de vaso sanguíneo. Retirar a agulha do músculo e reiniciar o procedimento, em outro local
- Ao término, aproximar o algodão seco do local da aplicação, retirar a agulha com cuidado e pressionar, sem massagear
- Durante todo o procedimento, a mão que introduz a seringa permanece segurando-a, até o momento da retirada, mantendo o conjunto firmemente posicionado para evitar lesões internas.

Observações

O paciente poderá apresentar algumas anormalidades decorrentes de acidentes ou falhas técnicas:
- Lesão de nervos: principalmente do nervo ciático na região glútea
- Lesão de vasos: é possível perfurar acidentalmente um vaso sanguíneo
- Lesão do tecido subcutâneo por injeções superficiais, provocando dor, nódulos, abscessos
- Outras alterações orgânicas, por reação ao medicamento aplicado ou ao atingir o vaso sanguíneo acidentalmente e injetar medicações que não podem ser administradas por via IV.

Via intravenosa

Via intravenosa
Administração de medicamento, fluidos, hemocomponentes, nutrição parenteral, diretamente na veia

A via intravenosa permite absorção e ação imediata ao administrar medicamento, fluidos, hemocomponentes, nutrição parenteral, diretamente na veia. Possibilita a administração de medicamentos a pacientes inconscientes, com distúrbios gastrintestinais, deglutição prejudicada ou ainda quando se espera uma ação mais rápida do medicamento. A solução aquosa é indicada nessa via, sem restrição de volume para infusão.

A medicação poderá ser administrada em:
- Veia periférica acessível, preferencialmente em (Figura 15.3):
  - Dobra do cotovelo: basílica, mediana e cefálica
  - Antebraço; dorso das mãos
- Veias profundas, por meio de cateteres intravenosos introduzidos por punção ou flebotomia (dissecção de veia).

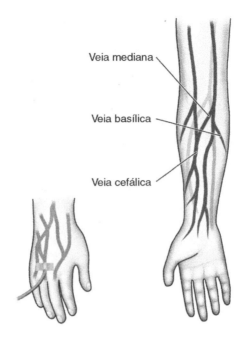

Figura 15.3 Locais de aplicação IV em veia periférica.

Observações

- A solução deve ser livre de partículas suspensas, cristalina, não oleosa
- Verificar a compatibilidade entre os medicamentos a serem aplicados no mesmo horário; se necessário, administrar cerca de 10 a 20 mℓ de água destilada para injeção entre a infusão deles
- Retirar as bolhas da seringa para evitar entrada de ar na circulação
- Injetar lentamente, observar reações locais e do paciente
- Verificar se a agulha/cateter ainda permanece na veia durante a aplicação
- Retirar a agulha/cateter na ocorrência de infiltração, dor ou hematoma
- Proceder à nova punção em outro local
- Após a fixação do dispositivo intravenoso, identificar na fita adesiva: data, horário e nome do profissional que efetuou a punção; essa identificação favorece o controle para troca periódica do dispositivo, conforme o protocolo institucional
- Providenciar uma seringa com solução salina ou com heparina para manter a permeabilidade da via, periférica ou central, conforme o tipo de cateter, em caso de infusão intermitente de medicações
- Usar recursos que favoreçam a visualização da veia: pedir para o paciente abrir e fechar a mão com o braço voltado para baixo; iluminar adequadamente o local da punção; aquecer o local com aplicação de calor; utilizar venoscópio.

Procedimentos de enfermagem

- Preparar a medicação, acrescentando o garrote, na bandeja
- Calçar luvas e selecionar a veia
- Solicitar ao paciente que feche a mão e mantenha o braço imóvel
- Garrotear acima do local escolhido
- Fazer antissepsia ampla, no sentido distal para proximal
- Esticar a pele com a mão esquerda, fixar a veia e segurar o algodão seco
- Posicionar o bisel voltado para cima, segurar o canhão da agulha com o dedo indicador e a seringa com a mão direita
- Introduzir a agulha, aspirar o êmbolo com a mão esquerda até o refluxo de sangue na seringa
- Pedir ao paciente para abrir a mão; retirar o garrote, com a mão esquerda
- Injetar a medicação lentamente, retirar a agulha e comprimir com algodão seco, sem massagear
- Ao injetar a medicação em dispositivo de infusão, realizar a desinfecção prévia das tampas dos conectores com algodão umedecido em álcool
- Registrar a anotação de enfermagem: data e horário; dispositivo utilizado; local da inserção; motivos de troca ou retirada do dispositivo de infusão; sinais e sintomas observados e possíveis intercorrências como transfixação, hematomas, extravasamento, hiperemia[7]
- Durante ou após a aplicação do medicamento, o paciente pode apresentar:
  - Choque: apresenta como principais sintomas palidez, lipotimia, ansiedade, tremores, hiperemia, cianose. Pode ser:
    - Pirogênico: devido à introdução de solução contaminada
    - Anafilático: devido à hipersensibilidade do paciente à substância
    - Periférico: devido a causas diversas, como aplicação rápida, dosagem elevada, entre outras
  - Embolia: em geral é de prognóstico fatal. Pode ser:
    - Gasosa: devida à introdução de ar na circulação sanguínea
    - Oleosa: devida à introdução de solução oleosa na circulação sanguínea
    - Sanguínea: devida à mobilização de trombo
- Flebite e tromboflebite: processo inflamatório das veias que torna a área dolorosa e hiperemiada
- Esclerose da veia por injeções frequentes no local e introdução de soluções hipertônicas
- Infiltração medicamentosa: devida ao extravasamento do medicamento fora do interior da veia.

---

[7]COREN-SP. http://inter.coren-sp.gov.br/sites/default/files/anotacoes_enfermagem.pdf

Via intraóssea

Via intraóssea
Infusão de fluidos, medicamentos, hemocomponentes na cavidade medular obtida por punção intraóssea

Via intraóssea consiste na infusão de fluidos, medicamentos, hemocomponentes na cavidade medular obtida por meio da punção intraóssea (Figura 15.4). Surgiu inicialmente em 1922, foi extensamente utilizada até os anos 1940 e revisada nos anos 1980. Nas últimas décadas, apesar do uso expressivo de cateteres venosos, foram realizados diversos estudos sobre o uso da via IO, principalmente em situações de emergências, inclusive no âmbito do atendimento pré-hospitalar, pela limitação na obtenção do acesso venoso, em razão da demora ou impossibilidade de obtenção do acesso, adversidade das condições externas e ambientais, rede vascular prejudicada em idosos e obesidade. Recentemente, essa via também foi amplamente difundida na área militar em razão das guerras.[8]

A via IO não tem restrição quanto ao volume e às características da solução a ser infundida. É frequentemente utilizada em situações de urgência, na impossibilidade de obtenção de acesso vascular, em crianças, adultos e idosos. Os locais mais utilizados são região tibial, maléolo medial, processo estiloide do rádio, mas podem incluir o esterno e a crista ilíaca, conforme as características do paciente e do dispositivo; tem tamanhos variados, adequados ao paciente adulto ou pediátrico.

Previamente à punção, avaliar a integridade do local a ser puncionado, uma vez que a presença de lesões e fraturas contraindica o procedimento. Em caso de punção sem sucesso, proceder à nova punção em outro membro. A permanência da via IO é temporária, até a obtenção de um acesso vascular definitivo; segundo o fabricante, alguns dispositivos permanecem até cerca de 72 h.

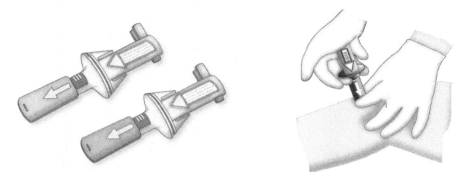

Figura 15.4 Dispositivo de aplicação para via IO.

---

[8]Lane JC, Guimarães HP. Acesso venoso pela via intraóssea em urgências médicas. *Rev Bras Ter Intens* 2008; 20(1)

As complicações mais comuns são infecção e osteomielite, fratura acidental na punção, extravasamento e dor por compressão medular. É um procedimento realizado pelo enfermeiro.

Procedimentos de enfermagem

- Reunir o material: luva estéril, gaze, antisséptico (PVPI, clorexidina), seringa de 20 mℓ, solução salina, solução prescrita, fita adesiva
- Orientar e posicionar o paciente
- Calçar as luvas, proceder à antissepsia e puncionar o local desejado
- Remover o trocarte, adaptar a seringa no dispositivo e aspirar o conteúdo medular
- Injetar cerca de 10 mℓ de solução salina para permeabilizar o dispositivo
- Adaptar o equipo do soro, fixar o dispositivo e observar o local de inserção, durante a infusão, quanto aos sinais de extravasamento, dor, deformidade
- Posicionar o membro puncionado de modo seguro e confortável.

■ Venóclise

Venóclise
Administração de volumes de líquidos no organismo através de uma veia

Venóclise consiste na administração de volumes de líquidos no organismo através de uma veia. Dependendo das condições do vaso, das características do paciente, do tipo de soluções e medicamentos utilizados, podem ocorrer alterações no ponto de inserção do cateter e ao longo do trajeto venoso, dor, hiperemia, sinais flogísticos. A observação atenta do local pode ser auxiliada pela aplicação da Escala de Maddox, cujos critérios colaboram para a avaliação e a prevenção de danos ao paciente.[9]

Indicações

- Repor líquidos nos casos de hemorragia, choque, desidratação
- Manter o acesso para administrar medicamentos por via IV
- Administrar fluidos, medicamentos, nutrição parenteral, hemoderivados.

Soluções mais utilizadas

- SG 5% (soro glicosado a 5%): é uma solução isotônica de glicose, frequentemente utilizada

---

[9]Maddox scale. Disponível em http://www.clintemplate.org/templates/6/
Escala de Maddox. Disponível em http://www.portaldaenfermagem.com.br/parametros_read.asp?id=14

Capítulo 15 | Procedimentos Terapêuticos

- SG 10%, 25%, 50%, 70%: soluções de glicose hipertônicas
- SF (soro fisiológico ou solução salina): solução isotônica de cloreto de sódio
- SGF (soro glicofisiológico): composto de SG 5% e SF
- Solução de manitol a 10% e 20%: indicada para promover diurese osmótica
- Solução de bicarbonato de sódio a 3%, 8,4% e 10%: solução alcalina, indicada para corrigir acidose sanguínea
- Solução de Ringer simples: composta por cloreto de sódio (NaCl), potássio e cálcio
- Solução de lactato de Ringer: inclui o lactato
- Dextrana: solução coloidal, ação semelhante ao plasma
- Solução de aminoácidos: nutrição parenteral.

Locais de aplicação

O soro poderá ser administrado em:

- Veia profunda: por meio de cateter de curta permanência (intra-cath, cateter de duplo lúmen); de longa permanência, totalmente implantável (Port-o-cath) ou semi-implantável (Hickman-Broviac) e, menos frequentemente, em acesso por flebotomia; a implantação do cateter é realizada por médico
- Veia periférica dos membros superiores (MMSS), evitando as localizadas em articulações e membros inferiores (MMII); esse tipo de venopunção também é atribuição dos profissionais de enfermagem
- PICC ou cateter central de inserção periférica, procedimento frequente em crianças ou indivíduos com rede venosa periférica prejudicada, consiste na inserção de cateter longo em veia periférica, com posicionamento central; a implantação desse cateter é realizada por enfermeiros e médicos capacitados.

Procedimentos de enfermagem

- Reunir o material: igual à descrição em IV, acrescentar a solução prescrita, fita adesiva, equipo, medicamentos/eletrólitos, garrote, dispositivo para infusão ou agulha com seringa
- A solução de soro pode ser acondicionada em:
  - Frascos de plástico:
    - Passar algodão umedecido em álcool, no local a ser aberto
    - Girar a extremidade e abrir o frasco de soro
    - Injetar o medicamento/eletrólitos
    - Adaptar o equipo e retirar o ar da extensão
    - Pinçar e manter a ponta do equipo com protetor próprio
  - Bolsas plásticas:
    - Remover o lacre protetor, conectar o equipo e preenchê-lo com o soro
    - Puncionar a bolsa no local indicado e injetar o medicamento/eletrólitos

- Identificar o soro:
  - Nome do paciente e nº do leito
  - Tipo de soro e volume
  - Medicamentos/eletrólitos
  - Via e tempo de infusão
  - Gotejamento
  - Horário de início
  - Horário do término do soro
  - Data e assinatura do profissional/COREN Nº
- Colocar o soro no suporte, em altura superior a 1 m do leito
- Cortar tiras de fita adesiva
- Calçar as luvas, selecionar a veia, garrotear, fazer antissepsia e puncionar
- Retirar o garrote, conectar o equipo de soro e fixar o dispositivo com fita adesiva
- Controlar gotejamento e identificar a data, o horário e o nome do responsável pela punção
- Observar anormalidades:
  - Reação pirogênica: hipertermia, calafrios, dispneia, tremores. Nesse caso, suspender o soro e notificar o enfermeiro/médico
  - Obstrução da luz do dispositivo, flebite, infiltração cutânea e hematoma: realizar nova punção
  - Embolia: quando não se retira corretamente o ar da extensão do equipo.

Cálculo do gotejamento do soro

- Exemplo: infundir SG 5%, 500 mℓ, em 8 h. Calcular o nº de gotas.

  Pode-se fazer o cálculo de duas maneiras:

  nº de gotas = volume/tempo · 3

  nº de gotas = 500/8 · 3 = 500/24

  nº de gotas: 20 a 21 gts/min

  ou

  nº de gotas = volume em gotas/tempo em minutos

  Sabe-se que 1 mℓ= 20 gts e 1 h = 60 min

  nº de gotas = 500.20/8.60

  nº de gotas = 10.000/480

  nº de gotas = 20 a 21 gts/min
- Exemplo: infundir SG 5%, 500 mℓ, em 8 h. Calcule o nº de microgotas.

  Sabendo que 1 gota = 3 microgotas, calcule o nº de gotas e multiplique por 3:

$n^{\underline{o}}$ gotas = 21 gts/min

$n^{\underline{o}}$ de microgotas = 21 × 3

$n^{\underline{o}}$ de microgotas = 63 mgt/min

Administração de medicação IV no paciente em venóclise

- Administrar o medicamento através do conector específico (dispositivo de infusão múltipla):
  - Interromper a infusão do soro
  - Desconectar a agulha da seringa com medicamento, e, se necessário, conectar a agulha à extremidade do equipo (para não contaminá-lo)
  - Conectar a seringa à extremidade do dispositivo ou cateter venoso e administrar a medicação, lentamente
  - Desconectar a seringa, adaptar o equipo e regular o gotejamento do soro
- Imobilizar o membro puncionado com tala, em pacientes agitados e crianças
- Após a suspensão da venóclise, pode-se manter a permeabilização do cateter venoso com a salinização da via de acesso:
  - Injetar cerca de 2 a 5 mℓ da solução salina de 4/4 ou 6/6 h, conforme o tipo de cateter
- Dispositivo do tipo bureta pode ser utilizado, em crianças e pacientes em tratamento com antibioticoterapia: consiste em um recipiente com câmara graduada, geralmente, até 100 mℓ, permite a diluição com soro; dispõe de local apropriado para injetar o medicamento e tem extensão de equipo próprio, com gotejador em microgotas.

■ Suporte hemoterápico

Suporte hemoterápico
Administração intravenosa de sangue ou hemocomponentes, mediante a compatibilidade entre os grupos sanguíneos (sistema ABO e fator Rh) do receptor e doador

O suporte hemoterápico consiste na administração intravenosa de sangue ou hemocomponentes, mediante a compatibilidade entre os grupos sanguíneos (sistema ABO e fator Rh) do receptor e doador. Denomina-se receptor a pessoa que receberá a transfusão sanguínea e doador aquela que doará o sangue. A doação de sangue é voluntária, anônima, altruísta, sigilosa e não remunerada, o candidato deve ter entre 18 e 65 anos, peso mínimo de 50 kg, exceto se referir perda de peso inexplicável e superior a 10% do peso corporal, nos 3 meses que antecedem a doação. É realizada uma entrevista para orientação e avaliação do estado de saúde, considerando as condições que contraindicam a doação, temporária ou definitivamente. O volume admitido por doação

temporária ou definitivamente. O volume admitido por doação é de 450 mℓ.[10]

Após a coleta do sangue total ou de um componente específico, por meio da aférese, são utilizadas soluções anticoagulantes preservadoras e soluções aditivas para a conservação dos produtos sanguíneos, para impedir a coagulação e manter a viabilidade das células do sangue durante o armazenamento, geralmente, a 4 ± 2°C até o início do processamento dos hemocomponentes; posteriormente o produto é congelado, após o fracionamento em:[11]

- Concentrado de hemácias (CH): é obtido por meio da centrifugação de uma bolsa de sangue total (ST) e remoção da maior parte do plasma. O volume da bolsa de CH varia entre 220 e 280 mℓ. Se congeladas, têm validade por 10 anos; sob 4 ± 2°C tem validade entre 35 e 42 dias, conforme a solução conservadora utilizada. Indicação: em casos de hemorragia e perda volêmica > 25 a 30% da volemia total, anemia, correção dos sinais/sintomas de hipoxia até atingir níveis aceitáveis de hemoglobina (Hb). Contraindicação: para promover a cicatrização de feridas, aplicação profilática, expansão do volume vascular, se a capacidade de transporte de O_2 estiver adequada.

Antes da transfusão, na unidade de internação, pode permanecer em temperatura ambiente, por até 30 min. Se não for utilizado imediatamente, recolocar em refrigerador, caso contrário, deverá ser descartado. O tempo de infusão de cada unidade de CH varia de 60 a 120 min, em adultos, conforme o estado de saúde. Nos infantes, não exceder a velocidade de infusão de 20 a 30 mℓ/kg/h. Iniciar a transfusão lentamente, observar as reações do paciente e regular o fluxo para terminar a infusão, em até 4 h

- Plasma fresco congelado (PFC): o congelamento permite a preservação dos fatores da coagulação, fibrinólise e complemento, além de albumina, imunoglobulinas, outras proteínas, sais minerais e mantém as propriedades constantes. A unidade de PFC tem volume aproximado de 200 mℓ. Tem validade entre 12 e 24 meses, conforme a temperatura de armazenamento. Indicação: coagulopatias e sangramentos por deficiência de coagulação. Contraindicação: como expansor volêmico e em pacientes com hipovolemia aguda (com ou sem hipoalbuminemia), em sangramentos sem coagulopatia, para correção da coagulação na ausência de sangramento, em estados de perda proteica e imunodeficiências. A infusão segue os mesmos critérios descritos na infusão do concentrado de hemácias. O tempo máximo de infusão deve ser de 1 h

---

[10]Anvisa. RDC 153/2004. Determina o Regulamento Técnico para os procedimentos hemoterápicos.

[11]Brasil. Ministério da Saúde. Secretaria de Atenção à Saúde. Departamento de Atenção Especializada.

Guia para o uso de hemocomponentes. Brasília: Ministério da Saúde, 2008.

- Crioprecipitado (CRIO): é obtido a partir do descongelamento de PFC e rico em fator VIII e fibrinogênio. Indicação: tratamento de hipofibrinogenemia congênita ou adquirida, disfibrinogenemia ou deficiência de fator XIII. A hipofibrinogenemia adquirida pode ser observada após tratamento trombolítico, transfusão maciça ou coagulação intravascular disseminada (CIVD). Contraindicação: hemofilia A e doença de von Willebrand, devido às opções terapêuticas disponíveis como o fator VIII recombinante e derivados de fator VIII pós-inativação viral. Pode ser infundido em aberto, não necessita de controle de gotejamento rigoroso, o volume é pequeno e não ocasiona sobrecarga cardiocirculatória
- Concentrados plaquetários (CP): são obtidos a partir da centrifugação do sangue total ou por aférese. Cada unidade de CP contém aproximadamente 50 a 60 mℓ, entretanto, as unidades obtidas por aférese contém cerca de 200 a 300 mℓ. O tempo de validade é menor, entre 3 e 5 dias. Indicação: plaquetopenias. Contraindicação: CIVD, plaquetopenias imunes, púrpura trombocitopênica imune, dengue hemorrágica, leptospirose, riquetsioses, procedimentos cirúrgicos ou invasivos em pacientes plaquetopênicos. O tempo de infusão da unidade de CP deve ser de aproximadamente 30 min, em pacientes adultos; se pediátricos, não exceder a 20 a 30 mℓ/kg/h. Pode ser infundido como descrito no CRIO
- Concentrado de granulócitos (CG): são obtidos por aférese; cada concentrado contém entre 200 e 300 mℓ, incluindo anticoagulante, plasma e hemácias. Ainda pairam incertezas sobre a utilidade do CG em debelar infecções e aumentar a sobrevida de pacientes neutropênicos imunossuprimidos para assegurar que os benefícios superam os riscos desta terapêutica cara. Indicação: neutropenia, disfunção de neutrófilos, septicemia em neonatos. Contraindicação: em receptores com medula óssea comprometida e com poucas chances de recuperação, nos pacientes aloimunizados para os antígenos HLA e/ou de neutrófilos e alterações respiratórias graves. A função dos granulócitos se deteriora em curto período de armazenamento, devem ser transfundidos assim que possível, após a coleta. Se impossibilitada, tem validade por 24 h, sob conservação adequada. CG devem ser administrados em ambiente hospitalar, utilizando filtro-padrão de transfusão de 170 a 200 μm, lentamente em 1 a 2 h de infusão. Não utilizar filtros de microagregados ou para leucorredução porque ambos removem leucócitos.

Apesar de todos os cuidados, o procedimento transfusional ainda apresenta riscos, como infecção, imunossupressão, aloimunização. Deve ser realizado somente com indicação precisa, na ausência de outra opção terapêutica, ressaltando que as condições clínicas do paciente, e não somente os resultados laboratoriais, são fatores importantes na determinação das necessidades transfusionais para alocar os recursos terapêuticos, de maneira judiciosa e racional. A decisão deve ser compartilhada entre os profissionais, o paciente e familiar, de modo esclarecedor sobre os riscos e as dúvidas eventuais. Em situações de ordem religiosa, existem orientações específicas que devem ser discutidas, de maneira ética, em que os benefícios da transfusão superem os riscos.

Tipos de transfusão

- *Autóloga*: hemoderivado obtido do próprio doador, mediante coleta prévia para uso, posteriormente. A unidade do produto doado deve ser identificada para uso exclusivo no doador
- *Alogênica*: produto obtido de outro doador
- *Direta*: infusão do sangue do doador diretamente para o receptor
- *Indireta*: a mais utilizada; durante a doação, o sangue é acondicionado em bolsa plástica e posteriormente, é armazenada em geladeira, no banco de sangue. Após o fracionamento do produto (plasma, papa de hemácias, concentrado de plaquetas), os componentes ficam disponíveis para a transfusão.

Procedimentos de enfermagem

- Antes da transfusão:
  - Orientar o paciente sobre a coleta de sangue para tipagem e provas pré-transfusionais, transfusão sanguínea e reações transfusionais
  - Encaminhar uma amostra do sangue do receptor e o pedido médico, ao banco de sangue
- Preparo para transfusão:
  - Conferir os dados do rótulo de identificação da bolsa de sangue com os dados do paciente: nome completo, n⁰ do leito, n⁰ de registro, tipo sanguíneo
  - Verificar se está em temperatura ambiente, não aquecer o produto
  - Preparar a bolsa de sangue com o equipo de hemotransfusão que possui filtro adequado para retenção de coágulos ou de leucorredução
  - Observar os procedimentos no preparo da venóclise, mantendo uma linha de infusão exclusiva para a hemotransfusão
  - Aferir os sinais vitais do paciente
- Durante a transfusão:
  - Iniciar a infusão lentamente e aumentar gradativamente, até o gotejamento calculado, conforme intervalo de tempo prescrito
  - Manter a bolsa em altura adequada para favorecer a infusão
  - Observar e controlar as reações transfusionais, notificando as anormalidades, diminuir o gotejamento ou suspendê-lo
  - Aferir os sinais vitais do paciente
  - Registrar: hora, volume e anormalidades apresentadas

Capítulo 15 | Procedimentos Terapêuticos

- Ao término da transfusão:
  - ○ Aferir os sinais vitais do paciente
  - ○ Observar aspecto e débito urinário, principalmente em pacientes que apresentaram anormalidades durante a transfusão.

Complicações transfusionais

- Reação pirogênica: calafrios, hipertermia, tremores
- Sobrecarga circulatória: dispneia, tosse, taquicardia
- Embolia gasosa: cianose, hipotensão, convulsão, inconsciência, coma
- Urticária: prurido generalizado.

Observações

- O suporte hemoterápico também é associado a procedimentos relacionados com a exsanguineotransfusão, em pacientes neonatais e pediátricos, e circulação extracorpórea em cirurgias cardíacas
- Em casos especiais, quando existir uma contraindicação formal ao traslado do paciente à instituição assistencial, a transfusão pode ser realizada em domicílio, com a presença de um médico durante o transcurso do ato transfusional como o responsável pelo cumprimento das normas transfusionais, dispondo de medicamentos, materiais e equipamentos para eventuais situações de emergência
- Além do hemocomponentes descritos, é possível a doação, coleta e transfusão de células progenitoras hematopoéticas; são células primitivas, dos tipos multipotentes ou pluripotentes, com capacidade de autorrenovação e diferenciação, capazes de prover reconstituição hematopoética independente do tecido-fonte, obtido da medula óssea, do sangue periférico ou do sangue de cordão umbilical e placentário, em tratamentos que utilizam as células-tronco
- O descarte de sangue total, hemocomponentes e resíduos deve estar de acordo com o Plano de Gerenciamento de Resíduos de Serviços de Saúde, respeitando o disposto na RDC nº 33/2003.

▪ Medicação tópica

> **Medicação tópica**
> Aplicação externa do medicamento diretamente sobre o corpo, na pele ou na mucosa

Medicação tópica consiste em aplicação externa do medicamento diretamente sobre o corpo, na pele ou na mucosa.

Via cutânea

> **Via cutânea**
> Aplicação de medicamentos na pele para favorecer a absorção, por meio de aplicação de líquido, *spray*, loção, gel, creme, pomada ou adesivo transdérmico do tipo *patch*, que fornece continuamente baixas concentrações de medicamentos

Via cutânea é a aplicação de medicamentos na pele para favorecer a absorção, por meio de aplicação de líquido, *spray*, loção, gel, creme, pomada ou adesivo transdérmico do tipo *patch*, que fornece continuamente baixas concentrações de medicamentos. Como a camada de queratina dificulta a penetração da substância através da pele intacta, alguns procedimentos facilitam a penetração do medicamento, como fricção, o uso de substâncias queratolíticas ou oclusão local, após aplicação. A velocidade de absorção varia com as características físicas de pele. Essa via tem a vantagem da facilidade de aplicação, é prática, mas, eventualmente, pode comprometer a estética do paciente.

Procedimentos de enfermagem

- Reunir o material: medicamento, luva de procedimento, gaze, espátula
- Calçar luva de procedimento
- Verificar as condições do local: integridade, higiene
- Aplicar o medicamento com gaze ou espátula, se indicado
- Massagear durante a aplicação, se necessário
- Verificar a presença de pelos no local, antes de colar o adesivo.

Via ocular

Via ocular consiste na aplicação de pomada ou colírio, de uso individual, na conjuntiva ocular, com a finalidade de: proteger a córnea, medicar (tratar infecções, processos inflamatórios ou irritativos), provocar midríase (dilatação da pupila) ou miose (constrição da pupila) e anestesiar. O efeito é local, pois a área de absorção é muito pequena. Antes da instilação ou da aplicação de pomadas, verificar se há secreção ocular e higienizar com gaze umedecida em solução salina, se necessário. Deve-se ficar atento aos riscos de irritação, contaminação, ulceração de córnea por vasoconstrição ou pela perda de reflexos, conforme o medicamento utilizado.

> **Via ocular**
> Aplicação de pomada ou colírio, de uso individual, na conjuntiva ocular para proteger a córnea, medicar (tratar infecções, processos inflamatórios ou irritativos), provocar midríase (dilatação da pupila) ou miose (constrição da pupila) e anestesiar

Procedimentos de enfermagem

- Na instilação ocular:
  - Reunir o material: colírio com conta-gotas, luva de procedimento, gaze ou lenço de papel
  - Afastar a pálpebra inferior, pedir ao paciente para olhar para cima e pingar o medicamento na conjuntiva ocular, sem encostar o frasco no olho
  - Soltar a pálpebra, pedir para o paciente fechar os olhos e secar, se necessário
- Na aplicação de pomadas:
  - Reunir o material: pomada oftálmica, gaze ou lenço de papel
  - Separar as pálpebras, pedir para o paciente olhar para cima e aplicar a pomada, evitando lesar o globo ocular e conjuntiva
  - Orientar o paciente para manter o olho fechado, por cerca de 5 min.

Via nasal

Via nasal
Aplicação de medicamentos líquidos ou *spray*, de uso individual, na narina para aliviar a congestão nasal, facilitar drenagem de secreção nasal e ações diversas, conforme a medicação

Via nasal consiste na aplicação de medicamentos líquidos ou *spray*, de uso individual, na narina para aliviar a congestão nasal, facilitar drenagem de secreção nasal e ações diversas, conforme a medicação.

Procedimentos de enfermagem

- Reunir o material: frasco de medicamentos, luva de procedimento, gaze ou lenço de papel
- Solicitar ao paciente que faça a higiene nasal se necessário
- Posicionar o paciente: sentado ou deitado, com a cabeça inclinada para trás
- Aplicar o *spray* ou pingar a gota, sem encostar o frasco no nariz do paciente
- Orientar para manter-se nessa posição por alguns minutos.

Via otológica

Via otológica
Introdução de medicamentos no canal auditivo externo com a finalidade de prevenir ou tratar processos inflamatórios e/ou infecciosos, facilitar a saída de cerume e corpos estranhos

Via otológica consiste na introdução de medicamentos no canal auditivo externo com a finalidade de prevenir ou tratar processos inflamatórios e/ou infecciosos, facilitar a saída de cerume e corpos estranhos; conforme o quadro, a aplicação de calor local pode aliviar a dor. Na aplicação, recomenda-se que o medicamento esteja à temperatura ambiente; se possível, envolvê-lo com as mãos para conforto do paciente ao receber a medicação.

Procedimentos de enfermagem

- Reunir o material: frasco de medicamento, luva de procedimento, gaze ou algodão
- Inclinar a cabeça lateralmente e pingar a solução, tracionando levemente a orelha para expor o conduto auditivo.

Via vaginal

Via vaginal
Introdução de líquidos ou medicamentos na vagina; deve ser realizada sob prescrição médica, pois aplicações frequentes podem alterar a proteção fisiológica do canal vaginal

Via vaginal consiste na introdução na vagina de líquidos ou medicamentos, devendo ser realizada sob prescrição médica, pois aplicações frequentes podem alterar a proteção fisiológica do canal vaginal. Para melhor aproveitamento, a medicação pode ser aplicada à noite, ao deitar. Após a aplicação, recomenda-se usar um absorvente externo.

É indicada para:
- Drenar secreções vaginais anormais (lavagem vaginal)
- Diminuir a infecção vaginal
- Preparar a paciente para cirurgias dos órgãos reprodutores
- Prevenir infecção vaginal.

Procedimentos de enfermagem

- Aplicação de pomadas:
  - Calçar as luvas
  - Colocar o produto em aplicador próprio e lubrificar a ponta
  - Manter a paciente em posição ginecológica após higiene íntima
  - Afastar os pequenos lábios com o dedo indicador e polegar e introduzir delicadamente o aplicador
  - Injetar, retirar o aplicador e manter em decúbito dorsal por 15 min
  - Retirar as luvas e acomodar a paciente
- Lavagem vaginal:
  - Reunir o material: sonda para irrigação vaginal, frasco com solução prescrita, comadre, gazes, suporte e luvas de procedimento
  - Conectar a sonda à extensão do equipo, o frasco com a solução aquecida, cerca de 40°C
  - Retirar o ar da extensão com o frasco no suporte
  - Calçar as luvas
  - Colocar a paciente em posição ginecológica sobre a comadre
  - Higienizar o períneo, afastar os grandes lábios e introduzir cerca de 6 cm da sonda na vagina
  - Infundir o líquido
  - Deixar a paciente sentada sobre a comadre ao término da irrigação
  - Retirar a comadre, observar características do líquido
  - Retirar as luvas, acomodar a paciente e deixar a unidade em ordem.

▪ Via inalatória

Gases e substâncias voláteis podem ser inalados e absorvidos pelo epitélio pulmonar ou pela membrana mucosa do trato respiratório, atingindo a circulação rapidamente. Pela via inalatória podem ser administrados medicamentos na forma de pó, *spray* e aerossol, os quais facilitam, principalmente, o procedimento anestésico, o tratamento local de doenças respiratórias, com acentuada redução de indesejados efeitos sistêmicos, e a oxigenoterapia.

> **Via inalatória**
> Gases e substâncias voláteis inalados e absorvidos pelo epitélio pulmonar ou pela membrana mucosa do trato respiratório, atingindo rapidamente a circulação

- *Vantagens*: absorção quase instantânea da substância; conforme a medicação e a apresentação, é de uso fácil, prático, econômico, favorecendo a adesão ao tratamento
- *Desvantagens*: pouca capacidade de regulação da dose, métodos de aplicação incômodos, irritação do epitélio pulmonar provocada por substâncias gasosas e voláteis.

Oxigenoterapia

Oxigenoterapia consiste na administração de oxigênio por meio de cateter nasal, cânula nasal, nebulização contínua, inalação, incubadora e capacete de cabeceira.

A umidificação é recomendável na oxigenoterapia prolongada, pois o oxigênio seco ou com baixa umidade lesa o epitélio da mucosa respiratória provoca reação inflamatória e dificulta a eliminação do muco.

Além disso, o oxigênio é um gás inflamável. Para evitar risco de explosão, é necessário promover a manutenção periódica de aparelhos elétricos que podem produzir faíscas, transportar o torpedo de oxigênio com cuidado e não fumar em locais em que o oxigênio é utilizado nas terapêuticas.

Indica-se a oxigenoterapia para:

- Combater a deficiência de oxigênio
- Facilitar a expectoração
- Diminuir os processos inflamatórios das vias respiratórias
- Provocar broncodilatação
- Auxiliar nas manobras cardiorrespiratórias.

Inalação

- Reunir o material: inalador de plástico, solução medicamentosa, extensão, fluxômetro; preparar a medicação: soro fisiológico ou água destilada, acrescidos ou não de broncodilatadores e mucolíticos
- Colocar o soro e o medicamento no inalador, conectá-lo à extensão e este ao fluxômetro
- Colocar o paciente em decúbito elevado
- Abrir o fluxômetro até a saída da névoa, cerca de 5 ℓ/O_2/min
- Pedir para o paciente aproximar a máscara da boca e nariz
- Ao final, desligar o fluxo de oxigênio e desconectar o inalador
- Estimular o paciente a tossir e eliminar a secreção broncopulmonar.

Nebulização contínua

- Reunir o material: máscara facial ou conector para traqueostomia ou cânula de intubação, frasco nebulizador, água destilada ou medicação prescrita, extensão do tipo traqueia, fluxômetro
- Colocar a solução no frasco, conectar a extensão ao frasco e, em seguida, conectá-la à máscara facial, ou, se for o caso, ao conector ligado diretamente à traqueia
- Conectar o frasco do nebulizador diretamente ao fluxômetro ou à extensão de oxigênio ao nebulizador

---

Oxigenoterapia
Administração de oxigênio por meio de cateter nasal, cânula nasal, nebulização contínua, inalação, incubadora e capacete de cabeceira

---

Intubação
Introdução de uma cânula de intubação por via oral ou nasal

Fundamentos de Enfermagem

> ▼
> **Traqueostomia**
> Introdução de uma cânula própria, por meio de uma abertura cirúrgica, na traqueia

- Abrir o fluxômetro, até que ocorra a formação da névoa; colocar a máscara no rosto ou o conector na traqueostomia ou cânula endotraqueal
- Retirar o acúmulo de água da extensão sempre que necessário.

Cateter nasal

- Reunir o material: cateter de O_2 nasal (n°s 8 a 12 em adultos) ou cateter do tipo óculos, frasco umidificador conectado ao fluxômetro, extensão, luva de procedimento, esparadrapo, gaze, lubrificante
- Ligar o cateter à extensão e este ao frasco umidificador, que deverá conter água destilada até o nível indicado
- Colocar o paciente na posição de Fowler
- Medir a quantidade do cateter a ser introduzido: da ponta do nariz até o início do conduto auditivo. Marcar o limite com uma tira de esparadrapo
- Lubrificar o cateter nasal
- Introduzir o cateter em uma das narinas, até cerca de 2 cm da marca do esparadrapo
- Fixar o cateter nasal com fita adesiva
- Utilizar o cateter tipo óculos, se disponível, em substituição ao cateter nasal: posicionar as aberturas nas narinas e a extensão atrás das orelhas
- Regular o fluxo em 1 a 5 ℓ/O_2/min
- Trocar o cateter nasal regularmente conforme protocolo institucional
- Desprezar a água destilada do frasco e colocar uma nova quantidade quando o nível da água no umidificador estiver baixo; não acrescentar água ao volume restante, pois esse procedimento facilita a proliferação de microrganismos.

■ Aspiração das vias respiratórias

> ▼
> **Aspiração das vias respiratórias**
> Remoção da secreção em vias respiratórias e orofaríngea por meio de uma sonda de aspiração conectada ao aspirador

A aspiração das vias respiratórias consiste em remoção da secreção em vias respiratórias e orofaríngea por meio de uma sonda de aspiração conectada ao aspirador. A sonda é introduzida na narina e/ou traqueia e na boca do paciente, em respiração espontânea ou com suporte ventilatório, sob intubação ou com traqueostomia.

Indicações

- Pacientes impossibilitados de eliminar as secreções
- Pacientes entubados e traqueostomizados.

Material

- Reunir o material: sonda de aspiração descartável, esterilizada e de calibre adequado (n°s 12 a 18, para adultos, e n°s 8 a 12, para criaças e adolescentes); aspirador com extensão; seringa de 10 mℓ; EPI: máscara, óculos ou protetor facial, luvas; gazes.

Procedimentos de enfermagem

- Providenciar o material necessário e testar o aspirador
- Colocar os EPI
- Abrir a embalagem da sonda, no local correto, expondo apenas a extremidade da sonda, a qual deverá ser conectada firmemente na extensão do aspirador, mantendo a parte restante protegida no interior do invólucro
- Calçar as luvas
- Segurar a sonda enrolada na mão direita e ligar o aspirador, com a mão esquerda
- Proceder à aspiração ao introduzir a sonda de aspiração aberta:
  - Em vias respiratórias superiores: inicie pela narina, orofaringe e cavidade oral
  - Em traqueostomia: inicie pela cânula de traqueostomia, nariz e boca
  - Na cânula endotraqueal: desconectar o aparelho de ventilação mecânica, introduzir a sonda de aspiração, aspirar e reconectar o aparelho
- Promover movimentos circulares na sonda de aspiração, à medida que aspirar e retirar a sonda fechada
- Repetir a aspiração, até três vezes, se necessário, mantendo um pequeno intervalo entre cada aspiração para que o paciente possa ventilar (espontaneamente ou com ventilador mecânico)
- Aspirar secreções nasal e orofaríngea, se necessário
- Terminada a aspiração, promover a sucção para lavar toda a extensão do aspirador
- Desligar o aspirador, desconectar e descartar a sonda
- Retirar a luva, acomodar o paciente e colocar ordem na unidade.

Observações

- Se o paciente estiver consciente, incentivar a tosse a fim de facilitar a expectoração e saída da secreção
- Se a secreção for fluida, não há necessidade de injetar solução salina
- Durante a aspiração, observar as reações do paciente, sudorese, cianose, ritmo respiratório
- Observar a quantidade, aspecto e características da secreção aspirada
- Não aspirar por um período maior do que 10 s
- Se a sonda de aspiração não possuir a válvula lateral reguladora de pressão, dobrar a extensão, quando introduzir a sonda e desdobrar, no momento da aspiração e retirada.

■ Sondagem gástrica

Sondagem gástrica
Introdução de uma sonda de calibre variado através do nariz (SNG) ou da boca (SOG) até a cavidade gástrica

Sondagem gástrica consiste na introdução de uma sonda de calibre variado através do nariz (SNG) ou da boca (SOG) até a cavidade gástrica. Recomenda-se pausa alimentar por cerca de 4 h, antes do procedimento, pois alimentos no estômago reduzem os movimentos gástricos, importantes para o posicionamento da sonda e favorece a ocorrência de náuseas e vômitos.[12]

Esse procedimento tem por finalidade favorecer a alimentação, drenagem, coleta de material para exames e administração de medicação.

Após a introdução, a sonda permanece:

- Aberta: para drenar a secreção gástrica, controle do débito drenado
- Fechada: para alimentação, medicação.

Indicações da sondagem gástrica

- Intubação
- Hemorragia digestiva
- Preparo pré-operatório de algumas cirurgias
- Lavagem gástrica
- Coleta de material para exame de suco gástrico
- Alívio das distensões abdominais
- Alimentação e medicação nos pacientes impossibilitados de deglutir.

Procedimentos de enfermagem

- Reunir o material:
- Sonda de Levine: em geral, n°s 14 a 16 nas mulheres e n°s 16 a 18 nos homens
  - Lubrificante: *spray*, gel hidrossolúvel ou água para umedecer a sonda
  - Gaze, esparadrapo
  - Toalha de rosto
  - Seringa e estetoscópio
  - Luvas de procedimento
- Orientar e colocar o paciente na posição de Fowler
- Avaliar previamente a integridade da narina, observando desvio de septo e definindo o lado adequado para inserção da sonda
- Oferecer lenço de papel ao paciente para limpeza nasal, se necessário

---

[12]Unamuno MRDL, Marchini JS. Sonda nasogástrica/nasoentérica: cuidados na instalação, na administração da dieta e prevenção de complicações. Medicina, Ribeirão Preto, 35: 95-101, jan./mar. 2002.

Capítulo 15 | Procedimentos Terapêuticos

- Colocar a toalha sobre o tórax do paciente
- Abrir o material na bandeja e colocar lubrificante na gaze
- Calçar as luvas e enrolar a sonda na mão
- Medir o comprimento da sonda: desde o lóbulo da orelha até a ponta do nariz, descendo até o final do esterno com cuidado para não tocar a sonda no paciente. Marcar com uma tira de esparadrapo
- Manter a sonda enrolada, lubrificar e introduzir delicadamente na narina
- Solicitar ao paciente que flexione o pescoço e aproxime o queixo do tórax. Orientar para deglutir, durante a passagem da sonda pelo esôfago: após cada deglutição, a sonda progride, espontaneamente, na mão do profissional e não há dúvida de que a sonda está se posicionando corretamente no esôfago. A movimentação peristáltica do esôfago é voluntária no terço superior e involuntária nos dois terços distais, o que não ocorre nas vias respiratórias; observar se não saiu na boca
- Introduzir a sonda até a marca do esparadrapo
- Testar se a sonda está na cavidade gástrica, utilizando um dos métodos:
  - Aspirar o conteúdo gástrico com uma seringa; é possível medir o pH da secreção gástrica, confirmado pela indicação ácida
  - Colocar o diafragma do estetoscópio no abdome do paciente e injetar rapidamente cerca de 10 mℓ de ar com a seringa. Se ouvir o ruído, está no local correto
- Fixar a sonda com esparadrapo
- Durante o procedimento, observar reações do paciente: dispneia, tosse, cianose; ao término, retirar a luva, deixar a unidade em ordem e anotar
- Na SNG aberta, a sonda deverá ser conectada a uma extensão e frasco coletor; controlar o volume e características (cor, presença de resíduos, sangue)
- Manter o paciente em posição de Fowler, se não houver contraindicação, para evitar esofagite de refluxo
- Trocar a fixação de esparadrapo, quando necessário.

Aspiração gástrica

> **Aspiração gástrica**
> Retirada de ar ou conteúdo gástrico, com a finalidade de coletar material para exame, diminuir ou prevenir distensões abdominais por retenção de líquidos ou ar no estômago

Aspiração gástrica consiste na retirada de ar ou conteúdo gástrico, com a finalidade de coletar material para exame, diminuir ou prevenir distensões abdominais por retenção de líquidos ou ar no estômago.

Procedimentos de enfermagem

- Reunir o material: gaze, seringa de 20 mℓ, cuba-rim e luva de procedimento
- Calçar as luvas, pinçar a sonda, dobrando a extremidade para desconectá-la da extensão; na SNG fechada, dobrá-la e retirar a tampa

- Conectar a seringa à extremidade da sonda, envolvendo-a com gaze e desdobrar a sonda
- Aspirar com a seringa, dobrar a sonda, desconectar a seringa e desprezar o conteúdo aspirado na cuba-rim
- Repetir o procedimento tantas vezes quantas forem necessárias
- Medir o volume da secreção aspirada e anotar
- Deixar o paciente confortável, organizar a unidade e o material.

Lavagem gástrica

Lavagem gástrica consiste na introdução, por meio da SNG, de líquido na cavidade gástrica, seguida de drenagem e remoção do resíduo gástrico.

Esse procedimento tem por objetivo retirar o conteúdo gástrico excessivo ou nocivo decorrente de intoxicação medicamentosa ou alimentar, retenção de alimentos não digeridos; preparar a cavidade gástrica para exames ou cirurgia e controlar hemorragia gástrica ou esofágica, com infusão de solução salina gelada.

Procedimentos de enfermagem

- Reunir o material: frasco com solução prescrita, equipo, gaze, toalha, luva de procedimento
- Explicar ao paciente o procedimento, colocá-lo em decúbito lateral esquerdo, proteger o tórax com a toalha. Se inconsciente, posicionar com a cabeceira ligeiramente elevada
- Calçar as luvas, conectar o equipo do frasco do soro à sonda e infundir até 250 mℓ
- Desconectar o equipo e drenar por sifonagem em frasco coletor
- Durante o procedimento, observar reações do paciente, dispneia, cianose, palidez
- Repetir a etapa até finalizar o volume total a ser infundido
- Retirar as luvas
- Anotar as características do líquido de retorno e volume injetado e drenado.

Retirada da sonda gástrica

- Calçar a luva de procedimento
- Desconectar a sonda da extensão, quando aberta; fechar a sonda e remover o esparadrapo
- Envolver a sonda com gaze e tracionar cuidadosamente
- Oferecer lenço de papel ao paciente para limpeza nasal
- Medir o débito drenado
- Providenciar a higienização e organização dos materiais.

Lavagem gástrica
Introdução, por meio da SNG, de líquido na cavidade gástrica, seguida de drenagem e remoção do resíduo gástrico

■ Sondagem enteral

Sondagem enteral
Introdução de uma sonda de calibre variado, através do nariz, e câmara gástrica até o intestino delgado; procedimento realizado pelo enfermeiro

Sondagem enteral consiste na introdução de uma sonda de calibre variado, através do nariz, e câmara gástrica até o intestino delgado; esse procedimento é atribuição do enfermeiro. Na década de 1970, foram apresentadas as primeiras sondas de jejunostomia e sondas nasais de fino calibre, conhecida como sonda de Dobbhoff, constituída de uma ogiva distal para o posicionamento pós-esfíncter pilórico. Indicadas para administração de dieta, utilizadas também para administração de medicamentos, principalmente aos pacientes idosos e acamados, com reflexos diminuídos. Atualmente, são fabricadas em poliuretano e silicone, não sofrem alteração física em pH ácido, são flexíveis e permitem o fechamento dos esfíncteres cárdia e piloro, minimizando os riscos de aspiração pulmonar, irritação nasofaríngea e refluxo gastresofágico. Alimentar um paciente por sonda ou via ostomia, necessita de cooperação do paciente e familiar, principalmente quando existe indicação da terapia em domicílio.[9]

Procedimentos de enfermagem

- Reunir o material: como descrito na sondagem gástrica, substituir a sonda gástrica pela sonda enteral
- Para o posicionamento na 2ª-3ª porção do duodeno ou jejuno, a sonda deverá migrar espontaneamente com o estímulo peristáltico de 25 cm ou mais
- Conforme o fabricante, algumas sondas são pré-lubrificadas internamente para facilitar a retirada do fio-guia após a inserção da sonda
- A confirmação do posicionamento da sonda pode ser efetuado com a ausculta do ar injetado com a seringa, com medida do pH da secreção aspirada (secreção entérica é alcalina) e radiografia, considerado o método mais adequado.

Medicação por SNG-SNE

Medicação por SNG-SNE
Introdução de medicamentos na cavidade gástrica ou entérica, através de SNG ou SNE

Medicação por SNG-SNE consiste na introdução de medicamentos na cavidade gástrica ou entérica, através de SNG ou SNE. Considerando-se que essa via também é utilizada para infusão de dieta, é necessário que a equipe envolvida na assistência tenha conhecimento acerca das características dos medicamentos, a fim de ponderar sobre os riscos de interação do medicamento com a fórmula dietética e eventual prejuízo, devido à redução da ação terapêutica esperada.

---

[9]Heydrich J. Padrão de prescrição, preparo e administração de medicamentos em usuários de sonda de nutrição enteral internados em um hospital universitário. Dissertação de Mestrado. UFRGS. 2006. Disponível em http://www.lume.ufrgs.br/bitstream/handle/10183/8210/000570672.pdf?sequence=1

Recomendações na administração de medicamentos ao paciente com sonda

- Utilizar as formas líquidas, quando possível: o uso de formas sólidas como comprimidos, necessitam ser triturados e podem ocasionar a obstrução da sonda
- Triturar os medicamentos sólidos com gral e pistilo, administrando logo após a diluição; a exposição à luz, umidade, pode alterar as características da substância
- Diluir o medicamento triturado com água destilada: a água comum possui íons que podem modificar as características do medicamento
- Administrar cada medicamento separadamente, ainda que prescritos no mesmo horário: diluir cada medicação e aspirar em seringas diferentes
- Injetar cerca de 10 a 20 mℓ de água destilada entre uma medicação e outra, durante a administração na sonda.

Procedimentos de enfermagem

- Observar os procedimentos iniciais de preparo de medicação VO
- Triturar o comprimido, diluir, aspirar e identificar a seringa
- Organizar a bandeja, incluindo seringa com água destilada para injetar entre uma medicação e outra
- Orientar e elevar o decúbito do paciente
- Calçar luva, verificar a fixação e confirmar o posicionamento da sonda
- Dobrar a extremidade da sonda, protegida com gaze, retirar a tampa e conectar a seringa
- Desdobrar a sonda, injetar o medicamento, dobrar a sonda e desconectar a seringa, com cuidado para não tracionar acidentalmente
- Conectar a seringa com água (verificar indicação de restrição hídrica), desdobrar a sonda e injetar a água
- Dobrar a sonda, desconectar a seringa e manter a sonda fechada por cerca de 30 min.

■ Sondagem vesical

Sondagem vesical
Introdução de um cateter estéril através da uretra até a bexiga, com o objetivo de drenar a urina

Sondagem vesical consiste na introdução de um cateter estéril através da uretra até a bexiga, com o objetivo de drenar a urina. Deve-se utilizar técnica asséptica no procedimento a fim de evitar uma infecção urinária no paciente.

Tem por finalidades:

- Esvaziar a bexiga dos pacientes com retenção urinária
- Controlar o volume urinário
- Preparar para as cirurgias, principalmente as abdominais
- Promover drenagem urinária dos pacientes com incontinência urinária

Capítulo 15 | Procedimentos Terapêuticos

- Auxiliar no diagnóstico das lesões traumáticas do trato urinário. A sondagem vesical é indicada:
- Na retenção urinária: diferenciar, previamente, se é retenção urinária ou anúria. Se houver aumento do globo vesical, distensão dolorosa da bexiga, é retenção urinária. Nesse caso, antes de promover manobras invasivas como a sondagem, empregue as medidas não invasivas para estimular a micção, espontaneamente:
  - Abrir a torneira, próximo ao paciente
  - Despejar água morna, na região perineal
  - Aplicar calor na região abdominal, se possível
  - Promover privacidade do paciente e aguardar a eliminação da urina

Se essas medidas forem ineficazes, pode ser necessário proceder à sondagem vesical de alívio

- Na incontinência urinária: quando for necessário efetuar o controle do débito urinário, é realizada a sondagem vesical de demora. Por ser um procedimento invasivo, em razão dos riscos de infecção urinária, deve ser indicado com critério, e não apenas por comodidade, caso o paciente não tenha o controle do esfíncter vesical. Nessa condição, se não for necessário realizar o controle do débito urinário, é possível utilizar absorventes ou fraldas. Para os homens, existe um dispositivo de incontinência urinária, semelhante a camisinha, denominado Uripen®. É adaptado externamente ao pênis, possibilitando a conexão de uma extensão na extremidade para drenar a urina até o recipiente coletor. Durante o uso, mantenha o local higienizado, sob observação periódica para evitar lesões na pele ou edema; caso ocorra, evite o Uripen® até recuperação da área afetada.

Procedimentos na sondagem de alívio

- Reunir o material: pacote de cateterismo vesical esterilizado (cubarim, cuba redonda com bolas de algodão ou gaze, pinça Pean ou similar), sonda uretral (n°s 10 a 14), luva estéril, frasco com antisséptico (clorexidina, PVPI), lubrificante estéril, recipiente para coletar amostra para exames e biombo, se necessário
- Posicionar o biombo, se necessário
- Encaminhar paciente para higiene íntima ou realizá-la, se necessário
- Dispor o material na mesa de cabeceira
- Posicionar paciente: se feminino, em posição ginecológica: pernas flexionadas e afastadas uma da outra, e protegida com lençol; se masculino, pernas estendidas e afastadas
- Abrir o pacote de cateterismo, com técnica asséptica, entre as pernas
- Colocar o antisséptico na cuba redonda e o lubrificante na gaze
- Abrir o invólucro da sonda vesical, colocando-a sobre o campo estéril

- Calçar a luva estéril e lubrificar a sonda
- Fazer antissepsia:
  - Se feminino: no sentido púbis-períneo, iniciando pelos grandes lábios, pequenos lábios, vestíbulo; usar uma bola de algodão/gaze por vez e desprezar; afastar os grandes lábios com o polegar e o indicador da mão esquerda, usando a pinça Pean com a mão direita
  - Se masculino: segurar o pênis com a mão esquerda, afastar o prepúcio com gaze, mantendo-o perpendicular ao abdome; fazer a antissepsia, com a mão direita, utilizando a pinça com gaze, no sentido do meato uretral para a base do pênis
- Colocar a extremidade da sonda, com a mão direita, na cuba-rim para receber a urina drenada
- Introduzir a sonda lubrificada: se feminino, cerca de 10 cm. Se masculino, cerca de 18 a 20 cm
- Retirar a sonda ao término da drenagem urinária
- Medir o débito urinário para o controle de diurese ou coletar a amostra para exame
- Acomodar o paciente, deixar a unidade e o material em ordem.

Procedimentos na sondagem de demora

- Reunir o material: se feminino, é idêntico ao de alívio, substituindo a sonda de polivinil pela sonda de demora e acrescentando seringa de 10 mℓ, ampola de água destilada, agulha 30 × 8, esparadrapo, bolsa coletora de sistema fechado. Se masculino, incluir seringa de 20 mℓ
- Repetir a etapa inicial descrita na técnica da sondagem vesical de alívio, sobre a higiene íntima e antissepsia
- Trocar as luvas, testar o balonete da sonda e conectar a bolsa coletora
- Aspirar água destilada para insuflar o balonete (Figura 15.5)
- Lubrificar a sonda:
  - Se feminino: lubrificar e introduzir a sonda cerca de 10 cm
  - Se masculino: colocar 10 mℓ de lubrificante anestésico estéril na outra seringa com auxílio de outra pessoa; injetar o lubrificante na uretra com a seringa, com cuidado para evitar o seu refluxo;

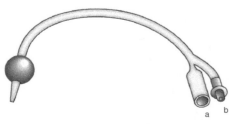

Figura 15.5 Sonda de Folley de duas vias com balão insuflado: (*a*) via para a saída de urina; (*b*) via para insuflar o balão.

introduzir a sonda, em cerca de 18 a 20 cm, com o pênis elevado perpendicularmente, e, em seguida, baixar o pênis lentamente para facilitar a passagem na uretra bulbar; recobrir a glande com o prepúcio a fim de evitar edema local
- Insuflar o balonete com água destilada através da válvula existente na extremidade da sonda e puxá-la delicadamente até que seja possível sentir a ancoragem do balonete no trígono vesical
- Fixar a sonda:
  - Se feminino: na face interna da coxa, com esparadrapo
  - Se masculino: na região suprapúbica, como profilaxia de fístula uretral
- Posicionar a bolsa coletora na lateral da cama
- Retirar as luvas, acomodar paciente, deixar a unidade e o material em ordem
- Registrar o procedimento: horário; procedimento realizado, tipo de material e características do dispositivo utilizado, características do débito drenado, queixas e intercorrências.

Irrigação vesical

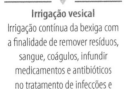

Irrigação vesical
Irrigação contínua da bexiga com a finalidade de remover resíduos, sangue, coágulos, infundir medicamentos e antibióticos no tratamento de infecções e neoplasias

Irrigação vesical consiste na irrigação contínua da bexiga com a finalidade de remover resíduos, sangue, coágulos, infundir medicamentos e antibióticos no tratamento de infecções e neoplasias. Por isso, é necessário que o paciente esteja com uma sonda de Owens (três vias)

- *1ª via*: drenagem da urina
- *2ª via*: insuflação do balão com água destilada
- *3ª via*: irrigação contínua. O material introduzido por essa via será eliminado juntamente com a urina (Figura 15.6).

Procedimentos de enfermagem

- Reunir o material: soro fisiológico, acrescido ou não com medicamentos ou antibióticos; equipo
- Conectar o equipo ao soro, retirar o ar e colocar no suporte, em altura superior a 50 cm do paciente
- Conectar a extremidade do equipo à 3ª via da sonda
- Controlar a velocidade do gotejamento, conforme orientação

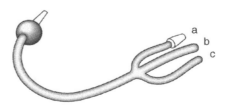

Figura 15.6 Sonda de Owens de três vias: (*a*) via para insuflar o balão; (*b*) via para a saída da urina e líquido infundido; (*c*) via para infusão do líquido da irrigação vesical.

- Mensurar o débito de líquido infundido e drenado, utilizar impresso próprio para registro do controle da irrigação
- Observar as características do líquido drenado quanto ao volume, coloração, presença de partículas, coágulos, sinal de obstrução.

Retirada da sonda vesical de demora

- Reunir o material: luva de procedimento, seringa, gaze
- Colocar a bandeja na mesa de cabeceira
- Calçar as luvas
- Remover o esparadrapo
- Adaptar a seringa na válvula da sonda e esvaziar o balonete
- Retirar a sonda cuidadosamente e medir o débito urinário
- Retirar as luvas.

Observações

- Nunca forçar a introdução da sonda
- Nos casos de retenção de grande quantidade de urina, recomenda-se não retirar toda a urina de uma só vez para evitar o choque por descompressão rápida
- Para facilitar a saída da urina, evitar que a extremidade da extensão fique mergulhada na urina coletada
- Para coleta de urina do paciente com sonda vesical de demora, fazer a desinfecção do local indicado, puncionar e aspirar a urina com seringa e agulha estéreis
- Não desconectar a junção sonda-tubo de drenagem
- Realizar a higiene íntima e perissonda
- Observar obstrução da sonda, presença de plenitude vesical ("bexigoma")
- Manter o sistema de drenagem abaixo do nível do paciente se o sistema for desprovido de válvula antirrefluxo
- Na irrigação vesical, trocar o frasco de soro fisiológico, substituindo a solução que está acabando.

Drenagem vesical suprapúbica

Punção suprapúbica
Introdução de um cateter, pelo médico, na região suprapúbica do paciente, preparada previamente sob assepsia rigorosa

Na impossibilidade de micção espontânea ou passagem de sonda vesical, em pacientes com retenção urinária por obstrução uretral sem possibilidades de cateterização, em portadores de neoplasia de próstata ou pacientes com plegias, outro modo de promover o esvaziamento da bexiga é por meio da punção suprapúbica. Essa punção consiste na introdução de um cateter pelo médico, na região suprapúbica do paciente, preparada previamente sob assepsia rigorosa. Após a punção, o cateter pode ser conectado ao sistema fechado para drenagem ou removido. Não é o método de eleição para esvaziamento vesical.

■ Aplicação de calor

A aplicação de calor sobre a pele pode ser:

- Calor seco: por meio de bolsa de água quente, bolsa elétrica, raio infravermelho
- Calor úmido: por meio de compressa quente, cataplasma.

A aplicação de calor tem por finalidade:

- Aquecer o paciente
- Relaxar a musculatura
- Aliviar a dor
- Aumentar a circulação no local da aplicação
- Facilitar os processos supurativos.

A aplicação de calor é contraindicada nos pacientes com:

- Hemorragias
- Lesões abertas e feridas cirúrgicas
- Cirurgias abdominais
- Luxações ou contusões, antes de 24 ou 48 h
- Fenômenos tromboembolíticos nos membros inferiores
- Hemofilia ou fragilidade capilar.

Bolsa de água quente

Procedimentos de enfermagem

- Reunir o material: bolsa de borracha, fronha ou toalha
- Apoiar em superfície plana, colocar a água quente na bolsa e retirar o excesso de ar e água
- Fechar bem com a tampa, verificar se há vazamento e secar
- Envolver a bolsa com toalha e aplicar na região indicada
- Ao término, esvaziar, lavar, secar e guardar a bolsa.

Compressas quentes

Procedimentos de enfermagem

- Reunir o material: compressas, bacia com água morna, toalha e luva de procedimento
- Umedecer as compressas com a água morna
- Colocar a compressa na região indicada
- Repetir o procedimento, se necessário
- Secar a região e acomodar o paciente.

Observações

- Verificar a temperatura da água para não provocar queimaduras
- Não colocar a bolsa de água quente sob o paciente
- Torcer bem as compressas para não molhar o paciente nem a cama
- Não expor o local desnecessariamente ao trocar as compressas.

■ Aplicação de frio

Essa aplicação pode ocorrer como:

- *Frio seco*: com bolsa de gelo
- *Frio úmido*: com compressas frias.

A aplicação de frio tem por finalidade:

- Baixar a temperatura na hipertermia
- Diminuir a dor e edema
- Estancar o sangramento
- Reduzir a congestão e processos inflamatórios.

A aplicação é contraindicada nos pacientes com estase circulatória, desnutrição ou debilidade acentuada.

Bolsa de gelo

Procedimentos de enfermagem

- Reunir o material: toalha, bolsa de gelo, cubos de gelo ou bolsa de gel, do tipo gelox
- Encher a bolsa com pedaços de gelo, sem excessos
- Retirar o ar, fechar, verificar vazamento
- Envolver na toalha e aplicar no local indicado
- Observar sinais de isquemia e queimadura, se aplicações demoradas
- Renovar o conteúdo quando o gelo derreter
- Ao final, retirar a bolsa e secar o local com a toalha.

Compressas frias

Procedimentos de enfermagem

- Reunir o material: bacia com água gelada ou gelo, compressas, toalhas, luva de procedimento
- Umedecer as compressas e aplicar
- Substituir a compressa, quando necessário
- Ao final, retirar a compressa e secar o local com a toalha.

16

Tricotomia

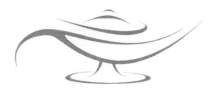

Emilia Emi Kawamoto

- ▶ Conceito, *226*
- ▶ Indicações, *226*
- ▶ Procedimentos de enfermagem, *226*
- ▶ Áreas de tricotomia, *227*

■ Conceito

Tricotomia
Remoção de pelos ou cabelos

Tricotomia consiste na remoção dos pelos ou do cabelo. Estudos diversos indicam que a realização da tricotomia no período pré-operatório para prevenir infecção é discutível e varia conforme o protocolo da instituição.

■ Indicações

- Preparo pré-operatório: nas operações programadas é realizada até cerca de 2 h antes da cirurgia, e nas emergências é feita momentos antes de encaminhar o paciente para a sala de cirurgia. Quando possível, evitar o procedimento na sala operatória pela dificuldade de controle desses resíduos
- Preparo para exames especializados
- Preparo pré-parto
- Antes de instalar a venóclise, colocação de eletrodos e adesivos, em áreas de pilosidade intensa
- Higiene pessoal: tricotomia facial em homens; tricotomia axilar e de membros inferiores em mulheres.

Observações

- Em áreas de grande pilosidade, pode-se cortar o excesso de pelo com uma tesoura antes de iniciar a tricotomia
- Evitar lesões na pele
- Estudos recentes evidenciam a tendência na diminuição da indicação de tricotomia cirúrgica
- Considerar que a aparência do paciente pode ficar comprometida, conforme a área a ser tricotomizada, e afetar aspectos psicossociais, como a estima e a autoconfiança. A intervenção positiva da equipe multiprofissional colabora na percepção da autoimagem, modificando a estética e aceitação ou sugerindo recursos, como bonés, lenços que minimizem o impacto visual.

■ Procedimentos de enfermagem

- Preparar o material: luvas; recipiente com bolas de algodão, gaze ou esponja com antisséptico degermante; cuba redonda com água e sabão líquido; cuba-rim; biombo; aparelho de barbear
- Promover a privacidade, expor a região e ensaboar
- Esticar a pele com a mão protegida com gaze e proceder à tricotomia em movimentos amplos e suaves. O sentido da raspagem é o do crescimento dos pelos

- Retirar o excesso de pelo e sabão
- Se necessário, encaminhar o paciente ao banho, ao final da tricotomia
- Se disponível tricotomizador elétrico, creme depilatório ou similar, remover os pelos, dispensando água e sabão
- Deixar a unidade em ordem e proceder à anotação de enfermagem.

■ Áreas de tricotomia

Áreas de tricotomia
É variável de acordo com o procedimento ou cirurgia: craniana, pescoço, torácica, cardíaca, abdominal, abdominal via baixa, cesárea, renal, membros superiores e inferiores e cateterismo cardíaco

A realização, a escolha do local e a extensão da tricotomia podem variar conforme a instituição, a técnica cirúrgica e a opção do paciente. Em geral, é realizada em procedimentos e cirurgias:

- *Craniana*: todo ou parte do couro cabeludo e pescoço; em alguns hospitais, esse procedimento é realizado por profissional específico
- *Pescoço*: pescoço até o colo e as axilas
- *Torácica*: região torácica até cicatriz umbilical (região anterior e posterior); dependendo da cirurgia, faz-se das axilas e/ou da região inguinal
- *Cardíaca*: tórax, metade das costas, os punhos, dobras dos cotovelos e região inguinal; nas cirurgias coronarianas, acrescentam-se face interna das coxas e pernas
- *Abdominal*: região mamária até a pubiana
- *Abdominal via baixa*: região abdominal, a partir da cicatriz umbilical e região perineovulvar
- *Cesárea*: regiões abdominal e pubiana
- *Renal*: regiões abdominal anterior e posterior e pubiana
- *Membros superiores*: membro superior e axila
- *Membros inferiores*: membro inferior (anterior e posterior) e pubiana
- *Cateterismo cardíaco*: braço e punho; arteriografia femoral: região inguinal.

17

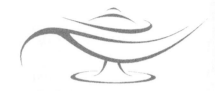

Curativo

Emilia Emi Kawamoto

- Introdução, *229*
- Fisiologia da cicatrização, *230*
- Curativos, *231*
- Soluções e coberturas mais utilizadas, *233*
- Técnica do curativo, *233*
- Retirada de pontos, *237*

Capítulo 17 | Curativo

■ Introdução

Ferida
Solução de continuidade na superfície externa que pode ou não atingir estruturas internas do organismo

Considera-se ferida a solução de continuidade na superfície externa que pode ou não atingir estruturas internas do organismo. Por diversos, a assistência aos pacientes com feridas requer a atuação de equipe multiprofissional, visando à integração das ações terapêuticas, em favor da recuperação do paciente, considerando as necessidades básicas individuais do ser humano no tratamento de modo integral. Essa perda da integridade da pele pode ter repercussões permanentes na vida do paciente, pois, apesar da reparação da ferida, passa a ser a marca, o sinal, a lembrança da perda mesmo após a cicatrização.[1]

Nesse contexto, fundamenta-se a importância de cuidados criteriosos para minimizar as consequências indesejadas. A avaliação da dor em adultos e crianças, por meio de diferentes escalas, como escala visual analógica, escala numérica, escala de faces, favorece o controle do quadro álgico.[2]

Além da avaliação da dor, outras escalas também podem ser utilizadas na avaliação da ferida e na avaliação de risco para úlcera por pressão, na identificação dos pacientes de risco, permitindo a implementação de medidas preventivas da lesão e redução do impacto no tratamento, nos aspectos físico, psicossocial e econômico. Entre as disponíveis, como a escala de Norton, a escala de Gosnell e a escala de Waterlow, atualmente a mais utilizada no Brasil para avaliação de úlcera por pressão é a escala de Braden.[3]

A ferida pode ser classificada e caracterizada, segundo diferentes critérios mencionados na Tabela 17.1.

Nas feridas podem ser encontrados microrganismos, tecidos desvitalizados, corpos estranhos, terra, fragmento de madeira, vidro, metal, dependendo do agente causal, ou mesmo da situação socioeconômica e hábitos culturais, do paciente ou do cuidador. Além dos riscos de infecção, é importante avaliar também a necessidade de profilaxia do tétano acidental, orientando sobre a vacinação, dose de reforço ou aplicação do soro antitetânico, segundo a indicação.

Conforme a localização da lesão, a proximidade de áreas com drenos, estomas, fezes e outros fluidos pode prejudicar a cicatrização. Esses fatores predispõem à infecção, local ou sistêmica, ocasionando sangramento, saída ou retenção de secreção, deiscência da sutura, aumento da extensão e/ou profundidade da ferida e, consequentemente,

[1]Cunha, NA. Sistematização da assistência de enfermagem no tratamento de feridas crônicas. Disponível em http://www.abenpe.com.br/diversos/sae_tfc.pdf
[2]INCA. Manual da dor. http://www.inca.gov.br/publicacoes/manual_dor.pdf
[3]Avaliação de risco para úlcera por pressão. http://www.feridologo.com.br/teseupescalas.htm

Tabela 17.1 Classificação de feridas.

Critérios	Ferida	Características
Quanto à origem	Aguda	Surgimento abrupto, de origem traumática. Em geral, melhora rapidamente com o tratamento e cicatriza sem complicações. Por exemplo: incisão cirúrgica
	Crônica	Surgimento previsível, de origem não traumática. Apresenta um tempo maior para cicatrização, com maior risco para infecção e complicações. Por exemplo: úlcera venosa
Quanto à profundidade	Superficial	Atinge a epiderme, na parte externa da pele. Por exemplo: abrasão
	Parcial	Atinge a epiderme e a derme superficial. Por exemplo: corte do dedo
	Profunda	Atinge a epiderme, a derme e o tecido subcutâneo e pode alcançar músculos, tendões e ossos. Por exemplo: queimadura
Quanto ao conteúdo microbiano	Limpa	Produzidas em ambiente cirúrgico, desde que não tenham sido abertos sistemas contaminados, estabelecendo contato com sistema digestório, respiratório ou geniturinário. Por exemplo: cirurgia da catarata
	Potencialmente contaminada	Contaminação grosseira, como as ocasionadas por faca de cozinha. Em ferida operatória, associa-se aos sistemas digestório, respiratório e geniturinário. Por exemplo: gastroplastia
	Contaminada	Lesão em que haja contato com terra, fezes ou ocorrida em tempo superior a 6 h, sem sinal de infecção. Por exemplo: ferimento por arma de fogo
	Infectada	Local com intensa reação inflamatória e microrganismos que podem produzir exsudato purulento com odor fétido. Por exemplo: deiscência de sutura

podem acarretar prejuízos na aparência, limitar a autonomia, afetar a imagem e a autoestima do paciente.

■ Fisiologia da cicatrização

Cicatrização
Processo dinâmico e complexo de reparação tecidual, com fases interdependentes e simultâneas

A cicatrização é um processo dinâmico e complexo de reparação tecidual, com fases interdependentes e simultâneas. Inicia-se com a resposta inflamatória ao agente agressor e, didaticamente, segue na fase proliferativa e de maturação. O tecido lesionado é limpo, formam-se novos vasos sanguíneos (neoangiogênese) e ocorre proliferação celular formando o tecido de granulação, até que toda ferida seja coberta por células epiteliais. Na fase de maturação ocorre o realinhamento celular, das fibras, proporcionando resistência e estética ao tecido cicatricial.

Pode ocorrer por:
- *Primeira intenção*: não há perda tecidual; as bordas da ferida são aproximadas por sutura, fita adesiva ou outros mecanismos, caracterizando a ferida fechada
- *Segunda intenção*: há perda tecidual; não acontece aproximação de superfícies, a ferida fica aberta até que nesse espaço proliferem as granulações que serão recobertas pelo epitélio

- *Terceira intenção*: há grande perda tecidual; após a formação prévia de tecido de granulação, é necessária a aproximação cirúrgica das bordas da ferida.

Fatores que afetam o processo da cicatrização

- *Nutricional*: deficiência de proteínas, vitamina C e desidratação retardam o processo de cicatrização
- *Idade*: os extremos das idades são comprometidos, pois a baixa imunidade da criança predispõe à infecção e a reparação tecidual é mais lenta no idoso
- *Outras patologias*: diabetes, anemia, leucemia, AIDS
- *Estilo de vida*: o tabagismo favorece a hipoxia tissular por vaso-constrição causada pela nicotina; obesidade; etilismo
- *Medicamentos*: corticoides, anticoagulantes, imunossupressores, quimioterápicos dificultam a absorção de vitaminas, prejudicam a angiogênese, a divisão celular e síntese de colágeno
- *Edema*: diminui a vascularização local
- *Circulação local*: compressão e isquemia prejudicam a reparação, pois quanto melhor a circulação, mais eficiente será a cicatriza-ção
- *Técnica do curativo*: troca insuficiente, falha técnica, contaminação, compressão excessiva na realização do curativo.

■ Curativos

> **Curativo**
> Meio terapêutico que objetiva a remoção de resíduos, realização de desbridamentos, seguido ou não, por aplicação de cobertura sobre a ferida

O tratamento de feridas com curativos exige competência profissional e conhecimento do processo patológico para realizar o procedimento com habilidade, na postura acolhedora e na compreensão da saúde nos aspectos psicológico, social e financeiro do paciente e familiar, no contexto em que estão inseridos.

Previamente à seleção e à aplicação do curativo, é necessária completa avaliação da ferida quanto a:[4]

- *Localização anatômica*: articulações, região perineal tem a cicatri-zação menos favorecida
- *Tamanho*: utilizar dispositivo para medida para dimensionar o diâmetro da lesão
- *Profundidade*: utilizar dispositivo para medida
- *Tipos de tecidos presentes na lesão*: granulação, epitelização, esfacelo, desvitalizado e necrose

---

[4]Takeiti MH. Adoção de um Método de Avaliação de Lesões de Pele: Expediência Prática. *In*: Simpósio "Avanços e Controvérsias no Cuidado com a Pele no Contexto da Infecção Hospitalar". APECIH – Associação Paulista de Estudos e Controle de Infecção Hospitalar, 2001.

- *Bordas*: aderida, macerada, descolada, fibrótica, hiperqueratose
- *Pele perilesão*: edema, coloração, temperatura, endurecimento, flutuação, crepitação, descamação
- *Exsudato*: quantidade, aspecto, odor.

Após a avaliação da ferida, segue a decisão pela realização do curativo que favorece a remoção de resíduos, realização de desbridamentos, seguido ou não, por aplicação de cobertura sobre a ferida. Essa cobertura pode ser classificada como primária, quando colocada diretamente sobre a lesão, ou secundária, se posicionada acima da cobertura primária.

Finalidades do curativo

- Promover o ambiente ideal para o processo de cicatrização da lesão
- Proteger a ferida contra traumatismos mecânicos
- Prevenir infecção, evitando a contaminação das feridas limpas, e reduz a infecção das lesões contaminadas
- Favorecer a cicatrização, promovendo a hemostasia, facilitando a drenagem e removendo as secreções
- Promover o conforto do paciente.

Tipos de curativo

- *Aberto*: recomendado nas incisões limpas e secas, deixando-se a ferida exposta. Permite:
  - Melhor observação e detecção precoce de dificuldades na cicatrização
  - Facilitar a limpeza
  - Evitar reações alérgicas ao esparadrapo
  - Maior economia e menor custo
- *Fechado ou oclusivo*: realizado com uso de coberturas para manter a proteção da ferida contra agressões externas, favorecendo a manutenção da umidade no leito da ferida e melhor cicatrização. Permite:
  - Manter ambiente ideal para cicatrização
  - Absorver a drenagem de exsudato
  - Proteger o ferimento de traumatismos mecânicos
  - Impedir o contato da ferida com fezes, vômito, urina
- *Compressivo*: indicado para estancar hemorragia e controle de sangramento externo. Permite:
  - Promover hemostasia
  - Aproximar as margens da ferida
  - Ocluir a lesão.

Soluções e coberturas mais utilizadas

Visando a um tratamento eficaz, a curto prazo, conforto e autonomia para o paciente, a escolha do curativo irá depender do tipo de procedimento, tamanho da ferida, presença de secreção, sinais de infecção ou necrose.

Entre as soluções antissépticas disponíveis, o soro fisiológico é o mais utilizado, preferencialmente aquecido para evitar o resfriamento do leito da ferida. Os demais produtos como clorexidina e compostos de iodo foram descritos no Capítulo 5.

Quanto à aplicação de antibióticos tópicos em feridas, o uso é restrito e criterioso, devido à toxicidade celular. Alguns antimicrobianos estão disponíveis em apresentações tópicas, em veículos isolados ou combinados. Outros têm baixa penetração nos tecidos, a ação local é discutível e podem causar dermatite de contato, alterar a coloração dos tecidos, dificultar o acompanhamento e induzir à resistência bacteriana.

Sobre a escolha das coberturas, alguns critérios, quanto a eficiência, eficácia e complexidade no manejo do produto, são utilizados para avaliar se o curativo:
- Protege contra impactos externos
- Absorve o excesso de exsudato, mantendo a umidade e a temperatura adequadas no leito da ferida
- Permite a visualização da lesão
- A remoção não causa danos na pele e no tecido de granulação
- Não deixa resíduos no leito da ferida e dispensa trocas frequentes
- Limita a movimentação dos tecidos em torno da ferida, sem prejudicar a autonomia do paciente.

Há diversos produtos disponíveis para realizar o curativo, os quais estão listados na Tabela 17.2.

Técnica do curativo

Considerações

- Manter o ambiente iluminado, limpo e livre de correntes de ar. Se possível, executar o curativo em sala apropriada
- Avaliar o grau de dor e aguardar a ação analgésica do medicamento, quando administrar previamente ao procedimento
- Higienizar as mãos antes e depois do curativo
- Utilizar máscara, óculos e paramentação, conforme as normas preconizadas na instituição
- Preservar a privacidade, expor somente o local da lesão
- Avaliar as características da ferida

Fundamentos de Enfermagem

Tabela 17.2 Produtos disponíveis para curativos.

Produto	Tipo de lesão	Observação
Alginato de cálcio	Aberta, exsudativa, com ou sem sangramento, infectada ou não, em presença de necrose e fibrina	Aplicado como curativo primário. Absorve o excesso de exsudato, formando um gel; estimula a agregação plaquetária, promove desbridamento autolítico, mantém a umidade local, tem ação bacteriostática. A frequência de troca varia, em cerca de 2 a 4 dias
Hidrocoloide	Aberta, pouco exsudativa, não infectada, em presença de necrose e fibrina	Promove desbridamento autolítico, a interação com o exsudato forma um gel. A troca varia em até 7 dias
Hidrogel	Aberta, pouco exsudativa, infectada ou não, em presença de necrose e fibrina	Usado para remover crostas, fibrinas, tecidos desvitalizados e necróticos. Troca em cerca de 24 h a 72 h
Ácidos graxos essenciais	Pouco exsudativa, em fase de granulação, infectadas ou não	Protege, hidrata o leito da ferida, restaura a pele na formação de tecido de granulação. Troca diária
Papaína a 1%, 5%, 10%	Lesão necrótica Contraindicada em lesão isquêmica	Ação proteolítica no desbridamento químico. Não deve ser utilizada em contato com ferro ou iodo, substância derivada ou metálica, devido à oxidação
Colagenase a 10%	Pouco exsudativa, com crosta, necrose e fibrina	É utilizada no desbridamento químico. Promove a retirada do tecido necrótico superficial por ação enzimática, acelera o crescimento do tecido de granulação
Carvão ativado	Exsudativa e infectada, com ou sem odor	Curativo primário. Ação de absorção e adsorção, bactericida e desodorizante. Trocar quando saturado
Filmes transparentes	Local de inserção de cateter, incisão cirúrgica limpa e áreas de proeminências ósseas para prevenção de úlcera por pressão	Em cateteres, pode ser trocado a cada 72 h e nas áreas de pressão, permanece por cerca de 7 dias, conforme a rotina da instituição
Espuma de poliuretano	Lesões com perda tecidual profunda. Contraindicada em lesão superficial ou necrótica	Curativo primário. Aplicada no preenchimento de espaços e cavidades. A frequência de troca varia em até 5 dias
Sulfadiazina de prata	Aberta, infectada ou não, causada por queimadura	Prevenção e tratamento em lesão colonizada ou infectada. Troca a cada 12 h
Protetor de pele periestoma	Pó, placa, pasta utilizados na prevenção e tratamento de lesão de pele, causada por adesivo, esparadrapo, fixação de bolsas coletoras de drenos, de efluentes, estomas e fístulas	
Curativos interativos	Diversos estudos em fase experimental, em tecnologia e engenharia, indicam que curativos interativos e bioativos que utilizam biomateriais, como própolis, quitosana, alginato são efetivos no tratamento de lesões e queimaduras, ao promoverem a liberação gradual de substâncias ativas na cicatrização. Outros produtos, elaborados a partir do plasma humano, têm apresentado bons resultados	

- Fazer o curativo após a higiene corporal, evitando horários de refeição e de visitas
- Colocar na bandeja somente as soluções e materiais que serão utilizados em cada paciente
- Não depositar material contaminado na cama, na mesa de cabeceira ou na de refeição

- Organizar o material, posicionar bacia ou recipiente, em caso de irrigação abundante, proteger o leito e a roupa do cliente para evitar respingos e sujidades
- Evitar soluções coloridas que prejudicam a avaliação da ferida
- Não tocar as gazes e pinças nas bordas dos frascos de solução
- Iniciar os curativos pelas incisões limpas, depois as abertas não infectadas, as infectadas e, por último, as colostomias e fístulas em geral
- Nos curativos fechados, não comprimir exageradamente a ferida com atadura e esparadrapo para não prejudicar a circulação e perfusão tecidual; no esparadrapo, escrever a data, horário e nome do profissional que realizou o procedimento
- Nas feridas com tecido de granulação ou infecção em cavidades ou fístulas, pode-se irrigar com soro fisiológico aquecido ou solução antisséptica com auxílio de seringa ou sonda
- Ao promover o enfaixamento de membros, iniciar da parte distal para a proximal, no sentido do retorno venoso
- Limpar a bandeja ou carrinho de curativo, antes e depois do procedimento
- Pode-se executar a técnica de curativo com pinças ou com luvas, recomendando-se o uso de dois pares de luvas: um para a retirada e o outro para a realização do curativo
- Conforme o protocolo institucional, é possível dispensar pinças e gazes para a remoção mecânica do exsudato, realizando-se o processo por meio da irrigação com solução salina aquecida
- Registrar o procedimento, informando: a localização e o tipo da ferida ou da incisão, o estado do curativo anterior, o estado da área da lesão, a solução e os medicamentos aplicados na ferida, as observações feitas pelo paciente, a tolerância do paciente ao procedimento.

Material

- Reunir na bandeja:
  - Um pacote de curativo esterilizado contendo quatro pinças (uma pinça anatômica, uma dente de rato e duas Kocher), conforme o protocolo da instituição
    - Utiliza-se uma pinça Kocher e uma dente de rato para a remoção do curativo
    - Utiliza-se uma pinça Kocher e uma anatômica na realização do novo curativo
  - Frascos com soro fisiológico, antissépticos
  - Esparadrapo, micropore ou adesivo indicado
  - Gazes esterilizadas
  - Tesoura
  - Saco plástico de lixo
  - Outros materiais quando recomendados: coberturas específicas, pomadas, seringas, espátulas com gaze, atadura de crepe, campo estéril, luva de procedimento, cuba-rim.

Procedimentos de enfermagem

- Preparar a bandeja ou carrinho de curativo
- Colocar o paciente em posição apropriada e expor a área a ser tratada
- Prender o saco plástico de lixo em local de fácil acesso
- Abrir o pacote de curativo e dispor as pinças com os cabos voltados em direção ao profissional; colocar gazes sobre o campo esterilizado
- Fazer a dobradura de gaze com as pinças dente de rato e Kocher; embeber a gaze presa na pinça de Kocher ou na espátula com solução salina
- Segurar uma das pontas do esparadrapo do curativo com a pinça dente de rato e a pinça de Kocher ou espátula com gaze, para auxiliar na remoção do adesivo
- Colocar o curativo removido no saco plástico, remover os resíduos do adesivo da pele e colocar as pinças dente de rato e Kocher usadas no canto do pacote do curativo ou desprezar a espátula no saco de lixo
- Alternar o lado da gaze, um de cada vez, de modo a não usar duas ou mais vezes o mesmo lado da gaze
- com as outras pinças, dobrar a gaze e passar o antisséptico na ferida, obedecendo-se a sequência: da área mais limpa para a menos limpa, do local menos contaminado para o mais contaminado. Secar apenas a pele íntegra, ao redor da lesão
- Quando indicado, proteger a ferida com gaze e fixar com esparadrapo ou aplicar a cobertura recomendada.

Ao realizar o curativo com luva estéril:

- Mão não dominante: manusear o material não esterilizado, segurar os frascos das soluções
- Mão dominante: manusear o material esterilizado.

Coleta de material para exames

A identificação do agente infeccioso na ferida é favorecida por meio de coleta de material para cultura. As secreções superficiais podem conter microrganismos que apenas colonizam as feridas e não necessariamente são os agentes responsáveis pelo processo infeccioso; em geral, localizam-se nos tecidos hiperemiados e edemaciados, porém não desvitalizados. Antes da coleta, as lesões devem ser limpas com soro fisiológico e o material obtido, preferencialmente, por punção ou biopsia.

Ao efetuar a troca do curativo, inspecionar a lesão quanto a sinais flogísticos e à indicação para coleta de material para exames em:

- *Lesões abertas superficiais e úlceras*: limpar ao redor da ferida com gaze embebida em soro fisiológico, passar o *swab* na base e nas bordas, colocá-lo em meio de cultura e enviar imediatamente ao laboratório

- *Feridas e abscessos profundos*: limpar a ferida com soro fisiológico, coletar o material purulento na parte mais profunda da ferida, aspirando com seringa
- *Espécime cirúrgico e biopsias*: coleta asséptica realizada pelo médico. Enviar o fragmento imediatamente ao laboratório, devidamente acondicionado e identificado.

■ Retirada de pontos

Retirada dos pontos
Fios cirúrgicos são retirados em torno do 7º ao 10º dia pós-operatório. Conforme a região em que se localiza da linha de sutura, pode ser recomendada a retirada intercalada dos pontos

Os fios cirúrgicos são retirados em torno do 7º ao 10º dia pós-operatório. Conforme a região em que se localiza da linha de sutura, pode ser recomendada a retirada intercalada dos pontos. Para executar o procedimento é necessário:

- Remover a cobertura, se o curativo estiver ocluído
- Remover resíduos da incisão cirúrgica, com gaze umedecida em soro fisiológico
- Aplicar a solução antisséptica embebida na gaze
- Após secar o excesso, posicionar uma gaze próxima à incisão cirúrgica, para depositar os fios a serem retirados
- Segurar a extremidade do fio cirúrgico com a pinça e cortar o fio, na parte inferior do nó
- Retirar o fio cuidadosamente para evitar sangramentos
- Após a retirada dos pontos, aplicar a solução antisséptica com a gaze, mantendo aberto ou ocluído, conforme orientação.

18

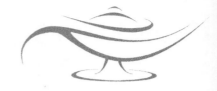

Assistência ao Paciente Grave e após a Morte

Julia Ikeda Fortes

- ▶ Introdução, *239*
- ▶ A morte e o morrer, *240*
- ▶ Tipos de óbito, *242*
- ▶ Cuidados com o corpo após a morte, *242*

Introdução

Quando um paciente é informado que o seu estado é grave e o seu fim está próximo, pode passar por diferentes estágios de transtorno emocional. A família, por sua vez, temerosa de mencionar a morte, pode sentir-se desorientada sobre como agir ou o que dizer ao paciente e, assim, também pode necessitar de apoio e orientação.

Não havendo duas vidas vividas de modo igual, também a morte constitui experiência individualizada. Esse enfrentamento depende de uma série de fatores; a maioria das pessoas mostra-se atemorizada, ao passo que alguns podem considerar a morte como uma forma de alívio, que os libertará do sofrimento e da dor terrena.

No âmbito profissional, é importante que a equipe seja capaz de identificar estas dinâmicas e responder a essa realidade, no cuidado com crianças e adultos.[1]

Frequentemente nos deparamos com diversos assuntos no campo da Bioética que remetem à reflexão, como eutanásia, distanásia e ortotanásia, antecedidos pela busca da autonomia e da manutenção de uma vida ativa, enquanto durar, com qualidade, permeada por compaixão pelo paciente e familiar, alívio do sofrimento e da dor, como princípios dos cuidados paliativos reconhecidos em diversas esferas da sociedade.[2,3]

O tratamento em cuidados paliativos integra as ações de uma equipe multiprofissional, preferencialmente conhecedora da filosofia e prática da paliação para ajudar o paciente e familiar, na adaptação às mudanças de vida impostas pela doença. Visa também promover a reflexão necessária para o enfrentamento dessa condição, por meio de consultas ambulatoriais, assistência domiciliar e internação em unidade de média complexidade, destinada aos cuidados na fase final da vida.

As medidas terapêuticas incluem o controle dos sintomas físicos, intervenções psicoterapêuticas e apoio espiritual ao paciente, desde o momento do diagnóstico ao óbito. Para os familiares, as ações de apoio social, espiritual e intervenções psicoterapêuticas, desde o diagnóstico ao período do luto são recomendadas. Um programa adequado de cuidados paliativos inclui ainda, medidas de sustentação espiritual e de psicoterapia aos profissionais da equipe.

---

[1]Pessini L. O que entender por cuidados paliativos? São Paulo: Paulus; 2006.
[2]Academia Nacional de Cuidados Paliativos. Disponível em http://www.paliativo.org.br
[3]OMS-WHO. Disponível em http://www.who.int/cancer/palliative/definition/en/

A morte e o morrer

É importante que a família compreenda que o seu ente querido está recebendo a melhor assistência possível e que tudo está sendo feito para minimizar a dor e o sofrimento. As crenças religiosas são importantes nessa hora, e o encontro com o representante religioso deve ser facilitado, se o paciente ou familiar manifestar esse intento.

Os requisitos fundamentais para a enfermagem desejosa de proporcionar conforto e apoio ao paciente são a paciência, a observação cuidadosa e a capacidade de ouvi-lo atentamente, a fim de compreender os verdadeiros sentimentos do mesmo, bem como do familiar.

O conhecimento das reações emocionais do paciente que enfrenta a morte é fundamental para definir a abordagem mais propícia, conforme o momento. Elizabeth Kübler-Ross apresentou o conceito de tanatologia e descreveu que uma pessoa, diante da morte, apresenta reações emocionais, classificadas em cinco estágios: negação e isolamento, ira, barganha, depressão e aceitação.

Essas reações nem sempre ocorrem na sequência citada, e nem todas as pessoas passam por todos os estágios:

> **Kübler-Ross**
> Estabeleceu o conceito de tanatologia e descreveu que uma pessoa, diante da morte, apresenta reações emocionais, classificadas em cinco estágios: negação e isolamento, ira, barganha, depressão e aceitação

- *Negação e isolamento*: reação de não aceitação da morte. A negação é um mecanismo de defesa, frente a um fato extremamente doloroso
- *Ira*: manifestação de revolta. Nessa fase, tudo que é feito parece não satisfazer. Age com raiva, irritação, rispidez a tudo que o cerca
- *Barganha*: reação manifestada pelo paciente agonizante na qual ele tenta fazer um trato. Geralmente existe um apelo à divindade, na qual aceita a morte, se em troca, esta lhe proporcionar uma trégua. A barganha pode ainda ter caráter de privação ou sacrifício, do tipo: "se eu viver, nunca mais fumarei"
- *Depressão*: geralmente significa conscientização da realidade. O comportamento denota profunda tristeza e se manifesta quando todos os mecanismos de defesa estão esgotados. As crises de choro, a tristeza e a angústia fazem parte desse estágio
- *Aceitação*: fase de resignação, e a morte já não parece tão dolorosa. Os conflitos são substituídos por uma sensação de paz. Nem todo paciente atinge esse estágio final.

Alterações corporais que antecedem a morte

- *Alterações do SNC*: varia entre a agitação psicomotora e o estado de inconsciência, diminuição ou abolição dos reflexos, midríase gradativa
- *Alterações cardiocirculatórias*: pulso filiforme, hipotensão, choque, taquicardia ou bradicardia
- *Alterações respiratórias*: dispneia acentuada, respiração ruidosa e irregular

Capítulo 18 | Assistência ao Paciente Grave e após a Morte

- *Alterações cutâneas*: cianose, equimoses, pele pálida e fria, sudorese fria, viscosa
- *Alterações da musculatura esquelética*: relaxamento muscular, queda de mandíbula, incapacidade de deglutição, o que provoca acúmulo de secreção na região orofaríngea, relaxamento esfincteriano.

Assistência de enfermagem

- Colocar biombos em volta do leito, se necessário
- Proporcionar ambiente calmo, arejado, silencioso
- Quanto à integridade da pele e das mucosas:
  - Manter o paciente higienizado e aquecido, em posição confortável
  - Promover a mudança de decúbito, mantendo o alinhamento correto do corpo, em cama confortável e com grades
  - Realizar massagem de conforto e medidas de segurança do paciente
  - Promover a higiene oral frequente, mantendo os lábios lubrificados
  - Realizar a higiene ocular com soro fisiológico e proteger os olhos, na ausência de reflexo palpebral (baixar as pálpebras e proteger com gaze umedecida em soro fisiológico)
  - Manter curativos limpos
- Realizar controles de:
  - Sinais vitais
  - Sondas, drenos, estomas, eliminações, venóclise
- Zelar pela permeabilidade das vias respiratórias superiores:
  - Retirar prótese dentária
  - Aspiração de secreção orofaríngea e endotraqueal
  - Umidificação do ar inspirado
- Observar e anotar qualquer anormalidade, notificando o enfermeiro ou o médico
- O conforto, o apoio e o encorajamento são essenciais como medidas sustentadoras tanto para o paciente como para os familiares. Contudo, a maneira de abordá-los vai depender das circunstâncias, do estado emocional em que se encontram, da concepção filosófica e também do grau de sensibilidade e preparo da equipe diante do período da terminalidade, seja em domicílio, hospital, casa de saúde
- Estar ciente de que a audição é o último sentido que se extingue, de maneira que a equipe deve zelar por uma atitude de respeito e ética, propiciando ambiente calmo, sem tecer comentários desnecessários. Manter a comunicação terapêutica durante a assistência, ainda que aparentemente o paciente não responda.

Tipos de óbito

Uma das questões desafiadoras se refere à definição da morte. Os debates em relação às definições da morte surgem, em grande parte, da dificuldade de definir o que seria o fim de uma vida.[4]

Outra questão que merece reflexão cuidadosa refere-se à validade dos métodos utilizados para a confirmação da morte encefálica.[5]

Morte encefálica é associada à parada total e irreversível das funções encefálicas, constatada e registrada por dois médicos não participantes das equipes de remoção e transplante, mediante a utilização de critérios clínicos e tecnológicos definidos na legislação. Quando ocorre, as medidas sustentadoras de vida são favorecidas por meios artificiais e conforme a condição, o indivíduo pode ser considerado um potencial doador. Nesse contexto, a articulação entre a Central de Notificação, Captação e Distribuição de Órgãos, as equipes do hospital, das Unidades de Tratamento Intensivo e dos Serviços de Urgência e Emergência, é essencial no processo de identificação dos potenciais doadores e captação, em caso transplante de órgãos, quando autorizados.[6,7]

O óbito constatado pelo médico pode ser :

- *Definido*: quando a causa da morte é conhecida, são realizados os cuidados com o corpo, inclusive o tamponamento
- *Mal definido*: quando a causa da morte é desconhecida, não é recomendável a realização do tamponamento, pois o corpo será submetido à necropsia após encaminhamento ao Serviço de Verificação de Óbito (SVO). Em óbitos decorrentes de acidentes, agressões e violência, é encaminhado ao Instituto Médico Legal (IML). Quando o atendimento da equipe de saúde se iniciar no local da ocorrência, recomenda-se cautela no manejo na cena para não prejudicar as investigações forenses.

> **Morte encefálica**
> Parada total e irreversível das funções encefálicas, constatada e registrada por dois médicos não participantes das equipes de remoção e transplante, mediante a utilização de critérios clínicos e tecnológicos definidos na legislação

Cuidados com o corpo após a morte

Após cerca de duas horas da interrupção das funções vitais do organismo, ocorrem alterações sistêmicas decorrentes da estagnação da circulação, como o *livor mortis* caracterizado pelo aparecimento de manchas de coloração arroxeada; no *algor mortis*, a diminuição

---

[4]Torres WC. A Bioética e a Psicologia da Saúde: Reflexões sobre Questões de Vida e Morte. Psicologia: Reflexão e Crítica, 2003, 16(3), pp. 475-482.

[5]Coimbra CG. Apneia na morte encefálica. Disponível em: www.unifesp.br/dneuro/apnea. htm

[6]Brasil. http://portal.saude.gov.br/portal/saude/visualizar_texto.cfm?idtxt=23628&janela=1

[7]Guetti NR, Marques IR. Assistência de enfermagem ao potencial doador de órgãos em morte encefálica. Disponível em http://www.scielo.br/pdf/reben/v61n1/14.pdf

da temperatura reflete no esfriamento do corpo. Às vezes, verifica-se o relaxamento dos esfíncteres e, por fim, ocorre o *rigor mortis*, caracterizado pela rigidez progressiva iniciada no sentido cefalopodal.

Após a constatação do óbito, iniciam-se os cuidados no preparo do corpo.

Finalidades

- Manter o corpo limpo e identificado
- Evitar odores e saída de excreções, sangue
- Dispor o corpo em posição adequada, antes da rigidez.

Material

- Material para higiene corporal, se necessário
- Algodão, gaze
- Pinça
- Atadura de crepe
- Maca sem colchonete
- Três lençóis: um para forrar a maca, um para envolver o corpo e um para cobrir
- Mortalha de plástico específico para acondicionar o corpo, em substituição ao lençol para envolver o corpo
- Biombo
- Cartão de identificação preenchido e assinado pelo enfermeiro.

Procedimentos de enfermagem

- Posicionar os biombos, se necessário
- Proceder à higiene corporal, retirando drenos, sondas, cateteres e outros materiais que forem necessários
- Tamponamento de cavidades (ouvido, boca, nariz, ânus e vagina, se necessário), com algodão (usando-se a pinça), conforme procedimentos institucionais
- Manter os olhos vedados e a sustentação da mandíbula, se necessário
- Proceder à identificação no corpo, envolvendo-o em lençol disposto na diagonal ou acondicionar em material próprio (mortalha de tecido ou plástico)
- Transferir para a maca, cobrindo o corpo com o lençol
- Transportar o corpo para o necrotério
- Manter o corpo em decúbito dorsal, na posição anatômica
- Anotar no prontuário: hora da parada, realização das manobras de reanimação, medicamentos utilizados, procedimentos aplicados. Em seguida, o horário de constatação do óbito, causa da morte, nome do médico que constatou, setores notificados, local para onde o corpo foi encaminhado.

Observações

- As próteses podem ser recolocadas e os demais pertences do paciente, entregues aos familiares
- Aparelhos e material utilizados na reanimação são recolhidos, higienizados e guardados em local apropriado. Proceder à limpeza de unidade
- Obter informações sobre aspectos relacionados com a cultura e a religião para evitar conflitos de crenças e costumes nos cuidados com o corpo após a morte.

O procedimento técnico do "preparo do corpo após a morte" pode ser um dos mais árduos que compõem a assistência de enfermagem pela implicação emocional, relacionada com a perda de um ser humano, o luto dos amigos e dos familiares, o impacto causado na equipe multiprofissional, principalmente quando os vínculos afetivos há muito foram estabelecidos. A reflexão convida para a reformulação e nova compreensão sobre os sentimentos mobilizados, a importância do suporte espiritual, a conduta respeitosa que reflete sensibilidade, ética e estética, muito além da técnica, no cuidado ao ser humano, nesse ciclo que se encerra.[8] O Código de Deontologia dos Profissionais de Enfermagem nos lembra que "o profissional de enfermagem respeita a vida, a dignidade e os direitos da pessoa humana em todo o seu ciclo vital, sem discriminação de qualquer natureza".

---

[8]Nascimento MAL, Moraes MP, Junior RG, Giannini EL. O cuidado de enfermagem com o corpo sem vida. Disponível em http://www.scielo.br/pdf/tce/v16n1/a22v16n1.pdf

19

Termos Técnicos

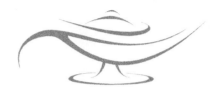

Emilia Emi Kawamoto

- ► Estado geral, *246*
- ► Estado nutricional, *246*
- ► Estado hídrico, *246*
- ► Sensação dolorosa, *246*
- ► Sistema nervoso | Comportamento, *246*
- ► Sistema cardiocirculatório, *247*
- ► Sistema respiratório, *247*
- ► Sistema digestório, *248*
- ► Sistema urinário, *249*
- ► Sistema genital, *249*
- ► Pele | Temperatura, *249*
- ► Rosto | Cabelos, *250*
- ► Olhos, *251*
- ► Nariz | Ouvido | Fala, *251*
- ► Outros, *251*

Estado geral

- *Astenia*: debilidade, sensação de fraqueza
- *Apatia*: indiferença, falta de afetividade
- *Atonia*: perda da força motora dos músculos
- *Atrofia muscular*: diminuição do músculo ocasionado pela falta de nutrição ou exercícios
- *Miastenia*: fraqueza muscular; debilidade muscular
- *Tônus*: estado fisiológico de ligeiro grau de contração muscular.

Estado nutricional

- *Caquexia*: emagrecimento intenso, mau estado geral
- *Desnutrição*: debilidade orgânica provocada pela ingestão insuficiente de calorias e proteínas
- *Obesidade*: aumento do peso devido ao acúmulo de tecido adiposo
- *Eutrofia*: bom estado nutricional.

Estado hídrico

- *Desidratação*: perda de líquidos e de eletrólitos pelo organismo
- *Edema*: retenção de líquidos nos tecidos
- *Anasarca*: edema generalizado
- *Ascite*: acúmulo de líquido na cavidade peritoneal
- *Anidrose*: ausência ou diminuição de suor
- *Sudorese*: aumento da transpiração.

Sensação dolorosa

- *Artralgia*: dor articular
- *Mialgia*: dor muscular
- *Cefaleia*: dor de cabeça
- *Otalgia*: dor de ouvido
- *Gastralgia*: dor de estômago
- *Precordialgia*: dor torácica próxima à área cardíaca.

Sistema nervoso | Comportamento

- *Insônia*: dificuldade para dormir
- *Estupor*: diminuição sensível da capacidade intelectual acompanhada de uma espécie de imobilidade, de expressão de espanto ou indiferença

- *Alucinação*: percepção irreal de estímulos, podendo afetar qualquer um dos sentidos; falsa percepção sensorial
- *Delirium*: transtorno mental com alucinações, confusão, excitação; gradativamente, ocorre o afastamento da realidade
- *Fobia*: medo anormal
- *Depressão*: abatimento; sentimento de angústia, de frustração
- *Obnubilação*: ofuscação
- *Convulsão*: espasmos, contrações involuntárias e súbitas dos músculos esqueléticos
- *Coma*: estado de inconsciência de diferentes graus, com ausência de resposta motora e perda da sensibilidade
- *Paralisia*: perda da função motora, não necessariamente da sensibilidade
- *Paresia*: perda da força motora, paralisia incompleta
- *Parestesia*: diminuição da sensibilidade
- *Paraplegia*: paralisia dos membros inferiores
- *Tetraplegia*: paralisia dos quatro membros
- *Hemiplegia*: paralisia de uma das metades (direita ou esquerda) do corpo
- *Trismo*: contração muscular dos maxilares que provoca oclusão da boca
- *Opistótono*: espasmos involuntários do corpo contraído em arco dorsal, peculiar no tétano.

Sistema cardiocirculatório

- *Estase sanguínea*: paralisação ou diminuição da circulação sanguínea
- *Cianose*: coloração azulada da pele devido à falta de oxigenação
- *Anoxia*: falta de oxigênio nos tecidos
- *Isquemia*: redução ou deficiência do fluxo sanguíneo em determinada região do corpo
- *Necrose*: tecido morto em decorrência de falha na circulação local
- *Normotensão*: pressão arterial normal
- *Hipotensão arterial*: diminuição da pressão arterial
- *Hipertensão arterial*: elevação da pressão arterial
- *Normocardia*: frequência cardíaca normal
- *Bradicardia*: frequência cardíaca lenta, abaixo do normal
- *Taquicardia*: frequência cardíaca rápida, acima do normal.

Sistema respiratório

- *Eupneia*: respiração normal
- *Apneia*: parada da respiração

- *Ortopneia*: dificuldade para respirar, melhorando com o indivíduo na posição sentada
- *Bradipneia*: diminuição da frequência respiratória
- *Taquipneia*: aumento da frequência respiratória
- *Dispneia*: dificuldade para respirar, respiração irregular
- *Pneumotórax*: presença de ar no espaço pleural
- *Hemotórax*: presença de sangue no espaço pleural
- *Hidrotórax*: presença de líquido no espaço pleural
- *Empiema*: presença de secreção purulenta no espaço pleural
- *Hemoptise*: hemorragia de origem pulmonar
- *Tosse produtiva*: tosse com secreção
- *Enfisema pulmonar*: dilatação patológica dos alvéolos pulmonares
- *Atelectasia*: expansão incompleta dos pulmões.

■ Sistema digestório

- *Afagia*: incapacidade para deglutir
- *Disfagia*: dificuldade para deglutir
- *Polifagia*: aumento do apetite
- *Anorexia ou inapetência*: falta de apetite
- *Polidipsia*: aumento da necessidade de beber água, muita sede
- *Língua saburrosa*: língua esbranquiçada, com pontos brancos
- *Língua hiperemiada*: língua muito vermelha
- *Sialorreia*: aumento da secreção salivar, salivação intensa
- *Sialosquese*: diminuição da secreção salivar
- *Halitose*: mau hálito
- *Náuseas*: enjoo; vontade de vomitar
- *Eructação*: arroto
- *Aerofagia*: deglutição de ar, seguida de eructação
- *Dispepsia*: digestão difícil
- *Azia ou pirose*: sensação de ardor estomacal e de azedume na garganta
- *Hematêmese*: vômito com sangue
- *Melena*: fezes escuras ("em borra de café") decorrente de hemorragia
- *Meteorismo*: acúmulo de gases no estômago e intestino
- *Abdome timpânico*: distensão do intestino por gases com sonoridade exagerada à percussão
- *Flatulência*: distensão abdominal devida ao acúmulo de gases no intestino
- *Fecaloma*: fezes endurecidas, impactadas nas alças intestinais
- *Diarreia*: evacuação líquida e abundante
- *Disenteria*: evacuação líquida e constante, com muco ou sangue, e acompanhada de cólicas e dores abdominais
- *Constipação intestinal ou obstipação intestinal*: dificuldade de evacuação

Capítulo 19 | Termos Técnicos

- *Enterorragia*: hemorragia intestinal
- *Tenesmo intestinal*: sensação dolorosa na região anal decorrente do esforço para evacuar sem eliminação de fezes.

■ Sistema urinário

- *Micção*: ato de urinar
- *Diurese*: volume de urina
- *Anúria*: ausência ou diminuição do volume urinário até 50 mℓ/dia
- *Oligúria*: diminuição do volume urinário abaixo de 500 mℓ/dia
- *Poliúria*: aumento do volume urinário
- *Polaciúria*: vontade frequente de urinar, sem aumento da diurese
- *Nictúria*: micções frequentes noturnas
- *Disúria*: dificuldade e/ou ardor para urinar
- *Hematúria*: urina com sangue
- *Piúria*: urina com pus
- *Glicosúria*: presença de glicose na urina
- *Proteinúria*: presença de proteína na urina
- *Colúria*: presença de pigmentos biliares na urina.

■ Sistema genital

- *Menarca*: primeira menstruação
- *Menopausa*: fase após parada definitiva do fluxo menstrual
- *Climatério*: período que antecede a menopausa
- *Amenorreia*: ausência de menstruação
- *Dismenorreia*: menstruação irregular e/ou dolorosa
- *Metrorragia*: hemorragia uterina
- *Leucorreia*: corrimento vaginal esbranquiçado.

■ Pele | Temperatura

- *Calafrio*: sensação de frio acompanhada de eriçamento dos pelos
- *Normotermia*: temperatura normal
- *Febre*: elevação da temperatura
- *Febrícula*: febre de curta duração e de pequena intensidade
- *Hipertermia*: aumento da temperatura corporal
- *Hipotermia*: diminuição da temperatura corporal
- *Tumor*: massa de tecido novo, provocando tumefação
- *Prurido*: coceira
- *Queratose*: endurecimento córneo da pele
- *Úlcera por pressão*: lesão de diferentes graus, decorrente da isquemia tecidual por compressão da pele contra uma superfície

- *Escara*: tecido necrosado, enegrecido, decorrente da pressão constante do tecido contra os ossos e/ou diminuição do fluxo sanguíneo
- *Crosta*: casca, camada endurecida decorrente de acúmulo de secreção
- *Escoriação*: arranhão, esfoladura
- *Fissura*: fenda, úlcera
- *Fístula*: canal anormal que se forma em local onde antes não existia
- *Erupção*: qualquer lesão visível na pele
- *Exantema*: erupção externa
- *Enantema*: erupção nas mucosas
- *Eritema*: vermelhão na pele provocado por congestão de capilares
- *Mácula*: mancha normalmente rósea ou vermelha na pele, sem elevação ou espessamento
- *Pápula*: pequena mancha da pele, com elevação e sem líquido em seu interior
- *Vesícula*: bolha com líquido normalmente translúcido
- *Pústula*: vesícula purulenta
- *Flictena*: bolha contendo líquido ou pus em seu interior
- *Petéquias*: mancha de pequena dimensão, resultante de hemorragia capilar
- *Equimose*: infiltração de sangue no tecido subcutâneo, que provoca manchas escuras ou avermelhadas, transformando-se gradativamente em verdes e amarelas
- *Hematoma*: tumefação causada pelo acúmulo de sangue, decorrente de traumatismo
- *Enfisema subcutâneo*: distensão gasosa nos tecidos
- *Queloide*: excesso de tecido conjuntivo na cicatriz.

■ Rosto | Cabelos

- *Hipertricose*: desenvolvimento anormal de pelo ou cabelo
- *Alopecia*: queda total ou parcial do cabelo
- *Palidez*: face esbranquiçada, sem cor
- *Rubor*: face congestionada, vermelha devido ao calor, febre e/ou alteração emocional
- *Face ictérica*: cor amarelada da pele e esclerótica ocular, devido à presença de pigmentos biliares no sangue
- *Cloasma*: hiperpigmentação facial que acomete grávidas, pessoas com distúrbios hepáticos, em terapia hormonal ou que se expõem ao sol.

Olhos

- *Blefarite*: inflamação das pálpebras
- *Exoftalmia*: saliência exagerada do globo ocular
- *Isocoria*: pupilas de tamanho normal
- *Miose*: pupilas contraídas
- *Midríase*: pupilas dilatadas
- *Anisocoria*: pupilas com diâmetros diferentes
- *Fotofobia*: dificuldade de visão na claridade
- *Nistagmo*: movimentos involuntários do globo ocular
- *Ptose palpebral*: pálpebra caída
- *Ambliopia*: diminuição do poder visual, sem lesão globular, mas provocada por intoxicação, alteração nervosa e outras causas
- *Diplopia*: visão dupla.

Nariz | Ouvido | Fala

- *Anosmia*: ausência de olfato
- *Epistaxe*: sangramento nasal
- *Coriza*: processo inflamatório com secreção nasal
- *Acusia*: perda da audição
- *Otite*: processo inflamatório ou infeccioso do ouvido
- *Afasia*: incapacidade de compreender ou utilizar a linguagem devido à lesão cerebral
- *Disfasia*: dificuldade para falar devida a problemas cerebrais
- *Dislalia*: perturbação na articulação da palavra, devida a problemas no aparelho fonador
- *Afonia*: ausência ou diminuição da voz.

Outros

- *Esplenomegalia*: aumento do baço em tamanho
- *Hepatomegalia*: aumento do fígado em tamanho
- *Prolapso*: queda de um órgão ou de parte deste
- *Síndrome*: conjunto de sinais e sintomas que caracterizam uma doença
- *Síncope*: síndrome caracterizada por perda dos sentidos e parada momentânea da circulação e respiração
- *Toxemia*: intoxicação
- *Enxaqueca*: cefaleia acompanhada de náuseas e problemas visuais.

Bibliografia

ANVISA. Higienização das mãos. Disponível em http://www.anvisa.gov.br/hotsite/higienizacao_maos/index.htm Acesso em 26/8/2010.

ANVISA. Medidas de precaução. Disponível em http://portal.anvisa.gov.br/wps/wcm/connect/ea945-e80433b6e90b13fbfff30613c2e/precaucoes_a3.pdf?MOD=AJPERES Acesso em 26/8/2010.

ATKINSON M. *Fundamentos de enfermagem*. Rio de Janeiro: Guanabara Koogan, 1985.

BAHARESTANI M et al. *Pressure Ulcer Prevention: Prevalence and Incidence in Context*. 2009. Disponível em http://www.woundsinternational.com/pdf/content_24.pdf.

BELAND I, PASSOS J. *Enfermagem Clínica*. São Paulo: EPU. Vol. 3. 1979.

BELAND I, PASSOS J. *Enfermagem Clínica: Aspectos Fisiopatológicos e Psicossociais*. São Paulo: EPU, 1978.

BERTINO Jr. JS, SPECK WT. The cephalosporin antibiotics. *Pediatr Clin North Am* 1983; 30(1):17-25.

BONASSA EMA. *Enfermagem em Quimioterapia*. São Paulo: Atheneu, 1992.

BRASIL. Ministério da Saúde. Instituto Nacional de Câncer. *Cuidados paliativos oncológicos: controle da dor*. Rio de Janeiro: INCA, 2001. Disponível em: http://www.inca.gov.br/publicacoes/manual_dor.pdf. Acesso em 10/11/2010.

BRASIL. Ministério da Saúde. Instituto Nacional de Câncer. *Terapia subcutânea no câncer avançado*./ Instituto Nacional de Câncer. Rio de Janeiro: INCA, 2009. Disponível em http://bvsms.saude.gov.br/bvs/publicacoes/inca/Terapia_subcutanea.pdf Acesso em 6/3/2011.

BRASIL. Ministério da Saúde. *Padronização da Nomenclatura no Censo Hospitalar*. Disponível em http://sna.saude.gov.br/legisla/legisla/.../SAS_CP4_01_informes.doc. Acesso em 17/9/2010.

BRASIL. Ministério da Saúde. *Portaria Nº 1892*, de 18/12/1997. Dispõe sobre a internação domiciliar no SUS e dá outras providências. Brasília (DF): Diário Oficial da República Federativa do Brasil, Brasília, DF, 1997.

BRASIL. Ministério da Saúde. *Portaria Nº 19*, de 3/1/2002. Institui o Programa Nacional de Assistência à Dor e Cuidados Paliativos, no âmbito do Sistema Único de Saúde – SUS.

BRASIL. Ministério da Saúde. *Portaria Nº 19/2000*. Institui o Programa Nacional de Assistência à Dor e Cuidados Paliativos.

Bibliografia

BRASIL. Ministério da Saúde. *Portaria Nº 2.224*, em 5/12/2002. Estabelece o sistema de Classificação Hospitalar do Sistema Único de Saúde. Disponível em http://dtr2001.saude.gov.br/sas/PORTARIAS/Port2002/Gm/GM-2224.htm

BRASIL. Ministério da Saúde. *Portaria Nº 2.616*, de 12/5/1998. Estabelece as diretrizes e normas para a prevenção e o controle das infecções hospitalares. Diário Oficial da República Federativa do Brasil, Brasília, DF, 1998.

BRASIL. Ministério da Saúde. *Portaria Nº 710*/1999. Institui a Política Nacional de Alimentação e Nutrição do Setor Saúde. Revista de Saúde Pública, São Paulo 2000; 34(1). Disponível em http://www.scielo.br/scielo.php?script=sci_arttext&pid=S0034-89102000000100018&lng=en&nrm=iso>.

BRASIL. Ministério da Saúde. *Portaria Nº 971*, de 6/5/2006. Institui a Política Nacional de Práticas Integrativas e Complementares. Disponível em http://portal.saude.gov.br/portal/arquivos/pdf/PNPIC.pdf.

BRASIL. Ministério da Saúde. *Segurança do Paciente*. Disponível em http://proqualis.net/seguranca/. Acesso em 12/10/2010.

CAMPEDELLI MC (org.) *et al. Processo de Enfermagem na Prática.* São Paulo: Ática, 1989.

COFEN. CONSELHO FEDERAL DE ENFERMAGEM. *Resolução COFEN Nº 93/2004.* Fixa e estabelece parâmetros para o dimensionamento do quadro de profissionais de enfermagem nas unidades assistenciais das instituições de saúde e assemelhados. Disponível em: http://200.198.43.10:8080/ses/atos_normativos/legislacao-sanitaria/estabelecimentos-de-saude/exercicio-profissional/res_293.pdf

COOPER P, CLARK M, BALE S. *Best Practice Statement: Care of the Older Person's Skin.* Disponível em http://www.woundsinternational.com/pdf/content_26.pdf. Acesso em 12/02/2011.

COREN-SP. *Código de Ética dos Profissionais de Enfermagem.* São Paulo, 1993.

DEFLOOR T, GRYPDONCK MF. Validation of Pressure Ulcer Risk Assessment Scales: A Critique. *J Adv Nurs* 2004; 48(6):613-621.

FARO ACM. *Cuidar do Lesado Medular em Casa: A Vivência Singular do Cuidador Familiar.* [tese] São Paulo (SP): Escola de Enfermagem da USP. 1999.

FARO ACM. Reeducação intestinal. Rev Esc Enferm USP 1999; 33 (nº esp): 110.

FORTES PAC. Ética, cidadania e busca da qualidade na administração dos serviços de saúde. *Saúde em Debate* 1996; 49(50):48-52.

FRIAS MAE. Quimioterapia antineoplásica: prejuízos pela manipulação e conhecimento prévio das normas de segurança. *Rev Âmbito Hospitalar* 1995; VII(76):53-57.

FURST EV, WOLFF LV, WEITZEL MH. *Fundamentos de Enfermagem.* Rio de Janeiro: Interamericana, 1977.

GOLDENZWAIG NRSC. *Administração de Medicamentos em Enfermagem.* Versão eletrônica disponível em http://www.portalenfermagem.com.br/prefacio.asp. Acesso em 4/3/2011.

HORTA WA. *Processo de Enfermagem.* São Paulo: EPU, 1979.

HUGHES WT. Trimethoprim-sulfamethoxazole. *Pediat Clin North Am* 1983; 30(I):2729.

KAWAMOTO EE. *Anatomia e Fisiologia Humana.*São Paulo: EPU, 1988.

KAWAMOTO EE *et al. Enfermagem Comunitária.* São Paulo: EPU, 2009.

KLIGERMAN J. O desafio de se implantar a assistência oncológica no SUS. Rev Bras Cancerol 2000; 46(3):235-239. Disponível em http://www.inca.gov.br/rbc/n_46/v03/pdf/editorial.pdf.

KOLDIN MH, MEDOFF G. Antifungal chemotherapy. *Pediatr Clin North Am* 1983; 30(1):49-58.

LIMA DR. *Manual de Farmacologia Clínica, Terapêutica e Toxicologia*. Rio de Janeiro: Guanabara Koogan, 2006.

MELO M. A prevenção quaternária contra os excessos da Medicina. *Rev Port Clin Geral* 2007; 23:289-293. Disponível em http://www.apmcg.pt/files/54/documentos/20071001154558208390.pdf.

NASCIMENTO CCP *et al*. Indicadores de resultados da assistência: análise dos eventos adversos durante a internação hospitalar. *Rev Latino-Am Enfermagem* 2008; 16(4). Disponível em <http://www.scielo.br/scielo.php?script=sci_arttext&pid=S0104-11692008000400015&lng=en&nrm=iso>. Acesso em 4/10/2010.

NOBREGA MML, GUTIÉRREZ MGR. Sistemas de classificação na enfermagem: avanços e perspectivas. *In*: GARCIA TR, NOBREGA MML (org.). *Sistemas de Classificação em Enfermagem: Um Trabalho Coletivo*. João Pessoa: Ideias, 2000.

OGUISSO T, ZOBOLI ELCP (org.). *Ética e Bioética: Desafios para a Enfermagem e para a Saúde*. Barueri: Manole, 2006.

ORGANIZAÇÃO MUNDIAL DA SAÚDE. *Aliança Mundial pela Segurança do Paciente*. Disponível em http://new.paho.org/bra/index.php?option=com_content&task=view&id=931&Itemid=686 Acesso em 12/10/2010.

PESSINI L, BERTACHINI L (org). *Humanização e Cuidados Paliativos*. São Paulo: Loyola, 2004.

PIERIN AMG. *Hipertensão Arterial: Uma Proposta para o Cuidar*. Barueri: Manole, 2004.

RANG HD, DALE MM. *Farmacologia*. 5ª ed., Rio de Janeiro: Guanabara Koogan, 2003.

SCHENAZI RR, ANU PRUSOFF WH. Antiviral agents. *Pediatr Clin North Am* 1983; 30(1):7788.

SECRETARIA DE ESTADO DA SAÚDE – SÃO PAULO. *Ficha Cadastral de Estabelecimentos de Saúde*. Outubro/96.

SERPA LF, KIMURA M, FAINTUCH J, CECONELLO I. Efeitos da administração contínua versus intermitente da nutrição enteral em pacientes críticos. *Rev Hosp Clin Fac Med Univ São Paulo* 2003; 58(1):9-14.

SILVA P. *Farmacologia*. 6ª ed. Rio de Janeiro: Guanabara Koogan, 2002.

SMELTZER SC, BARE BG. Brunner/Suddarth. Tratado de Enfermagem Médico-Cirúrgica. 2ª ed. Rio de Janeiro: Interamericana, 2009.

SOCIEDADE BRASILEIRA DE CARDIOLOGIA/SOCIEDADE BRASILEIRA DE HIPERTENSÃO/SOCIEDADE BRASILEIRA DE NEFROLOGIA. VI Diretrizes Brasileiras de Hipertensão. *Arq Bras Cardiol* 2010; 95(1 supl.1):1-51. Disponível em: http://publicacoes.cardiol.br/consenso/2010/Diretriz_hipertensao_associados.pdf. Acesso em 10/11/2010.

SOCIEDADE BRASILEIRA DE ESTOMATERAPIA. *Biocurativos*. Disponível em http://www.sobest.com.br/index.php?option=com_content&task=view&id=443. Acesso em 12/2/2011.

SOCIEDADE BRASILEIRA DE NUTRIÇÃO PARENTERAL E ENTERAL. Disponível em http://www.sbnpe.com.br/20090215502/quem-somos/sobrea-sbnpe.html. Acesso em 26/2/2011.

SOUSA FAEF. Dor: o quinto sinal vital. *Rev Latino-Am Enferm* 2002; 10(3). Disponível em <http://www.scielo.br/scielo.php?script=sci_arttext&pid=S0104-11692002000300020&lng=en&nrm=iso>. Acesso em 10/11/2010.

TAYLOR C, LILLIS C, LEMONE P. *Fundamentos de Enfermagem*. São Paulo: Artmed Editora, 2007.

UNIVERSIDADE FEDERAL DO CEARÁ. Hospital Universitário Walter Cantídio/Serviço de Farmácia. *Reconstituição, Diluição e Estabilidade de Antimicrobianos*. Disponível nos sites http://www.huwc.ufc.br/arquivos/biblioteca_cientifica/1198182366_77_0.pdf e http://www.huwc.ufc.br/arquivos/biblioteca_cientifica/1238006517_50_0. Acesso em 6/3/2011.

Bibliografia

WAITZBERG DL. *Nutrição enteral e parenteral na prática clínica.* São Paulo: Atheneu, 1990.

WAITZBERG DL, CORREIA MI. Custos e benefícios da nutrição enteral e parenteral na assistência integral a saúde. *Rev Bras Nutr Clin* 1999; 14(4):213-219.

WORLD HEALTH ORGANIZATION. *Palliative Care.* Disponível em http://www.who.int/cancer/palliative/definition/en/. Acesso em 27/12/2010.

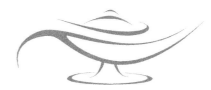

Índice Alfabético

A

Abdome timpânico, 248
ABEn, ver Associação Brasileira de Enfermagem
ABRATE, ver Associação de Auxiliares e Técnicos de Enfermagem do Brasil
Abreviaturas para dosagem do medicamento, 182
Abrigo, 18
Ação do meio ambiente sobre o paciente, 57
Acetazolamida, 144
Ácido(s)
- acetilsalicílico, 133
- ascórbico, 11
- fólico, 10
- graxos essenciais, 234
- peracético, 43
- valproico, 130
Ações de saúde, 23
Acupuntura, 3
Adição, 161, 163
Adifenina, 135
Admissão, 53
Aerofagia, 248
Afagia, 248
Afasia, 251
Afonia, 251
Agentes
- alquilantes, 122
- anestésicos
- - inalatórios, 131
- - intravenosos, 131
- - locais intravenosos, 133
- antimetabólicos, 123
- hormonais, 120
Agressão(ões)
- biológica, 58
- externas, proteção de órgãos e tecidos adjacentes contra, 13
- mecânica, 57
- química, 58
- radioativa, 58
- térmica, 57
Água, 11
Agulha descartável, manuseio e abertura de, 47
Albendazol, 158
Albumina humana, 146
Alcaloide da vinca, 120, 125
Álcool, 44
Alginato de cálcio, 234
Algor mortis, 242
Alimentação, 7
- contínua, 176
- do paciente, 172
- e suporte nutricional, 171-178
- intermitente, 175
Alimentos, temperatura dos, 89
Alopecia, 250
Alquilantes, 120
Alta, 54
- hospitalar, 26
Alteplase, 155
Alterações
- corporais que antecedem a morte, 240
- hepáticas, 10
Altura e peso
- em crianças, controle, 99
- mensuração, 99
Alucinação, 247
Alumínio, 157
Ambiente, 57
- limpo e organizado, 58
- terapêutico, 27
Ambliopia, 251
Amenorreia, 249
Aminoácidos
- essenciais, 7
- não essenciais, 7
Aminofilina, 156
Aminoglicosídios, grupo dos, 111
Amiodarona, 141
Amitriptilina, 128
Amor, 19
- necessidade de, 6
Amoxicilina, 109
Ana Néri, 34
Analgésicos, 133
- opiáceos, 134
Anasarca, 246
ANATEN, ver Associação Nacional dos Auxiliares e Técnicos de Enfermagem
Anemia
- ferropriva, 9
- hemolítica em recém-nascidos, 10
- hipocrômica, 10
- perniciosa, 10
Anestésicos, 130
- locais, 133
- - aplicados por via tópica, 133
Anfenicóis, grupo dos, 110
Anfotericina B, 116
Anidrose, 246
Anisocoria, 251
Anorexia, 10, 248
Anosmia, 251
Anotação de enfermagem, 51
Ansiolíticos, 125
Antiácidos, 157
Antiarrítmicos, 141
Antibiótico(s), 107
- antifúngico, 116
- antineoplásico, 124
- antitumorais, 120
- contra tuberculose, 118
Anticoagulantes, 153
Anticonvulsivantes, 129

Antidepressivos, 127
Antieméticos, 133, 156
Antiespasmódicos, 135
Antifiséticos, 159
Anti-helmínticos, 158
Anti-hipertensivos, 142
Anti-inflamatórios, 133
- classes dos, 134
- hormonais (esteroides), 134
- não hormonais (não esteroides), 134
Antimetabólicos, 120
Antiparasitários, 158
Antiparkinsoniano, 130
Antiprotozoários, 158
Antipsicóticos, 126
Antissepsia, 43
- mais utilizados, 44
Antissépticos, 44
Antitussígenos, 156
Anúria, 249
"Ânus artificial", 184
Apatia, 246
Apetite, fatores que afetam, 173
Aplicação
- intramuscular
- - calibre da agulha, 195
- - locais de, 194
- - regiões de, 195
- - volume, 195
- intravenosa em veia periférica, 197
- para via intraóssea,
    dispositivo de, 199
Apneia, 94, 247
Áreas de tricotomia, 227
Artralgia, 246
Ascite, 246
Aspiração
- das vias respiratórias, 212
- gástrica, 215
Assepsia, 43
Assistência
- à saúde, infecções relacionadas à, 41
- ao paciente grave e após a
    morte, 238-244
- hospitalar domiciliar, 25
Associação
- Brasileira de Enfermagem (ABEn), 36
- de Auxiliares e Técnicos de
    Enfermagem do Brasil
    (ABRATE), 36
- Nacional dos Auxiliares e Técnicos de
    Enfermagem (ANATEN), 36
Astenia, 246
Atelectasia, 248
Atenolol, 143
Atividade(s)
- educativas e de pesquisa,
    promoção, 24
- física, 15

Atkinson, parâmetros de normalidade
    de temperatura segundo, 90
Atonia, 246
Atrofia muscular, 246
Autoclave, 43
Autoestima, 19
Autorrealização, necessidade de, 6
Avaliação, 37
Azia, 248
Azitromicina, 116

B

Banho(s), 3, 89
- no leito, 69
Barbitúricos, 126
Base de suporte, 16
Benson, prescrição de, 3
Benzoilmetronidazol, 158
Besilato
- - de anlodipino, 144
- - de atracúrio, 132
Bexiga, 11
Biodisponibilidade, 105
Bioequivalência, 105
Bioscina, 135
Biossegurança, princípios de, 40-55
Blefarite, 251
Bloqueadores
- de receptor H_2, 157
- neuromusculares periféricos e
    anticolinesterásicos, 132
Bócio, 9
Bolsa
- de água quente, 223
- de gelo, 224
Bomba de infusão, 176
Bradicardia, 92, 247
Bradipneia, 94, 248
Bradisfigmia, 92
Bromazepam, 126
Brometo
- de ipratrópio, 156
- de pancurônio, 132
Bromidrato de dextrometorfano, 156
Broncodilatadores, 156

C

Calafrio, 249
Calciferol, 9
Cálcio, 8
Calorias, 7
Calor, aplicação de, 223
Cama
- arrumação da, 61
- preparo da, sequência para, 63
- tipos de, 61
Captopril, 142
Caquexia, 99, 246
Carbamazepina, 129
Carboidratos, 8

Carbonato de lítio, 128
Cardiotônicos, 139
- cuidados na administração, 140
Caroteno, 9
Carvão ativado, 234
Catárticos, 157
Cateter nasal, 212
Cefaclor, 113
Cefadroxila, 112
Cefaleia, 246
Cefalexina, 112
Cefalosporinas, 111
- de primeira geração, 112
- de quarta geração, 113
- de segunda geração, 113
- de terceira geração, 113
Cefalotina, 112
Cefazolina, 113
Cefepima, 114
Cefixima, 113
Cefotaxima, 113
Cefoxitina, 113
Ceftazidima, 113
Ceftriaxona, 113
Cefuroxima, 113
Cegueira noturna, 9
Censo diário, 26
Centro de gravidade, 16
Cetoconazol, 117
Cetonúria, 86
Cheyne-Stokes, respiração de, 94
Cianocobalamina, 10
Cianose, 247
Cicatrização
- fisiologia, 230
- processo de, fatores que afetam o, 231
Ciclofosfamida, 122
Cimetidina, 157
Cinarizina, 148
CIPE (Classificação Internacional das
    Práticas de Enfermagem), 38
Cirurgia segura, 72
Cisplatina, 123
Citalopram, 127
Citrato
- - de dietilcarbamazina, 158
- - de fentanila, 134
Claritromicina, 116
Classes terapêuticas, 107
Climatério, 249
Clindamicina, 114
Cloasma, 250
Clobutinol, 156
Clonazepam, 129
Clopidogrel, 153
Clorambucila, 123
Cloranfenicol, 110
Clordiazepóxido, 126
Cloreto de suxametônio, 132
Cloridrato
- de bupivacaína, 133

Índice Alfabético

259

- de cetamina, 131
- de etambutol, 118
- de lidocaína, 133
- de midazolam, 126
- de propafenona, 142
Clorpromazina, 127
Clorpropamida, 138
Clortalidona, 145
Cloxacilina, 109
CO_2, ver Gás carbônico, 17
Coagulantes, 152
Coberturas, 233
Codeína, 156
Código de Ética do COFEN, 36
COFEN, ver Conselho Federal de
   Enfermagem
Colagenase a 10%, 234
Coleta
- de escarro, 86
- de fezes, 86
- de material para exames de
   laboratório, 84
- de sangue, 85
- de urina, 86
Colúria, 249
Coma, 247
"Comadre", uso da, 78
Complicações transfusionais, 207
Compressas
- frias, 224
- quentes, 223
Comunicação, 37
- efetiva, 73
Concentrado(s)
- de granulócitos, 205
- plaquetários, 205
Condições ambientais, 58
Conforto, 72
- massagem de, 75
Confraria da Caridade, 34
Conjuntivite, 10
Conselho
- Federal de Enfermagem (COFEN), 36
- Regional de Enfermagem
   (COREN), 36
Constipação intestinal, 100, 248
Constipantes, 158
Controle
- do débito urinário, 101
- hidreletrolítico, 101
Convulsão, 247
COREN, ver Conselho Regional de
   Enfermagem
Coriza, 251
Corticosteroides, cuidados na
   administração, 135
Crenoterapia, 3
Criatividade, 37
Crosta, 250
Cuidado(s)
- higiênicos com o paciente, 65-70

- - banho no leito, 69
- - higiene
- - - dos cabelos e do couro
      cabeludo, 67
- - - oral, 66
- limpo e seguro, promover o, 72
Cultura, 86
Curativo, 228-237
- aberto, 232
- compressivo, 232
- fechado, 232
- finalidade, 232
- interativos, 234
- material, 235
- oclusivo, 232
- produtos disponíveis para, 234
- técnica, 233
- tipos de, 232

D

Dalteparina, 153
Débito
- cardíaco, 94
- urinário, controle do, 101
Decúbito
- dorsal, 74
- lateral, 74
- mudanças de, 74
- ventral, 75
Defecação, 12
Deformidades, prevenção, 73
Degermação, 43
Delirium, 91, 128, 247
Dependência nociva, prevenção da, 4
Depressão, 10, 247
Dermatite, 10
Derme, 13
Descontaminação de superfície, 45
Desflurano, 131
Desidratação, 246
Desinfecção, 42
Desnutrição, 88, 246
Destreza manual, 37
Diagnóstico, procedimentos
   para o, 80-86
Diarreia, 100, 248
Diazepam, 125
Diazóxido, 143
Diciclomina, 135
Dieta(s)
- básicas, 173
- - modificadas, 174
- branda, 173
- especiais, 174
- geral, 173
- hospitalares, classificação, 173
- leve, 173
- líquida, 173
- livre, 173
- normal, 173

- pastosa, 173
Digitoxina, 140
Digoxina, 140
Dimenidrinato, 156
Dimeticona, 159
Dinitrato de isossorbida, 147
Dióxido de carbono, 8
Dipiridamol, 147
Dipirona, 133, 135
Direitos do paciente, 28
Diretrizes internacionais, 38
Disenteria, 248
Disfagia, 248, 251
Dislalia, 251
Dismenorreia, 249
Dispneia, 94, 248
Disúria, 249
Diurese, 249
Diuréticos, 144
- de alça, 145
- osmóticos, 146
- poupadores de potássio, 145
- tiazídicos, 145
- uso, cuidados durante, 146
Divisão, 162, 163
Dobutamina, 149
Doença, 2
- complicações da, prevenção das, 4
- prevenir a, 24
- sequela da, prevenção da
   extensão da, 3
Do-in, 3
Dopamina, 149
Dor(es), 96, 97
- grau de, mensuração do, 97
- musculares, 10
- tratamento, 98
Dose, 105
- de manutenção, 106
- letal, 106
- máxima, 106
- mínima, 105
- tóxica, 106
Doxiciclina, 114
Doxorrubicina, 124
Drenagem vesical suprapúbica, 222
Droga, 105

E

Edema, 246
Eliminação
- intestinal, 12
- - controle, 100
- necessidade de, 11
- urinária, 11
Elixir paregórico, 158
Empatia, 27
Empiema, 248
Enfermagem, 32-39
- anotação de, 51

- conceito, 33
- entidades de classe, 36
- equipe de, 35
- histórico, 33
- instrumentos básicos de, 36
- método de trabalho, 37
- moderna, 34
- posto de, 26
Enfermaria, 26
Enfermeiro, 35
Enfisema
- pulmonar, 248
- subcutâneo, 250
Enoxaparina, 153
Enterorragia, 101, 249
Enxaqueca, 251
Epiderme, 13
Epinefrina, 148
Epirrubicina, 124
Epistaxe, 251
Equimose, 250
Equipe de enfermagem, 35, 54
Eritema, 250
Eritrócito, 8
Eritromicina, 116
Eritropoese, estimulantes da, 154
Eritropoetina, 154
Eructação, 248
Erupção, 250
Escala
- de faces, 98
- numérica, 97, 98
- visual analógica, 97
Escara, 250
Escarro, coleta de, 86
Escola de enfermagem no sistema
    Nightingale, 34
Escopolamina, 135
Escorbuto, 11
Escoriação, 250
Espironolactona, 146
Esplenomegalia, 251
Espuma de poliuretano, 234
Estabilizadores de humor, 127
Estado
- de latência, 6
- subfebril, 91
Estase sanguínea, 247
Esterilização, 43
Estima, necessidade de, 6
Estimulantes da eritropoese, 154
Estomatite, 10
Estreptomicina, 111, 118
Estreptoquinase, 155
Estupor, 246
Etionamida, 118
Etomidato, 131
Etoposido, 125
Eupneia, 247
Exame(s)
- de laboratório, 85

- - coleta de material, 84
- posições para, 81
Exantema, 250
Excreção, 14
Exercícios, 3, 15, 89
- ativos e passivos, 75
Exoftalmia, 251
Expectorantes, 156
Expurgo, sala de, 26

F

Face ictérica, 250
Fadiga ocular, 10
"Falsa segurança", 42
Fármaco, 105
Farmacocinética, 105
Farmacodinâmica, 105
Farmacologia, noções de, 103-159
- ações dos medicamentos no
    organismo, 106
- apresentação dos medicamentos, 106
- classes terapêuticas, 107
- conceitos, 105
- origem dos medicamentos, 106
Fator hormonal, 89
Febre, 249
Febrícula, 91, 249
Fecaloma, 248
Fenindiona, 153
Fenitoína, 129
Fenobarbital, 129
Fenofibrato, 151
Fenoterol, 156
Ferida(s), 229
- classificação, 230
Ferro, 8
Fezes
- acólicas, 101
- coleta, 86
Filmes transparentes, 234
Filtração do sangue, 11
Fissura, 250
Fístula, 250
Fitoterapia, 3
Flatos, 12, 100
Flatulência, 100, 248
Flebotomia, 196
Flictena, 250
Fluconazol, 117
Flunitrazepam, 126
Flúor, 9
Fluoretação, 9
Fluoruracila, 123
Fluoxetina, 127
Fobia, 247
Formas farmacêuticas, 106
Fotofobia, 251
Fowler, posição de, 84
Frequência respiratória, parâmetros de
    normalidade para, 93

Frio, aplicação de, 224
Furosemida, 145

G

Gás, 12
- carbônico, 17
Gastralgia, 246
Glândula
- sebácea, 13
- sudorípara, 13
Gliconato de clorexidina, 44
Glicopeptídios, grupo dos, 115
Glicosúria, 86, 249
Glipizida, 138
Glossite, 10
Glutaraldeído, 43
Gorduras, 8, 13
Gotejamento
- do soro, cálculo do, 202
- gravitacional, 176
Gravidade
- centro de, 16
- linha de, 16
Gravidez, teste de, 86
Gregarismo, 18
Grupo dos(as)
- aminoglicosídios, 111
- afenicóis, 110
- cefalosporinas, 111
- glicopeptídios, 115
- imidazólicos, 116
- lincosamidas, 114
- macrolídeos, 116
- penicilinas, 107
- quinolonas, 117
- sulfonamidas, 115
- tetraciclinas, 114
- tienamicinas, 118
Guanetidina, 143
Guerra da Crimeia, 34

H

Hábitos intestinais, 13
Halitose, 248
Haloperidol, 127
Halotano, 131
Hematêmese, 248
Hematoma, 250
Hematose, 17
Hematúria, 249
Hemiplegia, 247
Hemoglobina, 8
Hemoptise, 248
Hemotórax, 248
Hemotransfusão segura, 72
Heparina sódica, 153
Hepatomegalia, 251
Hialuronidase, 153
Hidralazina, 147

Índice Alfabético

261

Hidratação, cuidados de enfermagem quanto à, 175
Hidratos de carbono, 8
Hidroclorotiazida, 145
Hidrocoloide, 234
Hidrogel, 234
Hidrotórax, 248
Hidróxido
- de alumínio, 157
- de magnésio, 157
Higiene, 18
- ambiental, 41
- hábitos de, 66
- oral, 66
- - cuidado com as próteses dentárias, 67
- - de pacientes com dependência
- - - parcial de enfermagem, 66
- - - total de enfermagem, 67
Higienização das mãos, 44
- finalidades, 45
- indicações, 45
- procedimentos de enfermagem, 45
- sequência, 46
- técnica de, 45
Hipertensão arterial, 95, 247
Hipertermia, 91, 249
Hipertricose, 250
Hipnóticos, 126
Hipoderme, 13
Hipodermóclise, 191
Hipoglicemiantes orais, 136, 138
Hipolipemiantes, 151
Hipotensão arterial, 95, 247
Hipotermia, 249
Homatropina, 135
Homeopatia, 3
Hospital(is)
- beneficente, 25
- classificação, 24
- definição, 24
- elementos do, 26
- especializado, 25
- filantrópico, 25
- funções, 24
- geral, 24
- localização, 25
- monobloco, 25
- organização do, 25
- particular, 25
- pavilhonar, 25
- por porte, 25
- privado, 25
- segundo o Ministério da Saúde, 24
Hospital-dia, 25

I

Ifosfamida, 123
Imidazólicos, grupo dos, 116
Imipeném, 118

Imipracina, 128
Inalação, 211
Inapetência, 248
Incontinência fecal, 100
Individualidade, 19
Infecções relacionadas com a assistência à saúde, 41
Informação, sistema de registro e, 49-55
Insônia, 246
Instrumentos básicos de enfermagem, 36, 37
Insulina, 136
- classificação, 137
- cuidados no uso, 137
Integridade cutaneomucosa, 13
Internação, 26
- unidade de, 57
Intoxicação digitálica, cuidados na, 140
Intubação, 211
Iodo, 9
Iodóforos, 44
Irrigação vesical, 221
Irritabilidade, 10
Isocoria, 251
Isoflurano, 131
Isoniazida, 118
Isoproterenol, 151
Isquemia, 247
Ivermectina, 158

K

Kübler-Ross, Elizabeth, 240

L

Lactato de milrinona, 150
Lanatosídeo C, 140
Latência, estado de, 6
Lavagem
- gástrica, 216
- intestinal, 184
- vaginal, 210
Laxantes, 157
Lazer, 19
Lesões de córnea, 9
Leucopenia, 10
Leucorreia, 249
Levodopa, 130
Levosimendana, 150
Liberdade, 18
Lidocaína, 141
Limpeza
- conceito, 42
- concorrente, 61
- da unidade do paciente, 59
- terminal, 59
- tipos, 59
Lincomicina, 115
Lincosamidas, grupo das, 114
Língua

- hiperemiada, 248
- saburrosa, 248
Linha de gravidade, 16
Litotomia, posição de, 83
Livor mortis, 242
Lorazepam, 126
Losartana, 144
Luvas
- estéreis, técnica de calçar, 48
- uso de, 45

M

Má absorção, 10
Macrolídeos, grupo dos, 116
Mácula, 250
Maleato de enalapril, 142
Malformação óssea, 9
Manitol, 146
Manutenção da saúde, 3
Máscara, 45
Maslow, 6
Massagem(ns), 3
- com movimentos suaves, 76
- de conforto, 75
Material
- esterilizado
- - abertura de, 47
- - manuseio de, 46, 47
- perfurocortante, descarte de, 45
Mecânica corporal, 16
Medicação, ver também Medicamentos
- cálculo de, 161-170
- - conceito, 161
- - revisão de matemática, 161
- injetáveis, preparo das, recomendações, 188
- intravenosa no paciente em venóclise, administração, 203
- por SNG-SNE, 217
- preparo, cuidados no, 180
- tópica, 207
Medicamento(s), ver também Medicação
- administração do, cuidados na, 181
- apresentação dos, 106
- aspiração de, técnica de, 188
- cuidados no preparo e na administração, 180
- de referência, 105
- dosagem do, abreviaturas, 182
- gasosos, 107
- genérico, 105
- intermediários, 107
- líquidos, 106
- local da guarda dos, 180
- no organismo, ações do, 106
- origem dos, 106
- que atuam no sistema
- - cardiocirculatório, 139
- - digestório, mais comuns, 156

- - hematológico, 152
- - nervoso central, 125
- - respiratório, mais comuns, 156
- seleção, 104
- semissólidos, 107
- similar, 105
- sólidos, 106
Medicina
- alopática, 3
- tradicional, 3
Medida(s)
- de conforto e segurança do
    paciente, 71-79
- de contenção corporal, 77
Meditação, 3
Mefalan, 123
Meio ambiente, ação sobre o
    paciente, 57
Melena, 100, 248
Menarca, 249
Menopausa, 249
Meperidina morfina, 134
Meropeném, 118
Mesilato de codergocrina, 148
Metabolismo
- basal, 7
- individual, 88
Meteorismo, 100, 248
Metformina, 139
Metildopa, 143
Metilsulfato de neostigmina, 132
Metoclopramida, 156
Metoprolol, 143
Metotrexato, 124
Metronidazol, 116, 158
Metrorragia, 249
Mialgia, 246
Miastenia, 246
Miccção, 11, 249
Microrganismo(s)
- disseminação de, medidas de
    prevenção, 41
- transmissão, 41
Midríase, 251
Minerais, 8
Miose, 251
"Modelo geométrico", 195
Morte
- alterações corporais que
    antecedem a, 240
- assistência após a, 238-244
- cuidados com o corpo após a, 242
- e o morrer, 240
- encefálica, 242
- preparo do corpo após, 244
- prevenção da, 4
Movimentação
- do paciente
- - da cama para a poltrona ou cadeira
    de rodas, 77
- - do leito para a maca e vice-versa, 77

- - para a cabeceira da cama, 76
- e transporte do paciente, 76
Mucolíticos, 156
Mudanças de decúbito, 74
Multiplicação, 161, 163
- de frações decimais com múltiplos
    de 10, 164

N

NANDA, 38
Náuseas, 248
Nebulização contínua, 211
Necessidade(s)
- de amor, 6
- de autorrealização, 6
- de eliminação, 11
- de estima, 6
- de hidratação, 7
- de nutrição, 7
- de segurança, 6
- fisiológicas, 6
- humanas básicas, 5-20
- - segundo Horta, 6
- psicobiológicas, 6, 7
- psicoespirituais, 19
- psicossociais, 6, 18
Necrose, 247
Néfrons, 11
Neoangiogênese, 230
Neurite periférica, 10
Neurolépticos, 126
Niacina, 10
Nictúria, 249
Nightingale
- escola de enfermagem no sistema, 34
- Florence, 34
Nistagmo, 251
Nistatina, 117
Nitroprussiato de sódio, 148
Nitrosureias, 120
NOC, 38
Norepinefrina, 149
Normocardia, 92, 247
Normotensão arterial, 95
Normotermia, 91, 249
Núcleos infecciosos, 41
Nutrição
- alimentação e, 172
- enteral, 175
- parenteral, 176

O

Obesidade, 99, 246
Óbito, tipos de, 242
Obnubilação, 247
Obstipação intestinal, 248
Óculos, 45
Oligúria, 249
Omeprazol, 157
Ondansetrona, 156

Operações matemáticas, 161
- com frações decimais, 162
Opistótomo, 247
Ortopneia, 94, 248
Otalgia, 246
Otite, 251
Oxacilina, 108
Oxamniquina, 158
Óxido
- de etileno, 43
- nitroso, 131
Oxigenação, 17
Oxigenoterapia, 211
Oxitetraciclina, 114

P

Paciente
- acamado, 73
- ambiente
- - e unidade do, 56-64
- - terapêutico e o, 27
- assistência ao
- - aspectos, 39
- - qualidade da, 39
- cuidados higiênicos com o, 65-70
- direitos do, 28
- identificar corretamente o, 72
- medidas de conforto e
    segurança do, 71-79
Pacote acondicionado em campo,
    manuseio e abertura de, 47
Palidez, 250
"Papagaio", uso do, 78
Pápula, 250
Paracetamol, 133
Paralisia, 247
Parâmetros
- de normalidade
- - da temperatura, 90
- - para frequência respiratória, 93
- - para pulso, 92
- pressóricos segundo as VI Diretrizes
    Brasileiras de Hipertensão, 95
Paraplegia, 247
Paresia, 247
Parestesia, 247
Paroxetina, 127
Patch, 106
Pelagra, 10
Pele
- constituição da, 13
- funções da, 13
- mucosas e, 13
- ressecada, 9
Penicilinas
- de amplo espectro, 109
- G, 108
- grupo das, 107
- semissintéticas, 108
Perda de peso, 10

Índice Alfabético

Pessoa doente, recuperação da, 3
Petéquias, 250
Piperacilina, 110
Pirazinamida, 119
Piridoxina, 10
Pirose, 248
Piúria, 249
Plasma
- de peróxido de hidrogênio, 43
- fresco congelado, 204
Pneumotórax, 248
Polaciúria, 249
Polidipsia, 248
Polifagia, 248
Política Nacional
- de Assistência Farmacêutica, 104
- de Plantas Medicinais e
    Fitoterápicos, 104
Pomadas, aplicação de, 210
Pontos, retirada de, 237
Posição(ões)
- de Fowler, 84
- de litotomia, 83
- de Sims, 82
- de Trendelenburg, 84
- ereta, 84
- genupeitoral, 83
- ginecológica, 82
- ortostática, 84
- para exames
- - decúbito
- - - dorsal, 81
- - - ventral, 81
- prona, 81
- semi-Fowler, 84
Postura corporal, 16
Potássio, 9
Práticas
- de saúde, 2
- integrativas e complementares, 3
Praziquantel, 158
Prazosina, 143
"Preparo do corpo após a morte", 244
Precauções-padrão, medidas de, 44
Precordialgia, 246
Prescrição de Benson, 3
Pressão
- arterial, 94
- - locais mais comuns para
    verificação, 95
- diastólica, 94
- sistólica, 94
Primidona, 129
Princípios científicos, aplicação dos, 37
Procainamida, 141
Procedimento(s)
- para o diagnóstico, 80-86
- - coleta de material para exames de
    laboratório, 84
- - posições para exames, 81
- terapêuticos, 179-224

Processo
- de enfermagem, 37
- do cuidar, participação do cliente e do
    familiar no, 72
Pró-cinéticos, 156
Produto
- farmacêutico intercambiável, 105
- residual, 12
Profissionais de saúde, 3
Programa de Atendimento
    Domiciliar, 23
Prolapso, 251
Prometazina, 135
Promoção da saúde, 3
Prontuário, 26
- eletrônico, 50
Propofol, 131
Propranolol, 143
Protamina, 152
Proteínas, 7
Proteinúria, 86, 249
Próteses dentárias, cuidados com as, 67
Protetor
- de pele periestoma, 234
- facial, 45
Prurido, 249
Ptose palpebral, 251
Pulso, 91
- características, 92
- contagem, 93
- frequência, 92
- locais para verificação do, 92
- ritmo, 92
- volume, 92
Punção, 196
- suprapúbica, 222
Pústula, 250

Q

Qualidade da assistência ao
    paciente, 39
Quarto hospitalar, 26
Queloide, 250
Queratose, 249
- folicular, 9
Quimioterápicos, 119
- efeitos colaterais, 121
Quinidina, 141
Quinolonas, grupo das, 117

R

Raio gama, 43
Ranitidina, 157
Raquitismo, 9
Recreação, 19
Refeição, preparo do paciente e do
    ambiente, 174
Reflexo miccional, 11
Regra de três, 164
Reiki, 3

Relações interpessoais, 27
Relaxamento psicomuscular, 3
Repouso, 14, 88
Resistência vascular periférica, 94
Respiração, 93
- de Cheyne-Stokes, 94
- estertorosa, 94
- ruidosa, 94
Retinol, 9
Rifampicina, 119
Risperidona, 127
Rubor, 250

S

SAE, ver Sistematização da Assistência
    de Enfermagem
Sala(s)
- de expurgo, 26
- de serviço, 26
Salbutamol, 156
Sangue
- coleta de, 85
- viscosidade do, 94
Saúde, 1-4
- atendimento em, 21-31
- - características, 23
- definição, 2
- manutenção da, 3
- práticas de, 2
- profissionais de, 3
- promoção da, 3
- restaurar a, 24
- segundo
- - Organização Mundial da Saúde, 2
- - Perkins, 2
- serviços de atenção à, 22
Saúde-doença, binômio, 22
Secreção, 14
Sedimento quantitativo, 86
Segurança
- medidas de, 57
- na utilização da tecnologia, 73
- necessidade de, 6, 18
- psicológica, 58
Sensação, 14
Ser humano, 5-20
Seringa descartável, manuseio e
    abertura de, 47
Sertralina, 127
Serviço(s)
- de Atenção à Saúde, 22
- sala de, 26
Sevoflurano, 131
Sexualidade, 17
Sialorreia, 248
Sialosquese, 248
Sinais vitais e controles, 87-102
- altura e peso, mensuração, 99
- controle hidreletrolítico, 101
- débito urinário, controle, 101

- dor, 96
- eliminação intestinal, controle de, 100
- pressão arterial, 94
- pulso, 91
- respiração, 93
- temperatura, 88
- - corporal, locais para aferição, 89
Síncope, 251
Sindicato dos Enfermeiros, 36
Síndrome, 251
Sinvastatina, 151
Sistema(s)
- de registro e informação, 49-55
- nervoso central, 17
- Nightingale, escola de
   enfermagem no, 34
- Único de Saúde, organização do, 22
- urinário, 11
Sistematização da Assistência de
   Enfermagem (SAE), 38, 51
Sódio, 9
Sofrimento evitável, prevenção de, 4
Soluções, 233
Sonda(s)
- de Dobbhoff, 217
- de Folley, 220
- de jejunostomia, 217
- de Owens de três vias, 221
- nasais de calibre fino, 217
- vesical de demora, retirada da, 222
Sondagem
- de alívio, procedimentos, 219
- de demora, procedimentos na, 220
- enteral, 217
- gástrica, 214
- vesical, 218
Sono, 14, 88
Substâncias
- antineoplásicas, 121
- - classificação das, 120
- irradiantes, 107
- irritantes, 121
- vesicantes, 121
Subtração, 161, 163
Suco pancreático, 12
Sudorese, 246
Sulfadiazina de prata, 234
Sulfametoxazol-trimetoprima, 115
Sulfato
- de amicacina, 111
- de gentamicina, 111
Sulfonamidas, grupo das, 115
Suporte
- hemoterápico, 203
- nutricional
- - alimentação e, 171-178
- - finalidades, 173
SUS, ver Sistema Único de Saúde

T

Tanatologia, conceito, 240

Taquicardia, 92, 247
Taquipneia, 94, 248
Taquisfigmia, 92
Tecido adiposo, 13
Teclozana, 158
Técnica
- de aspiração de medicamento, 188
- de calçar luvas, sequência de, 48
Técnico de enfermagem, 35
Temperatura
- alterações
- - fisiológicas da, 88
- - patológicas, 89
- corporal, 88
- - locais para aferição, 89
- - parâmetros de
     normalidade da, 90
- dos alimentos, 89
Tenecteplase, 155
Tenesmo, 100
- intestinal, 249
Teofilina, 156
Teoria
- da motivação humana, 6
- das Necessidades Humanas
   Básicas, 38
Terbutalina, 156
Terminologia hospitalar, 26
Termômetro, 89
- digital, 90
- infravermelho, 90
Termorregulação, 14
Termos técnicos, 246-251
Teste de gravidez, 86
Tetraciclina(s), grupo das, 114
Tetraplegia, 247
Tiamina, 10
Ticlopidina, 153
Tienamicinas, grupo das, 118
Tiopental sódico, 131
Tocoferol, 10
Toque terapêutico, 3
"Torneirinha", 203
Torsade de pointes, 150
Tosse produtiva, 248
Toxemia, 251
Trabalho de equipe, 37
Tramadol, 134
Transferência, 55
Transfusão, tipos de, 206
Traqueostomia, 212
Tricotomia, 225-227
- áreas de, 227
- conceito, 226
- indicações, 226
- procedimentos de
   enfermagem, 226
Trismo, 247
Trombolíticos, 154
Tuberculose, antibióticos contra, 118

Tumor, 249

U

Úlceras de pressão, 249
- prevenção, 73
Unidade(s)
- Básicas de Saúde,
   e ambulatórios, 23
- de internação, 26, 57
- do paciente, 57
- - limpeza da, 59
Urina
- características, 12
- coleta, 86
- de 24 h, 86

V

Vacinação do profissional, 45
Vacutainer, 85
Valproato de sódio, 130
Vancomicina, 115
Varfarina, 153
Vasodilatadores, 147
Vasopressores, 148
Venóclise, 200
- medicação IV em pacientes em,
   administração, 203
Ventilador mecânico, 213
Verapamil, 144
Vestimenta, 89
Via(s)
- cutânea, 207
- enterais, 182
- inalatória, 210
- intradérmica, 190
- intramuscular, 193
- intraóssea, 199
- intravenosa, 196
- nasal, 209
- ocular, 208
- oral, 182
- otológica, 209
- parenterais, 186
- respiratórias, aspiração das, 212
- retal, 183
- subcutânea, 190
- sublingual, 183
- vaginal, 209
Vincristina, 125
Vitamina(s)
- A, 9
- B, 10
- C, 11
- D, 9
- E, 10
- hidrossolúveis, 9, 10
- K, 10, 152
- lipossolúveis, 9